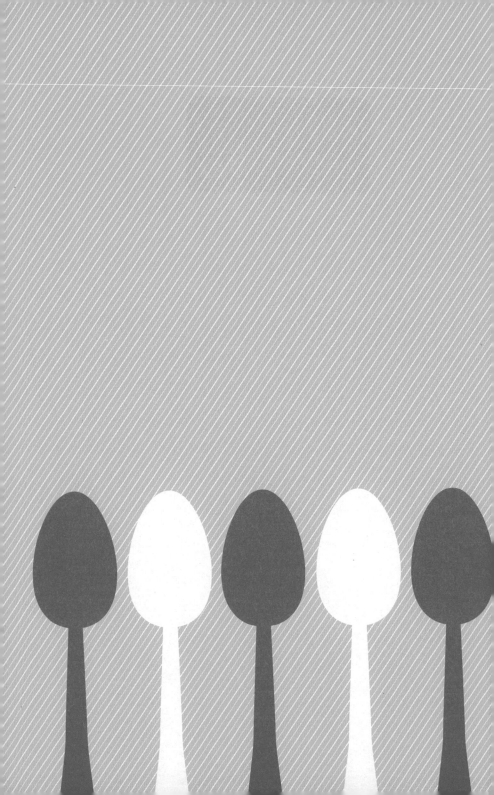

천재의 식단

죽을 때까지
머리가 좋아지는
한 끼의 기술

맥스 루가비어 · 폴 그레왈 지음
신동숙 옮김 | 김희진 감수

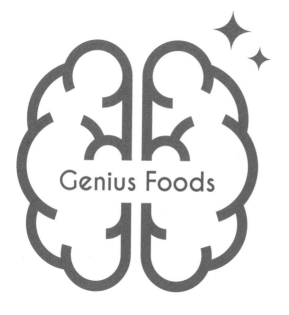

Genius Foods

천재의
식단

Angle Books

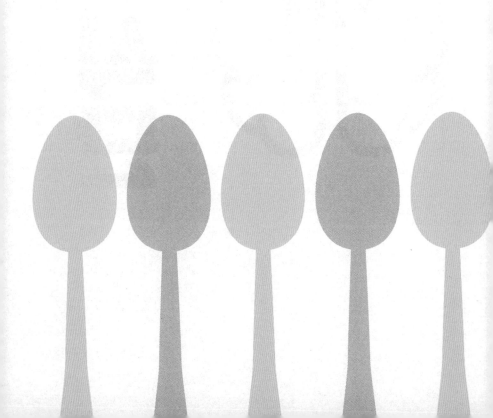

뇌 건강,
음식이 답이다!

2020년 1월 26일 해외 의료봉사를 다녀오고 나니 처음으로 미확인 바이러스에 대한 기사가 실리기 시작했고, 모든 것이 정지한 풍경을 맞이하게 되었습니다. 환자에게 '인간다움'을 지켜주고자 최전선에서 노화와 치매라는 병리적 현상과 맞서 싸우는 전사로서 코로나-19 시대는 여간 어려운 난적이 아닐 수 없습니다. 2020년 제가 마주한 현실은 '3개월 만에 처음 집에서 나왔어요', '인지 기능이 너무 많이 떨어졌어요' 라는 보호자들의 불평 어린 목소리뿐만 아니라, 움직이지 않는 노화된 신체를 가진 환자들의 뇌졸중이나 심장질환, 더 심한 내과적 질환으로 인한 고통이었습니다.

2020년은 저에게는 특별한 해였는데, 의사가 돼서 환자를 본 지만 20년이 되던 해였기 때문에 스스로를 점검하고 남은 시간에 대한 계획을 되짚어 나가는 원년이었죠.

제가 전공하는 치매와 인지 기능 분야는 초고령화를 겪는 이 세

5

대의 인류에게 '정신이 멀쩡한 상태에서도 당신은 치매가 될 수 있어요'라는 해결책이 딱히 없는 근심만 잔뜩 안겨주는 대상이었습니다. 수면 부족, 운동 부족, 대사 질환, 만성 내과 질환, 유전자 등 현대인이라면 다 알고 있지만 쉽게 고쳐지지 않는 여러 요인들이 원인으로 작용해 인지 기능을 저하한다고 알려져 있습니다. 심지어는 '우리 세대는 단 한 명의 낙오자 없이 다 치매로 달려가고 있다'라고 이야기할 정도지요. 저 역시도 인류를 위한 딱히 내세울 만한 의학적 업적 없이 20년 세월을 지나왔습니다.

제가 감수를 맡게 된 《천재의 식단》은 제가 궁금해 하던 많은 부분에 대한 해답을 알려주었습니다. 저를 찾아오는 환자들 중에는 뇌졸중 부부, 알츠하이머 치매 부부, 파킨슨병 부부 등 부부가 같은 병을 앓는 분들이 많으신데, 가장 궁금했던 것은 '어떻게 부부가 파킨슨병에 같이 걸리느냐'였습니다. 부부는 유전적으로는 병을 일으키는 열성 유전인자를 공유하기가 어렵습니다. 파킨슨병은 노년층의 인구 1,000명 당 한두 명 정도의 비율로 발병하고, 중뇌의 흑색질이라 불리는 부위의 도파민 세포가 점점 사멸해가면서 발생합니다만, 아직까지 왜 흑색질 신경세포의 변성이 일어나는가에 대해서는 확실하게 알려진 것은 없습니다. 유전자가 원인이라는 설명도 있고요. 따라서 동성동본 결혼이 법적으로 금지됐던 시대에 결혼한 노년기 부부가 유전적인 문제일 수도 있는 파킨슨병이라는 동일 질환을 일으킨다는 것은 확률적으로 거의 불가능합니다.

부모님 두 분이 모두 파킨슨병을 앓고 있는 환자의 자녀들은 "왜 우리 부모님은 같은 병에 걸리신 거죠?"라고 묻습니다. 그러면 저는 '부부는 유전자는 다르지만, 살아온 환경, 스트레스, 생활습관, 음식 등을 공유하니… 이것이 수십 년 쌓여서 이 병을 일으키는 것'이라고 답을 해주곤 했는데, 제가 상상하고 있던 생각이 현실로 검증되어 있는 책을 만나게 된 것입니다. 의사로서 데이터 기반의 근거 중심의 의료 활동을 하고 있는 저로서는 더할 나위 없이 속 시원한 내용이 아닐 수 없었습니다. 감수를 하는 내내 때로는 맞고 때로는 틀렸던 저의 처방을 되짚어 보면서 한국인에게도 적용하여 정확한 결과를 얻고 싶다는 생각을 하게 되었습니다.

이 책에서는 한국인에게 생소한 음식도 간혹 있지만 대부분 슈퍼마켓에서 흔하게 접할 수 있는 그런 음식들이 소개되어 있습니다. 또 많은 건강 프로그램에서 우리 몸에 좋다고 추천한 음식들이 되레 위험할 수 있다는 사실과 함께 타당한 과학적 근거도 제시하였습니다. 《천재의 식단》의 저자 맥스 루가비어는 의과 대학을 중도에 그만두고 언론인으로서 살아온 배경이 있습니다. 이 책을 읽으면서 객관화된 두뇌와 열정적인 마음을 가지고 일반인의 눈높이로, 치매 환자의 가족으로서, 어머니와 유전자를 공유한 치매의 고위험군으로서, 그리고 환자를 보살펴야 하는 가족의 애끓는 심정으로 사소한 부분까지 검증한 저자의 노력이 느껴졌습니다. 이 책은 단순한 노년층뿐만 아니라 공부를 하고 있는 수험생, 그리고 스트레스에 노출되어 있는 직장인들에게도 큰 도움이 될 것입니다. 지금 이 순간, 바로 오늘이 여러분의 두뇌를 지키기 위한 시작점이기 때문입니다.

저의 은사께서는 항상 '치매는 음식이 답이야'라는 말씀을 하곤 하셨는데, 저도 '뇌 건강! 음식이 답이다'란 말로 끝맺음하겠습니다. 여러분에게 이 책이 '두뇌가 건강한 나'를 지키기 위한 좋은 가이드북이 되기를 기도합니다.

2021년 4월

김희진 올림

당신의 뇌는
어떤 음식을 먹고 있습니까?

두 음을 연주하기 전에 한 음을 연주하는 법부터 배워라. 그리고
연주해야 할 이유가 있는 경우가 아니라면 연주하지 마라.

__ 마크 홀리스Mark Hollis

누군가 나를 향해 훗날 뇌 관련 건강서를 쓰게 될 것이라 말했
다면, 나는 '대체 누구한테 하는 말이지?' 싶어 뒤를 돌아봤을 것
이다. 의과 대학에 입학했지만 영화와 심리학으로 전공을 바꾼 뒤
나는 내가 의료계와 완전히 멀어진 사람이라 생각하며 살아왔다.
졸업 후 저널리스트이자 TV 프로그램 사회자로서 그동안 꿈꿔왔
던 일에 푹 빠져 지냈기 때문에 더더욱 그랬던 것인지도 모른다.
내가 관심을 가졌던 주제는 세상에 긍정적인 영향을 끼칠 수 있지
만, 언론에서 충분히 다뤄지지 못했다고 생각되는 것들이었다. 내
가 처음 사회생활을 시작한 곳은 10대 시절에 동경했었던 도시,
로스앤젤레스였다. 나는 커런트Current라는 TV 방송국에서 사회적

으로 의식 있는 프로그램의 제작 및 진행 업무를 맡아 부족할 것 없이 만족스러운 삶을 살고 있었다. 하지만 방송국과의 고용 계약이 막 종료될 즈음 내 삶이 송두리째 바뀔 사건이 일어나고 말았다.

할리우드에서의 삶을 한껏 즐기는 와중에도 나는 어머니와 두 남동생을 만나러 동부에 있는 어머니 집에 자주 들렀다. 여느 때처럼 그렇게 집을 방문했던 2010년의 어느 날, 나와 동생들은 어머니의 걸음걸이가 약간 달라졌음을 느꼈다. 당시 쉰여덟이었던 어머니는 활기차고 발랄한 전형적인 뉴요커였다. 하지만 그날의 모습은 마치 우주복을 입은 채 물속에 들어가 있는 사람처럼, 매 걸음과 몸짓이 굳은 의지와 의식적인 결단을 필요로 하는 듯했다. 지금은 그 이유를 잘 알고 있지만, 그때는 어머니의 그런 움직임이 뇌의 건강 상태와 관련이 있을 것이라곤 생각조차 하지 못했다.

또 어머니는 불쑥불쑥 '머릿속에 안개가 낀 것 같다'는 불편을 호소했다. 이때도 나는 전혀 낌새를 채지 못했다. 기억력 감퇴로 고생한 사람이 우리 집안에는 없었기 때문이었다. 아흔여섯까지 사셨던 우리 외할머니만 해도 돌아가시기 직전까지 정신이 아주 말짱하셨으니 말이다. 하지만 어머니의 일 처리 속도는 전반적으로 느려졌다. 마치 너무 많은 탭을 열어놓은 웹브라우저 창처럼 말이다. 다 같이 모인 저녁식사 자리에서 소금 좀 건네달라고 부탁하면, 어머니는 다른 사람보다 몇 박자나 늦게 그 말을 알아차렸다.

나는 어머니의 이런 변화를 '일반적인 노화 현상' 때문이라 여겼지만 마음속 깊은 곳에서는 뭔가 찜찜했다. 그리고 2011년 여름 마이애미로 가족 여행을 갔을 때에야 그 의심은 사실로 판명됐다.

우리 어머니가 알츠하이머병이라니!

부모님은 내가 열여덟 살이 되었을 때 이혼하셨기 때문에 우리 형제들이 부모님과 같은 공간에 함께 있는 건 매우 드문 일이었다. 그날이 그런 경우였는데, 당시 우리는 한여름의 열기를 피해 아버지 아파트로 가서 잠시 함께 지내고 있었다. 그런데 어느 날 아침 어머니는 식탁 옆에 서서 가족 모두가 지켜보는 가운데 잠시 머뭇머뭇하더니 '최근 기억력이 많이 나빠졌고, 그래서 신경과 전문의를 찾아갔다'고 말했다.

아버지가 못 믿겠다는 표정과 장난스런 말투로 물었다.

"그래? 그럼 대답해봐. 올해가 몇 년도지?"

어머니는 멍하니 우리를 쳐다봤고, 한동안 그 상태로 계속 서 있었다.

불편한 침묵의 순간을 깨기 위해 동생들과 내가 빙그레 웃으며 거들었다.

"설마요, 올해가 몇 년도인지 어떻게 모를 수가 있어요?"

놀랍게도 어머니는 울음을 터뜨렸다.

그때가 바로 모든 것이 뒤바뀌는 순간이었다. 그 기억은 내 뇌리에 깊이 새겨졌다. 어머니는 연약해질 대로 연약해진 상태에서 자신에게 문제가 생겼음을 인식하고, 좌절과 두려움 속에 용기를 내서 자기 내부의 고통을 밖으로 알리려 했지만 우리가 완전히 무시했던 것이다. 그날은 사랑하는 사람이 병들면 그 어떤 것도 의미가 없어진다는, 내가 삶에서 가장 힘든 교훈을 배웠던 순간이었다.

그때 이후 나는 병원을 찾아다니고 전문가들의 조언을 구하며 정신없이 지냈다. 그러다 마침내 집에서 꽤나 멀리 떨어진 클리블랜드 병원에서 잠정적인 진단을 받았다. 나는 진료실 문을 열고 나오면서 내 손에 들린 약병의 라벨을 해석해보려고 애썼다. 라벨에 적힌 글은 꼭 무슨 상형문자 같았다.

주차된 차 안에서 나는 약병을 가만히 쳐다보며 작은 소리로 약 이름을 소리 내어 읽었다. 아리셉트Aricept. 시네메트Sin-e-met.

이 약은 도대체 어떤 효과가 있는 걸까? 나는 한 손엔 약병을, 다른 손엔 데이터 무제한 요금제에 가입된 휴대폰을 들고서 구글을 뒤졌다. 잠시 뒤 내 인생의 방향을 완전히 뒤바꿀 검색 결과가 화면에 떠올랐다.

'알츠하이머병 치료제 아리셉트에 관한 정보'

알츠하이머병? 알츠하이머병이란 말을 꺼냈던 사람은 아무도 없었다. 불안감이 엄습했다. 신경과 의사가 왜 그 말을 안 해줬을까? 머릿속을 맴도는 목소리를 제외하고 온 세상이 한동안 그대로 멈춰버린 듯했다.

'우리 어머니가 알츠하이머병이라고? 그건 나이 든 사람들만 걸리는 병 아니야?'

'갑자기 어떻게 그런 병에 걸릴 수가 있어?'

'외할머니는 94세까지 사셨는데도 건강하셨잖아.'

'어머니는 왜 아무렇지도 않은 것처럼 행동하시는 거지? 이런 병에 걸렸다는 게 어떤 의미인 줄 과연 아시는 걸까? 그렇다면 나는 어떻게 해야 하지?'

'병은 지금까지 얼마나 진행되어온 걸까? 앞으로는 어떻게 되는 거지?'

'앞으로 정말 뭘 어떻게 해야 되는 거야?'

신경과 전문의는 어머니가 '플러스 파킨슨병'이라고 말했다. 무엇을 더한다는 것인지는 모르지만 '플러스'라는 표현은 어쩐지 뭔가 좋은 게 보태진 '보너스'처럼 느껴졌다. 하지만 이번에는 달랐다. 어머니는 파킨슨병 약과 알츠하이머병 약을 함께 처방받았다. 어머니가 보너스로 얻은 건 추가적인 질병의 징후였다.

그 약에 관한 정보를 읽다 보니 반복적으로 눈에 들어오는 문구가 있었다.

'병을 치료하는 효력은 없음'

'제한적인 효과'

'대증요법에 불과함'

마치 의사들조차 손을 놓은 듯한 분위기였다(나중에야 알게 된 사실이지만, 실제로 의대생들 사이에선 '신경과 의사는 병을 치료하는 게 아니라 그저 감탄하며 바라본다'라는, 씁쓸한 농담이 회자된다고 한다).

그날 밤 늦은 시간, 나는 병원 근처에 있는 호텔 방에 혼자 앉아 있었다. 어머니는 다른 방에서 주무시고 계셨다. 어머니의 징후는 파킨슨병이나 알츠하이머병 중 어느 쪽에도 정확히 들어맞지 않았지만, 나는 컴퓨터 앞에 앉아 그 두 가지 병에 관한 내용을 있는 대로 찾아서 미친 듯이 읽었다. 어떻게 해야 좋을지 알 수 없었다. 관련 지식은 없는 데다 무력감까지 드는 이런 기분은 경험해본 적 없었으니까. 눈앞이 깜깜해지면서 두려움에 사로잡혔다. 모든 것을 삼켜버릴 만큼 우울하고 혼란스러운 감정은 쉽게 사라지지 않았다.

감정의 폭풍이 가라앉고 로스앤젤레스에 있는 내 집으로 돌아온 뒤로도 폐허가 된 땅에 홀로 서는 기분이었다. 어머니가 병원에서 처방 받은 약을 먹기 시작했지만 나는 불안에서 벗어나지 못했다. 치매 가족력이 없다는 건 어떤 환경적인 조건이 병을 촉발했다는 뜻이었다. 할머니 세대에서 어머니 세대에 이르는 동안 식단과 생활방식에 어떤 변화가 있었을까? 정확히는 모르지만 어머니가 주위 환경에서 무언가 나쁜 영향을 받은 게 아닐까?

나는 캘리포니아에서의 생활을 정리하고 어머니가 계신 뉴욕으로 이사하는 것이 가장 우선적으로 해야 할 일이라고 판단했다. 그래서 거주지를 옮기고 이듬해는 알츠하이머병과 파킨슨병에 관한 자료를 모조리 찾아 읽으며 시간을 보냈다. 진단받은 지 얼마 되지 않았던 그 무렵, 나는 저녁 식사를 마치고 소파에 앉아 연구 자료에 코를 박고 읽던 중 어머니가 설거지할 접시를 들고 부엌이 아닌 침실 쪽으로 몇 걸음 걸어가는 것을 봤던 기억이 있다. 어머니의 행동을 묵묵히 지켜보면서 어머니가 발걸음을 멈출 때까지 1초씩 속으로 세고 있노라면 내 배 속에서 꽉 묶인 매듭이 더 단단히 조여지는 기분이었다. 그럴 때마다 답을 찾아내겠다는 의지를 필사적으로 다졌다.

의사도 잘 모르는 몸의 비밀들

그러던 중 상황을 뒤바꿀 통찰의 순간이 찾아왔다. 사람들에게는 흔히 없는 '언론인의 신분'이 내게 있다는 사실을 깨닫게 된 것이다. 그 뒤로 나는 기자 명함을 들고 전 세계의 명망 있는 학자와 연구원들에게 연락을 해나갔다. 힌트를 따라가는 보물찾기 게임을 하듯 한 사람을 만나 이야기를 듣다 보면 그다음의 실마리를 찾을 수 있었다.

그때부터 지금까지 나는 하버드, 브라운, 코넬을 비롯한 유수 대학교의 명망 있는 수십 명의 학자와 세계에서 가장 존경받는 수많은 의사들을 인터뷰했다. 주요 의학 학술지에 실린 다양한 분야의 논문 수백, 아니 수천 편을 탐독하고, 전 세계에서 최고로 꼽히는 신경학과도 직접 찾아가 봤다.

내 탐구 조사의 바탕이 된 질문은 바로 이것이었다.

'어떻게 하면 신체와 두뇌의 기능을 건강하게 유지할 수 있을까?'

나는 조사를 진행해나가면서 인체에서 가장 예민한 기관인 '뇌'에 대한 견해가 바뀌었고, 대다수 신경학자와 학계 전문가들이 내게 설명했던 운명론적인 시각과 배치되는 사실도 발견했다. 그리고 새롭게 알게 된 이런 사실들을 바탕으로 책을 써야겠다고 다짐했다. 치매를 비롯한 퇴행성 신경 질환에 걸릴 가능성이 있는 사람들은 통계적으로 네 명 중 한 명꼴인데, 놀랍게도 그런 이들이 내가 새롭게 배운 방법을 따를 경우 보통 사람들보다 훨씬 큰 효과를 얻을 수 있기 때문이다. 활력을 되찾고 숙면을 취할 수 있으며 브레인 포그brain fog(머리가 혼란스럽고 안개같이 흐려서 명확히 생각하거나 표현하지 못하는 상태─옮긴이) 현상도 완화될 수 있다.

이번 조사 과정을 통해 나는 의술이 다수의 지식 저장고를 축적한, 대단히 광대한 분야임을 깨닫게 됐다. 인체처럼 복잡한 기관, 그중에서도 특히 뇌를 가장 잘 보호하려면 개별 지식 저장고를 모두 허물고 상호 연관된 지점을 찾아야 한다. 모든 것은 우리가 상상하기 힘든 방식으로 관련되어 있기 때문에, 연관된 점들을 잇는 작업에는 어느 정도 창조적 사고가 필요하다. 이 책에서 당신은 그러한 상호 연관 관계에 대해 많이 배우게 될 것이다. 가령 '생화학적 지방흡입술'이라고도 불리는 강력한 지방 연소법은 뇌의 퇴보를 막는 최선의 무기가 될 수 있고, 고강도 웨이트 트레이닝과 특정 음식 섭취로 뇌세포의 기능을 더 효율적으로 만들 수도 있다는 등의 사실을 말이다.

나는 균형 있는 영양소 섭취와 올바른 생활습관에 관한 세밀하고 복잡한 정보를 대중에게 알리는 데 주로 힘쓰고 있지만, 이 주제에 관한 지식을 제대로 갖춘 의사들이 놀라울 정도로 드물다는 것을 알게 된 뒤로는 의사들에게 직접 알려야 한다고 생각했다. 그래서 코넬 의대 같은 명망 있는 대학교에서 의과 대학생과 신경과 수련의들을 가르쳤고(그 과정에서 나 역시 많이 배울 수 있었다), 뉴욕 과학 아카데미에 초대되어 이 책에서 언급한 여러 학자와 함께 강연하는 기회도 얻었다. 그런가 하면 전 세계 의사와 의료계 종사자를 대상으로 하는 '알츠하이머병 예방을 위한 의학적 처치 방법'의 교육 자료 제작을 도왔고, 신경심리학자들이 읽는 전문 서적에서 치매 예방을 다룬 챕터를 공동으로 집필했다. 더불어 코넬 의대와 뉴욕 장로교 병원의 알츠하이머병 예방센터에서 진행하는 연구를 보조하기도 했으니 어찌 보면 아마추어 과학자가 됐다고 해도 과언이 아니다.

앞으로 이 책에서 설명할 내용은 내 어머니에게 일어난 일을 이해하고, 사람들이 이런 일을 겪지 않도록 예방할 수 있는 방법을 찾기 위해 기울인 원대하고 끝없는 노력의 결과다. 그 방법은 누구나 지금 이 순간부터 적용할 수 있다. 나는 여러분이 이 책을 통해 뇌의 기능을 한층 효율적으로 만들어 인지력 감퇴를 예방하고, 선천적인 한계를 뛰어넘는 수준으로까지 발달시킬 수 있게 되기를 바란다.

우리가 잃어버린 것들

이 책은 뇌 기능을 최상으로 유지하고 치매 위험 감소라는 반가운 효과까지 기대할 수 있는 방법을 안내한다. 여기서 제시하는 모든 지침은 최신의 과학적 연구 결과를 바탕으로 한 것이다.

여러분 중에도 스마트폰의 메모리를 늘리는 것처럼, 뇌의 '리셋 Reset 버튼'을 눌러 지금까지 쌓인 불필요한 '캐시 메모리Cache memory'를 삭제함으로써 기억 용량을 키우고 싶어 하는 사람이 있을지 모르겠다. 혹은 생산성을 높여 경쟁에서 앞서갈 힘을 얻고 싶은 사람, 혹은 머리가 멍해지는 브레인 포그 증상이나 우울증, 스트레스에 적절히 대처하지 못하는 (전 세계 수백만 명이 겪는 증상이다) 사람도 있을 수 있다. 또 어떤 이는 사랑하는 가족 중 치매나 인지 기능 저하를 겪는 이가 있어 그 사람을 염려하고, 그가 다른 사람들과 같은 운명에 굴복할까 두려워하고 있을지도 모른다. 이 책을 손에 들게 된 동기가 어떻든 당신은 지금 올바른 방향으로 들어선 것이다.

《천재의 식단》은 뇌 건강 및 기능과 관련된 사실들을 밝히고, 현대 인류 공동의 문제에 맞서기 위한 새로운 통합적 원칙을 제시하기 위한 책이다. 우리는 가장 먼저 현대 사회의 피해자가 된 음식들에 대해 알아볼 것이다. 최상의 두뇌를 만들 수 있는 원자재임에도 이 음식들은 오늘날 값싼 합판에 비유할 수 있는 형편없는 식품들로 대체되었다. 이 책의 각 장에서는 '뇌'를 기준으로 하여 최적의 뇌 기능 유지에 필요한 요소들(우리에게 아주 중요한 세포막에서 혈관과 장 건강에 이르기까지)을 살펴볼 것이다. 각 장 끝에는 해당 장에서 다루었던 유익한 요소들이 많이 들어 있는 이른바 '지니어스 푸드'를 소개할 것이다. 또한 책 뒷부분에는 '인생 두뇌'를 위한 실천 방안을 세부적으로 소개하고, 정리해두었다.

나는 이 책의 내용을 세 부분으로 나누고 처음부터 끝까지 순서대로 읽을 수 있도록 구성했지만, 필요한 부분만 골라 읽어도 좋다. 좋은 생각이 떠올랐다면 여백에 메모를 하고, 중요 부분은 형

광펜으로 표시해두자. 나 역시 그런 식으로 표시하면서 책을 읽으니 말이다.

내 친구이자 동료인 폴 그레왈Paul Grewal 박사가 환자들을 치료하면서 겪은 중요한 경험을 적은 '닥터 그레왈의 노트Doctor's Note'도 책 곳곳에 등장한다. 폴 박사를 만났을 때, 나는 우리 둘이 몸담았던 분야가 완전히 달랐음에도 두 사람 모두 건강 문제를 탐구하는 비슷한 여정을 밟았다는 데 적잖이 놀랐다. 그는 서구 세계에 흔한 '비만' 문제를 개인적으로 겪으면서 의대를 다녔고, 과체중 문제를 해결할 방법을 찾겠다는 절실한 마음으로 영양과 운동에 관한 정보를 속속들이 파헤쳤다(영양과 운동과 관련한 주제는 애석하게도 의대 커리큘럼에서 거의 외면당하다시피 하고 있다). 실제로 그는 자신이 발견한 사실을 토대로 1년도 안 되는 기간 동안 무려 50kg가까이를, 그것도 영구히 감량했다. 폴 박사가 얻은 운동과 영양에 관한 교훈 역시 이 책에서 자세히 소개할 것이다.

과학에는 끝이라는 것이 존재하지 않는다. 과학은 절대적으로 완벽한 진리가 아닌, 현상을 이해하는 하나의 방법으로 받아들여져야 한다. 그런 맥락에서 이 책에서는 지금껏 알려진 사실 중에서도 최선의 것들을 증거로 삼을 것이다. 물론 이 세상 모든 것을 과학적 실험으로 측정하기란 불가능하다. 그래서 어느 때는 관찰 결과와 임상에서의 사례가 최선의 증거가 되고, 때로는 주어진 변화에 우리 각자가 어떻게 반응하느냐가 건강을 결정하는 가장 중요한 요인이 되기도 한다. 이 책은 일종의 진화적인 접근 방식을 취한다. 그렇기에 이 세상에 모습을 드러낸 지 오래지 않은 가공식품, 약, 영양제가 건강에 도움되는 요소로 판명되려면 보다 확실한 증거가 필요하다. 우리는 이를 '결백이 입증될 때까지는 유죄'인 상황이라고 표현한다(2장에서 소개할 '씨앗 기름의 다불포화지방'이 대표적인 예다).

의학 지식이 거의 없는 백지 상태에서 시작했기 때문에 나는 고정관념 없이, 정해진 경로 없이 그저 증거가 이끄는 대로 탐색해 나갔다. 그리고 그런 선입견 없는 상태를 장점으로 승화시키기 위해 노력하고, 주제와의 객관적인 거리를 유지하며 나무를 보느라 숲을 놓치는 실수를 범하지 않도록 주의했다. 때문에 여러분은 이 책을 읽어나가면서 가령 기초대사와 혈관 건강, 웨이트 트레이닝과 신경학처럼 보통은 별개로 다루어지는 분야들 간에 상호 관련성이 있다는 사실을 목격할 수 있을 것이다. 우리는 통상적으로 연관 짓지 않는 분야를 서로 짝짓고, 개별적인 영역 간에 다리를 놓는 것이 지금껏 알려지지 않은 뇌의 건강법을 밝히는 핵심이라고 믿는다.

두뇌를 쉽게 업데이트할 수 있다면

마지막으로 말하고 싶은 것이 있다. 사람들마다 유전적인 차이는 물론 건강 및 신체가 단련된 수준도 다르기에 탄수화물 수용력, 운동에 대한 반응 같은 요소들 역시 그에 따라 결정된다는 것이다. 그런 가운데 우리는 모든 사람에게 널리 적용할 수 있는 공통분모를 찾았으며, 각자의 생물학적 조건을 최적화하는 데 도움이 되는 부가정보를 함께 제시했다.

이 책을 읽은 독자들이 자전거를 '튠업tune-up' 하듯 새로운 방식으로 뇌를 이해하게 되었으면 하는 것이 나의 바람이다. 앞으로 여러분은 음식을 새로운 측면, 즉 소프트웨어처럼 뇌를 온라인에 연결해서 제한 없는 능력을 실행할 수 있게 하는 무언가로 받아들이게 될 것이다. 또한 기억력 향상 및 활력과 에너지 증대에 실질적으로 도움이 되는 영양분을 어디에서 구할 수 있는지도 알게 될 것이다. 더불어 인지 방면에서 노화를 실질적으로 늦추는 데는 '어떤 음식을 먹는가' 못지않게 '무엇을 잘 안 먹는가'도 영향을 끼치며, 덧붙여 음식을 '언제', '어떻게' 먹는가에도 중요한 의미가 있다는 사실을 깨달을 것이다. 뇌의 생물학적 나이를 10년 이상 낮춘다고 알려진 음식에 관한 정보도 이 책에 실었으니 참조해주길 바란다.

여러분이 나와 함께 이 여정을 시작하게 되어 진심으로 기쁘다. 이 책에서 얻은 정보들을 실천한다면 2주 내에 최상의 컨디션을 맛볼 수 있을 것이다. 나아가 나와 내 어머니가 경험해야 했던 아품을 겪지 않을 것이라 믿는다. 우리는 지금보다 훨씬 나은 삶을 살 자격이 있다. 그리고 그 비밀은 우리가 먹는 음식에 있다. 그 음식이 바로 '지니어스 푸드'다.

차례 ···

감수의 글	뇌 건강, 음식이 답이다!	5
들어가며	당신의 뇌는 어떤 음식을 먹고 있습니까?	9

1부 뇌는 음식으로 만들어진다

1장   보이지 않는 문제

1장 보이지 않는 문제	33
• 그래, 음식이 문제였어!	37
• 뇌는 평생 동안 성장한다	39
• 통제자는 바로 당신	43
지니어스 푸드 1 엑스트라버진 올리브오일	50

2장   상서로운 지방과 불길한 기름

2장 상서로운 지방과 불길한 기름	53
• 양날의 검, 다불포화지방	62
• '지질 시체들'의 밤	63
• 염증이 뇌에 미치는 영향	68
• 뇌의 '베스트 프렌드', 단일불포화지방	78
• 안정성 있고 좋은 지방은?	80
• 백해무익한 지방	83
• 지방은 영양소의 '수송선'	85
지니어스 푸드 2 아보카도	89

3장 넘치게 먹어도 항상 배가 고픈 · · · · · · · · · · · 91

- 열량은 높지만 영양가는 없는 · · · · · · · · · · · 94
- 탄수화물이 넘쳐나는 시대 · · · · · · · · · · · 98
- 단백질에 들러붙는 끈적끈적한 당 · · · · · · · · · · · 101
- 뇌의 골칫거리, 첨가당 · · · · · · · · · · · 109
- 뇌세포 파괴자, 과당 · · · · · · · · · · · 111
- 휴먼 푸아그라 · · · · · · · · · · · 114
- 장과 뇌를 노리는 테러리스트 · · · · · · · · · · · 116
- 달콤한 과일의 쓸쓸한 진실 · · · · · · · · · · · 117
- 식품 회사가 숨기는 불편한 진실 · · · · · · · · · · · 120

지니어스 푸드 3 블루베리 · · · · · · · · · · · 124

4장 당신의 뇌에 겨울이 오고 있다 · · · · · · · · · · · 126

- 지중해식 식단이 각광받는 이유 · · · · · · · · · · · 128
- 탄수화물과 인슐린의 관계 · · · · · · · · · · · 130
- 인슐린 수치가 높아지면 · · · · · · · · · · · 132
- 노화의 연료, 인슐린 · · · · · · · · · · · 135
- 뇌에 불시착한 탄수화물 · · · · · · · · · · · 137
- 뇌의 당뇨 · · · · · · · · · · · 140
- 혈당에 관한 착각 · · · · · · · · · · · 145
- 건강한 삶을 위한 기본 원칙 · · · · · · · · · · · 151

지니어스 푸드 4 다크 초콜릿 · · · · · · · · · · · 158

2부 모든 것은 서로 연결되어 있다

5장 건강한 심장, 건강한 뇌   163

- 드디어 누명을 벗은 콜레스테롤   165
- 심장 질환의 진짜 범인은?   169
- 더 이상 달걀노른자를 버리지 말 것   173
- 심장병이 장에서 시작된다고?   182
- 골치 아픈 문제, 스타틴   186

   지니어스 푸드 5 달걀   194

6장 뇌에 연료 공급하기   196

- 뇌에 상한 먹이를 주지 말라   197
- 뇌가 스스로를 청소할 수 있다면   199
- 우리 몸의 오염을 막는 무공해 연료   202
- 뇌를 바꾸는 지니어스 플랜   210
- 생체 시계를 거꾸로 돌려라   213
- 노화하는 뇌를 구조할 구명보트   217
- 케톤을 음식으로 섭취할 수는 없을까?   222

   지니어스 푸드 6 목초사육우   230

7장 장의 느낌에 귀 기울이기　236

- 장 속 세균에게 프리바이오틱을 먹이로!　240
- 청춘의 샘　245
- 면역 체계가 내 몸을 공격한다고?　248
- 배 속이 편안해야 뇌가 즐겁다　253
- 놀라운 조직, 점막　260
- 뇌를 조정하는 장 속 세균들　262
- 더 많은 세균에게 더 많은 먹이를!　267
- 변비, 무심코 넘기지 말 것　269

　지니어스 푸드 7　녹색잎채소　272

8장 뇌의 화학적 스위치보드　275

- 신경전달물질의 음양　277
- 글루타메이트와 가바 최적화하기　280
- 학습과 기억 신경전달물질, 아세틸콜린　281
- 멀미약을 먹으면 머리가 나빠진다?　282
- 기분을 좌우하는 신경전달물질, 세로토닌　285
- 세로토닌을 활성화하려면　287
- 보상과 강화 신경전달물질, 도파민　292
- 도파민을 최적화하려면　295
- 집중력과 관계된 신경전달물질,
  노르에피네프린　298

· 노르에피네프린을 높이는 방법   299

· 뇌 기능을 최대로 끌어올리는 방법   302

지니어스 푸드 8   브로콜리   310

3부   내 몸의 '운전석'에 앉아라

9장   신성한 잠과 호르몬이라는 조력자   315

· 뇌의 야간 청소조, 글라이림패틱 시스템   318

· 우리의 행동을 제어하는 주인공   322

지니어스 푸드 9   자연산 연어   340

10장   스트레스의 미덕, 또는 더 튼튼해지는 법   343

· 위대한 운동의 효과   345

· 천천히 30분 vs 미친 듯이 20초   348

· 몸을 쓰는 만큼 뇌가 좋아진다   351

· 더 천천히, 더 강렬하게   357

· 뜨겁거나 차갑거나   360

· 다양한 간헐적 단식   365

· 스트레스를 유발하는 음식   369

지니어스 푸드 10   아몬드   376

11장 뇌를 바꾸는 지니어스 플랜   378

- 먼저 주방을 정리하라!   380
- '항상' 먹어야 할 식품   382
- '가끔' 먹어야 할 식품   384
- 내 몸을 살리는 세 끼 혁명   386
- 지니어스 플랜 1단계(1~14일) :
  식단 재정비하기   397
- 지니어스 플랜 2단계(15일 이후):
  전략적으로 탄수화물 섭취하기   400

12장 뇌를 춤추게 하는 레시피와 건강기능식품   405

- 지니어스 레시피   405
- 똑똑한 건강기능식품 총정리   421

나가며   선택은 오로지 당신에게 달렸다!   431

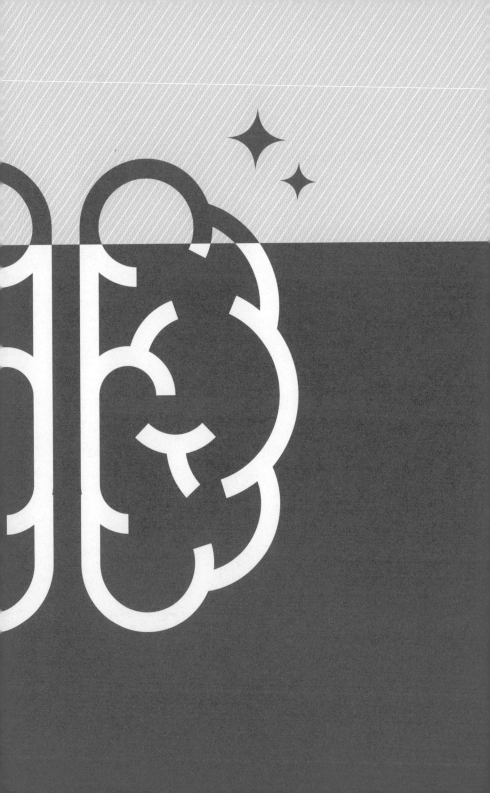

1부

뇌는
음식으로
만들어진다

Genius Foods

보이지 않는 문제

즐거움과 기쁨, 웃음, 농담, 그리고 슬픔, 고통, 비탄, 눈물은 모두 두뇌에서, 오로지 두뇌에서 나온다는 사실을 알아야 한다. 특히 우리는 두뇌를 통해 생각하고, 보고, 들으며, 아름다움과 추함, 선과 악, 기쁨과 불쾌함을 구별한다. 화를 돋우거나 기뻐서 날뛰게 만들고, 두려움을 불러일으키고, 불면과 이유 없는 불안을 낳는 것도 마찬가지다. … 이렇듯 두뇌는 인체에서 가장 영향력이 큰 기관이다.

__히포크라테스Hippocrates

우선 기분 좋은 소식부터 들어보자.

인간의 두개골 안쪽, 두 눈에서 몇 센티미터 떨어진 지점에는 이제껏 우주에서 가장 성능이 뛰어나다고 알려져 있는 트랜지스터 860억 개가 자리한다. 이 신경망은 생명이라는 운영 체계를 꾸려가는 우리 자신이다. 지금껏 인간이 상상하고 만들었던 그 어떤 컴퓨터도 이 기막힌 능력에는 근접하지 못했다. 수천, 수백만 년 동안의 삶을 살아오면서 인류는 아이폰 8,000대에 상응하는 정보를 두뇌에 저장할 수 있을 정도로 진화했다. 인간의 존재자체, 행동, 사랑, 느낌, 보살핌, 갈망은 눈으로 확인할 수 없을 만큼 엄청나게 복잡한 신경학적 과정의 조화로 처리된다. 이 과정은 무척 정밀하고 흠 없이 매끄러우며 눈부시게 빠르다. 과학자들은 인간의 뇌가 단 1초 만에 처리하는 과업을 슈퍼컴퓨터로 시뮬레이션 해본 적이 있는데, 동일 과업을 수행하는 데 무려 40분이 소요됐다고 한다.

그렇다면 이번에는 나쁜 소식을 알아볼 차례다. 우리가 사는 이 세상은 비유하자면 영화 〈헝거 게임〉과 같아서, 인간의 뇌는 부지불식간에 전투에 뛰어들어 사방에서 무자비하고 가차 없는 공격을 받게 된다. 오늘날 우리의 생활방식은 믿어지지 않을 정도로 인간의 생득권birthright 약화시키고, 최적화된 인지 기능을 저해하며, 끔찍한 고통의 위기로 우리를 몰아간다. 산업화로 황폐화된 식단은 값은 싸지만 영양소가 빈약하고 유해 첨가물이 함유된 고칼로리 음식을 사람들에게 공급한다. 인간의 뇌는 지속적인 변화와 자극이 있어야 성장하지만, 현대 사회는 똑같은 과업을 무한히 반복하는 직업에 사람들을 몰아넣는다. 뿐만 아니라 우리는 스트레스,

불규칙한 수면 습관, 자극적인 뉴스에 지나치게 많이 노출되고, 대자연과 단절된 채로 살아간다. 또 사람들과 직접 어울리고 부대끼던 관계도 온라인의 '소셜 네트워크'로 대체됐다. 이 모두가 결국에는 노화를 앞당기고 신체적·정신적 기능의 감퇴를 불러온다. 세상은 인류의 뇌가 진화해오며 경험했던 환경에서 너무 동떨어져 버렸고, 그 때문에 인간의 뇌는 이제 생존을 위해 안간힘을 써야할 처지에 놓이고 말았다.

이러한 사회 구조에 현대인의 일상적인 행동양식이 더해지면 피해는 한층 심각해진다. 사람들은 잠을 여섯 시간만 자도 충분하다고 굳게 믿고, 잠을 쫓기 위해 정크푸드와 에너지 드링크를 섭취하며, 수면제에 의존해 잠을 청한다. 주말이 되면 컴퓨터 게임에 몰두하거나 24시간 죽은 채 잠을 잔다. 이 모두가 이 시대의 삶에서 느끼는 스트레스를 순간적으로나마 유예하려는 보잘것없는 노력이다. 급기야 억제 조절 시스템(뇌의 이성적 목소리)이 망가지고 미친 듯 도파민dopamine 자극을 찾아다니는 실험실 쥐 같은 처지에 이른다. 이런 현상이 반복되면 내성이 생기는 것은 물론이고 궁극적으로는 인지력이 감퇴되고 만다.

의식하고 있든 그렇지 않든, 우리는 모두 십자포화의 격전 속에 있다. 자본주의 시장의 원리로만 움직이는 식품 기업들은 주주의 지속적인 수익 향상을 위해 불필요한 위험을 피한다. 그러면서 사람들을 중독시키려는 명확한 의도를 가지고 음식을 제조해 시장에 내놓는다. 설상가상으로 의료 체계와 과학 연구 단체들은 그저 주어진 일을 처리하는 데 급급하며, 업계 자금으로 부족한 연구비와 연구원의 임금을 충당한다. 그러다 보니 그 영향으로 연구 결과가 변질되어버리는 등 의도가 아무리 좋더라도 결과적으로는 편향될 수밖에 없는 조언과 정책을 근근이 내놓는 데 그친다.

학식 있는 사람조차 영양에 관해서라면 혼란스러워한다. 당연하다. 달걀은 되도록 안 먹는 것이 좋다는 말을 방금 들었는데, 돌아서면 달걀을 권한다. 월요일에 체중 감량에 가장 좋은 방법은 운동이라는 조언을 들었는데, 화요일이 되면 식이요법에 비하면 운동은 복부 살을 빼는 데 그다지 도움이 되지 않는다는 이야기도 들린다. 통알곡이 건강한 식단의 기본이라는 말을 귀에 못이 박히도록 듣지만 과연 심장 질환이 아침에 오트밀을 충분히 섭취하지 않아서 생기는 건지 아니면 더 해로운 다른 원인 때문에 초래되는 건지 우리는 모른다. 인터넷과 뉴스 매체들은 모두 새로 발표된 과학 소식을 전하려 하지만, 대다수 매체에서 다루는 내용과 선정적인 헤드라인은 제대로 된 정보의 전달보다는 웹사이트 방문자 수를 늘리는 데 혈안이 되어 있다. 의사, 영양학자, 심지어 정부조차도 보이지 않는 힘의 영향을 받는다. 이러한 상황에서 우리가 누구를, 그리고 무엇을 믿어야 할지 과연 어떻게 알 수 있겠는가?

그래, 음식이 문제였어!

어머니가 병을 진단받은 뒤 처음 몇 달 동안 나는 부모를 아끼는 아들이라면 누구든 했을 법한 일들을 했다. 진료 예약일이 되면 어머니를 모시고 병원에 가고, 의문투성이인 전문 잡지와 학술지들을 찾아 읽으며 조금이라도 상황을 파악해서 어떻게든 걱정스런 마음을 덜어보려고 필사적으로 애썼다. 한 도시에서 해결책을 얻지 못하면 비행기를 타고 다른 도시의 병원을 찾아갔다. 우리는 뉴욕에서 클리블랜드로, 오하이오에서 볼티모어로, 그리고 메릴랜드로 옮겨 다녔다. 운 좋게 미국 최고라 손꼽히는 몇몇 신경과 전문의를 찾아 진료를 받을 수 있었지만 그때마다 매번 똑같은 과정이 반복되었다. 정해진 절차에 따라 신체검사와 인지력 테스트를 하고, 약간 새로운 몇 가지 종류의 약을 처방 받는 게 전부인 과정 말이다. 병원에서 진찰을 받고 돌아올 때마다 좌절감에 빠진 나는 더 나은 방법을 찾아야겠다는 생각에 점점 더 깊이 사로잡혔다. 자료를 뒤지면서 수없이 많은 밤을 지새웠고, 내 어머니의 지적 능력을 빼앗아가는 이 막연한 질병의 근본 메커니즘을 이해할 수 있다면 무엇이든 하겠다고 다짐했다.

어머니의 증상이 처음 나타났을 때 나는 그것이 노화로 생긴 질병이라 인정하기 어려웠다. 젊고, 유행에 밝으며, 카리스마 있는 50대 여성이었던 어머니는 나이에 굴복한 피폐한 모습과는 거리가 멀어 보였기 때문이다. 또한 가족력이 있었던 것도 아니었으므로 어머니의 병은 단순히 유전자 때문이 아닌, 외부적 요인이 상당 부분 작용해서 생긴 것임이 분명했다. 어머니의 식습관에 뭔가 원인이 있으리라고 내가 짐작했던 것은 그 때문이었다.

그런 짐작을 바탕으로, 나는 음식(그리고 운동과 수면, 스트레스 같은 생활 요인)이 뇌 기능에 끼치는 영향을 연구하면서 지난 10년의 대부분을 보냈다. 그리고 선봉에 선 몇몇 의사들이 뇌의 건강과 물질대사의 관계, 그리고 몸이 음식과 산소 같은 필수 성분에서 어떻게 에너지를 만드는지 집중적으로 연구해왔다는 사실을 알게 됐다. 어머니가 당뇨를 앓은 적은 없지만 나는 제2형 당뇨병이나 인슐린, 심지어 렙틴(식욕 조절 물질도 사람들에게 잘 안 알려져 있는 편이다) 같은 호르몬에 대해서도 자세히 조사했다. 또한 식단 및 심혈관 건강에 관한 최근 연구에도 관심을 갖게 되어, 산소 및 여러 영양 성분을 뇌에 공급하는 미세 혈관들의 연결망과 그것들을 어떻게 관리해야 하는지에 대해서도 알아보았다. 더불어 장에 거주하는 원시 세균들은 우리 뇌의 말 없는 수호자 역할을 하고 있는데, 현대인들의 주된 식단이 그 이로운 세균들을 말 그대로 굶겨 죽이고 있다는 사실도 알게 됐다.

음식이 알츠하이머병 같은 질병에 걸릴 위험을 어떻게 높이는지 차츰 깨달으면서 나는 새롭게 습득한 모든 정보를 자연스레 내 삶에 직접 적용하고 실천했다. 놀랍게도 며칠 지나지도 않았는데 금세 활력이 돌고 온종일 그 상태가 유지되는 기분이었다. 큰 노력 없이도 생각이 술술 풀리는 느낌이었고, 상쾌한 기분을 훨씬 자주 느꼈으며, 주의를 흩트리는 요소들을 무시하고 내가 원하는 것에 훨씬 수월히 집중할 수 있었다. 게다가 오랫동안 꿈쩍도 않던 몸의 지방도 차츰 빠지면서 내 평생 최상의 몸매라는 반가운 선물까지 덤으로 얻었다. 처음에는 어머니 문제 때문에 연구를 시작했지만 이제는 내가 건강한 뇌를 만드는 식단에 푹 빠져버렸다.

그 과정에서 의도치 않게 숨겨져 있던 큰 통찰도 얻었다. 치매와 노화로부터 우리를 지켜주는 음식들은 뇌의 기능을 촉진하는 역할 또한 한다는 사실 말이다.[1] 미래의 우리 자신에 투자하면 지금 이 순간, 현재의 삶까지 개선하는 효과를 얻을 수 있다.

뇌는 평생 동안 성장한다

현대 의학이 태동했을 때부터 의사들은 뇌의 해부학적 구조가 성인이 되면 고착화된다고 믿었다. 때문에 선천적 학습 장애, 사고에 의한 뇌 손상, 치매의 개선은 물론이고 단순히 뇌의 능력을 높이고자 하는 노력조차도 불가능한 일로 치부했다. 인간의 인지 기능 변화 과정에 대한 과거의 설명은 다음과 같았다.

'의식을 담당하는 기관인 당신의 뇌는 출생 후부터 급격히 성장

해서 25세가 되면 최상의 기능에 이르고, 그 이후로는 삶을 마감할 때까지 점차 쇠퇴한다.'

그러다가 1990년대 중반에 이르자, 과학자 및 의사들은 인간의 뇌를 완전히 다른 관점에서 바라보게 만드는 사실을 발견했다. 성인기에도 계속해서 새로운 뇌세포가 생성된다는 사실이 밝혀진 것이다. 우리에게 있어 이는 분명 반가운 소식이었다. 그때까지는 '신경 재생neurogenesis'이라 불리는 새로운 뇌세포 생성 현상이 성장기에만 이루어진다고 알려져 있었으니 말이다.[2] 그 새로운 발견으로 신경과학자 노먼 도이지Norman Doidge가 이름 붙인, 소위 '신경의 허무주의neurological nihilism' 시대는 단번에 막을 내렸다. 그리고 뇌는 사망할 때까지 계속 바뀔 수 있다는 이른바 뇌의 '신경가소성neuroplasticity'이라는 개념이 대두되었으며, 나는 그 덕분에 뇌 건강과 신체 능력을 증진시킬 기념비적인 발견을 하는 특별한 기회를 얻었다.

그로부터 고작 10~20년이 흐른 지금, 우리는 뇌를 보호하는 방법과 뇌 기능을 향상시키는 방법 모두에서 깜짝 놀랄 만큼 많은 발전을 이루었다. 일례로 알츠하이머병을 생각해보자. 현재 미국에서만 500만 명 이상이 겪고 있으며, 앞으로 수년 내에 그 숫자가 세 배로 늘어날 것이라 예측되는 이 치명적인 퇴행성 신경 질환에 식단이 중대한 영향을 끼칠 수 있다는 사실은 아주 최근에야 밝혀지기 시작했다. 알츠하이머병은 독일 의사 알로이스 알츠하이머Aloysius Alzheimer에 의해 1906년에 처음 보고되었지만, 사실 우리가 이 병에 관해 알고 있는 내용의 90%는 지난 15년 사이에 알려진 것들이다.

🍴 생활습관을 바꾸어 뇌를 지킨다 ━━━━

나는 스톡홀름에 있는 카롤린스카 연구소의 신경생리학자 미애 키피펠토Miia Kivipelto를 직접 만난 적이 있다. 그녀는 식단과 생활방식이 치매 발병 위험에 끼치는 영향을 연구한 중요한 학자 중 하나로 꼽힌다.

그녀는 핀란드 노인을 대상으로 하는 '인지 손상과 장애 예방을 위한 중재 연구FINGER, The Finnish Geriatric Intervention Study to Prevent Cognitive Impairment and Disability'라는 획기적인 실험을 주도했다. 이 실험은 식습관과 생활방식이 인지력에 어떤 영향을 주는지 밝히기 위해 임의로 추출한 대규모 집단을 대상으로 장기간에 걸쳐 지속적으로 진행한 세계 최초의 시도였다. 현재 인지력은 정상이지만 치매 발병 위험이 높은 노인 약 1,200명 중 절반이 2년 동안 중재 프로그램에 참여했다. 참가자들에게는 기본적으로 영양 상담과 운동 프로그램, 그에 덧붙여 치매를 유발하는 심리·사회적 위험 요인인 고독, 우울, 스트레스를 줄이기 위한 다양한 사회적 지원도 제공됐다.

실험 결과, 수많은 항목으로 구성된 종합 신경 심리 검사에서 중재 프로그램의 도움을 받은 집단은 통제 집단에 비해 전반적인 인지 기능이 25% 향상되었고, 집행 기능executive function도 무려 83%나 좋아졌다. 참고로 집행 기능은 건강한 삶의 많은 측면에 기여하는 아주 중요한 능력이며 계획, 의사결정, 더 나아가 원활한 사회적 상호작용을 원활히 수행하는 바탕이 된다(집행 기능이 원활하지 않은 사람들은 명확하게 생각하거나 의도하는 일을 처리하기가 힘들다는 불편을 흔히 호소한다). 마지막으로, 실험 참가자들의 처리 속도 역시 150%나 향상됐다. 처리 속도는 정보를 받아들이고 이해한 뒤 반응을 시작하기까지 걸리는 시간을 의미한다. 이 실험의 성공으로 생활방식을 완전히 '새 단장'하면 치매 위험을 줄이고, 노년에도 뇌 기능을 향상시킬 수 있다는 사실이 증명됐다.

뇌를 바라보는 시각이 이처럼 바뀌었지만 급속하게 성장 중인 이 광대한 연구 분야는 아쉽게도 아직 많은 부분이 밝혀지지 않은 채 남아 있다. 미국은퇴자협회AARP, American Association of Retired Persons의 조사에 따르면, 미국인의 90%는 뇌 건강이 아주 중요하다고 믿지만 뇌 건강을 유지하거나 증진하는 방법을 아는 사람은 극히 드물다. 우리는 두려움과 혼란 속에서 의사들에게 기대지만, (좋은 뜻으로 환자를 도우려고 애쓰는 그 의사)들조차도 시대의 흐름에 뒤처져 있는 것 같이 보인다. 실제로 〈미국의학협회저널JAMA, The Journal of the

American Medical Association〉은 과학적인 발견이 실제 진료에 도입되어 적용되기까지 평균 17년이 걸린다는 사실을 최근에 보도했다.[3] 그러다 보니 우리는 과거의 방식을 그대로 답습하며 하루하루를 살아간다. 하지만 우리가 원한다면 변화의 가능성은 충분히 있다!

통제자는 바로 당신

한때 유전자는 뇌의 작용 방식을 포함한 생명체의 운영 규칙을 담은 생물학적 각본이라고 받아들여졌다. 이런 규칙을 이해하는 것은 바로 2002년 완성된 '인간 게놈 프로젝트Human Genome Project'의 목표이기도 했다. 인간 게놈 프로젝트는 암과 유전 질환을 포함한 인류의 질병을 치료할 비밀을 밝힌다는 기대 속에서 추진됐다. 물론 이 프로젝트는 주목할 만한 과학적 성과를 이루었지만 그 결과물은 우리가 품었던 환상과는 사뭇 달랐다.

더불어 과학자들은 사람들을 구별 짓는 특성이 전체적인 유전 변형 중 1%도 되지 않는다는 사실을 알게 되었다. 그렇다면 어째서 90대가 되어서도 원기 왕성한 뇌와 신체를 유지하는 사람이 있는 반면 그렇지 않은 사람이 있는 걸까? 게놈 프로젝트 이후 나타난 이런 의문은 과학자들을 당혹스럽게 만들었고 결과적으로 건강과 노화에 있어 이러한 차이가 나타나는 데는 어떤 다른 요인이 있을 수밖에 없다는 결론에 이르게 했다.

이후 게놈 프로젝트의 잿더미 속에서 후생유전학이 등장하면서 과학자들은 새로운 사실을 알게 되었다. 인간의 유전자를 2만 3,000가지 음을 내는 그랜드 피아노 건반에 비유하자면, 우리의 선택은 그 건반들로 연주하는 음악에 영향을 끼칠 수 있다는 것이다. 다시 말해 각자의 선택은 이미 정해진 유전자 데이터를 바꾸진 못하더라도 DNA 위에 놓이는 화학물질층에 지시를 내림으로써 영향력을 발휘할 수 있다는 의미다. 이 층은 '위'라는 뜻의 그리스어 에피epi를 써서 '에피지놈epigenome'이라 불린다. 에피지놈은 질병의 발병 가능성은 물론, 수많은 입력에 역동적으로 반응하는 유전자의 순간적 구현에도 영향을 미친다. 아마도 그보다 더 큰 신비에 싸여 있는 부분은 주어진 유기체의 발달에서 발현되는 모든 유전자의 활동 빈도, 순서, 차례에 관한 측면이겠지만, 이 책에서는 유전이라는 건반을 연주하는 가장 중요한 거장, 즉 '식습관'과 관련된 부분에만 초점을 맞출 것이다. 염증을 조절하고, 최고의 면역 시스템을 훈련시키며, 뇌 기능을 강화하는 강력한 화합물을 만드는 결정적인 요소가 바로 '음식'이기 때문이다. 또한 현대 사회에서 그 가치를 제대로 인정받지 못하는 몇 가지 주요 영양소와 생활방식 역시 그 과정에 중요한 역할을 한다.

그 누구도 완벽한 표본이 되지는 못한다. 나는 물론이거니와 폴 박사—물론 그는 자신이 완벽하다고 주장한다—도 마찬가지다.

현대 사회와 같은 환경에서는 모두가 심혈관 질환이나 암, 나아가 치매의 위험성을 높일 수 있는 있는 유전적 특질을 가지고 있다. 과거에는 사람들 간의 유전적 차이가 장점으로 작용해 종의 진화를 이끌었을지도 모르지만, 오늘날에는 40세 이상의 성인이 암, 심혈관 질환, 치매 중 한 가지로 사망할 확률을 80%에 이르게 하는 원인으로 작용하고 있다. 그나마 좋은 소식은, 유전자가 곧 우리의 운명이 아니라, 그저 일반적 식단이 우리에게 어떤 영향을 끼칠지 예측하여 보여주는 것이라는 사실이 최근 몇 년간 새로 밝혀졌다는 점이다. 여기서 제시하는 뇌와 혈관 건강을 유지하는 방법을 따르면 질병으로 사망하는 80%가 아닌 건강한 20%에 들고, 덧붙여 암 예방과 체중 감량도 가능해질 것이다.

이어질 몇 장에 걸쳐 나는 믿을 만한 연구 결과를 바탕으로 한 여러 일화를 소개하면서 뇌를 위축시키는 일반적인 식단과 생활 방식에 관해 논하려 한다. 건강과 활력에 이르려면 굶주린 두뇌와 육체적·정신적 기술을 활성화시킬 영양분이 충분히 공급되어야 하는데, 현대인의 식단은 대개 그렇지 못하다. 우리가 건강한 두뇌를 되찾기 위한 이 싸움에서 맞서야 할 적은 염증, 과식, 영양 결핍, 독성에의 노출, 만성적인 스트레스, 운동 부족, 적은 수면 시간이다. 이제 이 '악당들'을 간략히 살펴보기로 하자.

염증

완벽한 상태에서 보자면 염증은 단순히 상처가 나거나 멍든 부위를 말끔히 청소하고, 가끔씩 출현하는 세균이 인체를 감염시키지 못하게끔 막는 우리 면역 체계의 능력이다. 그런데 오늘날에는 면역 체계가 식습관과 생활방식에 반응해서 만성적으로 활성화되었다. 특히 근래 몇 년간의 연구들은 염증이 현대 사회에 만연하는 여러 만성 질환과 퇴행성 질환을 초래하는 핵심적 역할을 한다고 보고해왔다. 염증이 만연하면 결국엔 DNA가 손상되고, 제2형 당뇨병의 원인이 되는 인슐린 저항이 초래되며, 체중을 증가시킨다. 전신 염증이 복부 비만과 밀접한 관련이 있는 것도 그 때문일지 모른다.[4] 앞으로 이어질 장에서는 이런 요소가 뇌 질환, 브레인 포그, 우울증과도 관련이 있다는 사실을 확인하게 될 것이다.

과식

지금이야 스마트폰으로 간단히 주문해서 먹을거리를 얻을 수 있지만 인류가 늘 그런 환경을 누려온 건 아니다. 실제로 인류는 꽤 오랜 시기 동안 음식을 찾아다니며 보냈다. 농업 혁명은 식량의 희소성 문제를 해결하려는 노력의 결과였지만 부작용도 낳았다. 바로 과식이다. 지금은 지구 역사상 최초로 과체중인 사람들의 수가 저체중인 사람들보다 많아진 시기다.[5] 몸이 계속해서 영양소를 '공급 받는' 상태가 되면서 두뇌 에너지가 감소하고, 노화가 가속화되며, 심신의 퇴화가 촉진된다. 요즘 우리가 먹는 많은 음식들은 뇌의 자기통제가 무의미해지는 인공적인 '지복점bliss point(모든 사람이 만족할 만한 맛의 지점—옮긴이)'을 향해 사람들을 몰아가는 쪽으로 만들어졌는데, 그 역시 신체의 균형을 무너뜨리는 부분적인 이유가 된다. 이에 관해서는 뒤에서 자세히 알아보자.

영양 결핍

영화 〈바닐라 스카이〉의 감독이자 시나리오 작가인 캐머런 크로 Cameron Crowe는 "흘러가는 매분 매초가 새롭게 다시 시작할 기회다"라는 말을 한 적이 있다. 우리에게 노화에 따른 손상을 복구할 충분한 능력이 있다는 점을 고려하면 이는 확실히 옳은 말이지만, 그런 변화와 개선은 몸에 올바른 재료를 공급한다는 전제하에서만 가능한 일이다. 현재 미국인의 90%는 최소한 한 가지 이상의 비타민이나 미네랄 섭취량이 부족한데, 그런 상황에선 노화 및 기능의 퇴화 속도가 빨라질 수밖에 없다.[6]

독성 노출

요즘 나오는 먹거리 중에는 '음식 같아 보이는 상품'들이 넘쳐난다. 이런 상품은 앞서 언급한 세 가지 요소에 직접적인 영향을 준다. 제조 과정에서 영양소가 손상되고, 영양가 없는 음식을 지나치게 많이 먹게 만들며, 염증을 유발하기 때문이다. 그런데 사실

독성 첨가물은 '부가적으로' 따라오는 가장 의식하기 힘든 폐해 중 하나이다. 시럽이나 공업용 유지乳脂, 유화제는 활성화된 면역 체계에 영향을 끼치며 불안, 우울, 인지 기능 저하, 질병에 대한 장기적 리스크를 낳는다.

만성 스트레스

스트레스는 염증과 마찬가지로 우리를 안전히 지키기 위한 진화적 장치였지만 이젠 현대 사회에 장악되고 말았다. 만성 스트레스는 뇌 기능에 직접적으로도 해가 되지만(이 내용도 뒤에서 자세히 다룬다), 몸에 나쁜 음식을 찾게끔 만들기 때문에 장기적으로 더 큰 피해를 가져온다.

운동 부족

인체는 움직임을 넘어서 열을 내는 격한 운동에 적합하게 진화했다. 그러나 현대인은 보다 쾌적하고 편한 환경을 조성하는 데 능하고, 그에 따라 우리가 일상에서 경험하는 온도 변화의 폭도 적어졌다. 이런 상황은 뇌 기능을 최대치까지 발달시키거나 병에 대한 저항력을 키우는 데 방해가 될 가능성이 있다.

수면 부족

양질의 수면은 최적의 뇌 기능과 건강을 위한 선제 조건이다.

천재의 식단

충분한 숙면을 취하면 식습관과 생활방식의 변화를 추진할 '힘'이 생기며 뇌가 정화되고 기억력 또한 강화된다. 잠은 아주 적은 노력으로 큰 소득을 얻을 수 있는 효과적 수단이지만, 인류 전체가 쌓아가는 '수면 빚'은 갈수록 늘어가고 있는 실정이다.

지금까지 설명한 악당들은 저마다 인간의 인지 능력을 파괴할 위력을 가지고 있으며, 이미 파괴를 위한 사악한 동맹을 맺은 상태다. 우리가 먼저 막아서지 않는 한 이들은 절대 자비를 베풀지 않을 것이다. 그러나 이 책을 무기로 삼아 대처한다면 절대 승산 없는 싸움이 아니다. 《천재의 식단》에서는 최신 의학 연구에 진화 원칙을 결합시켜서, 조화를 이루지 못하고 높은 스트레스를 유발하는 생활방식에서 벗어날 로드맵을 제시할 것이다. 또 식단 변화를 통해 뇌를 '초기화'함으로써 최상의 컨디션과 수행 능력에 이를 수 있게 만들고 마이크로바이옴microbiome을 둘러싼 새롭고 흥미진진한 과학의 세계에도 발을 들여놓을 수 있게 도울 것이다. 마이크로바이옴은 인체 안에 존재하는 세균 집단으로 건강, 기분, 기능을 조절하는 역할을 한다. 뿐만 아니라 이들은 우리가 내리는 선택을 하나하나 평가할 새로운 렌즈의 역할도 담당한다.

그렇다면 이제 뇌가 절실히 구하는 영양소들은 어떤 것인지 알아볼 차례다. 가능성이 늘 우리에게 유리한 방향으로 작용하기를 기원하며 여정을 시작해보자.

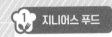

🫒 엑스트라버진 올리브오일

엑스트라버진 올리브오일을 한 술 뜬 다음, 스프를 먹을 때처럼 게걸스럽게 '후루룩' 소리를 내면서 들이켜보자. 그렇게 먹는 이유는 올리브오일에 공기가 스며들게 하기 위해서다. 그다음엔 꿀꺽 삼키자(다시 말해 오일을 마시라는 것인데, 그 이유는 곧 알게 된다).

오일을 삼키면 목구멍 뒤로 알싸한 느낌이 느껴지는데, 그이유는 올레오칸탈oleocanthal이라는 화합물 때문이다. 올레오칸탈은 식물성 화합물인 페놀Phenol의 일종으로 페놀을 섭취하면 인체의 회복 체계가 아주 활발하게 자극된다. 올레오칸탈은 항염 효과가 아주 강력해서 비스테로이드계 소염진통제인 이부프로펜을 소량 복용했을 때와 맞먹는다. 게다가 천연 성분이므로 부작용 염려도 없다.[1] 앞으로 더 자세히 설명하겠지만, 염증은 신경가소성(뇌가 평생 동안 바뀔 수 있는 능력)을 크게 무력화시키며 더 나아가 우울증을 유발하기도 한다는 사실이 최근 연구에서 밝혀지고 있다.

엑스트라버진 올리브오일은 지중해식 식단의 주요 성분이

다. 지중해식 식단을 따르는 사람들은 알츠하이머병에 걸릴 확률이 낮은 것으로 알려져 있는데, 이 역시 올레오칸탈의 덕분일지도 모른다. 알츠하이머병 환자의 뇌에서는 유독성의 끈적끈적한 형태로 침착되는 비정상 단백질인 아밀로이드 플라크amyloid plaque가 발견되는데, 이를 없애는 데 올레오칸탈이 효과적이라는 보고도 나오고 있다.[2] 올레오칸탈은 플라크를 분해하는 효소의 활동을 촉진하기 때문이다. 올리브오일을 일주일간 최대 1리터 섭취하면 장기적으로 뇌 기능 감퇴를 막고 더 나아가 인지 기능 향상까지 기대할 수 있다는 사실은 이미 널리 알려져 있다.[3] 이 밖에도 엑스트라버진 올리브오일은 에너지원으로 쓰고 남은 잉여 탄수화물을 지방으로 만드는 지방 조직의 효소, 즉 지방산 합성효소를 차단하는 효과도 있는 것으로 나타났다.[4]

올레오칸탈 이외에도 엑스트라버진 올리브오일에는 혈관과 간의 건강을 지키고 체중 감량을 촉진하는 불포화지방이 많다. 또 밥숟가락 하나 분량의 올리브오일에는 비타민 E의 1일 섭취 권장량의 열 배가 들어 있다. 비타민 E는 뇌를 비롯한 몸의 지방 조직이 노화되는 상황을 막는 산화방지제 역할도 한다.

니컬러스 콜맨Nicholas Coleman은 세계에서 몇 안 되는 올리브오일 전문가다. 나는 그에게 적절한 올리브오일을 선택하는 요령 몇 가지를 배웠는데, 우선 색깔은 올리브오일의 품질과 아무런 관련이 없다고 한다. 올리브오일을 고르는 가장 간단하고 효과적인 방법은 직접 맛을 보는 것이다. 품질 좋은 엑스트라버진 올리브오일에선 풀향기처럼 상쾌한 풍미가 느껴진다. 일반적으로 올리브오일에는 후추같이 얼얼한 맛이 나는데 이는 올레오칸탈에서 나오는 것이기 때문에, 이 맛으로 해당 올리브오일에 올레오칸탈이 얼마나 들어 있는지 가늠할 수 있다. 어떤 올리브오일은 너무 향이 매캐해서 기침이 날 수도 있지만 실은 그것이 좋은 품질의 오일이라는 것을 증명하고 있는 셈이다. 올리브오일을 먹고 '기침이 세 번' 나온다면, 뇌가 고마워할 만한 좋은 올리브오일을 찾았다고 생각하자.

섭취 방법 식단에 있는 식물성 기름은 가급적 모두 엑스트라버진 올리브오일로 섭취하도록 한다. 엑스트라버진 올리브오일은 주로 샐러드나 달걀에 뿌리거나 소스로 만들어 먹는다. 기름은 쉽게 산화되므로 밀폐된 병(어두운 색의 유리병이 좋지만 깡통에 보관해도 괜찮다)에 담아 직사광선이 닿지 않는 서늘하고 건조한 곳에 보관해야 한다.

상서로운 지방과
불길한 기름

내 어린 시절(1980년대 후반에서 1990년대 사이)을 돌아보면 몇 가지 중요한 기억이 떠오른다. 우선 애니메이션 〈닌자 거북이〉 주제가의 후렴구 '무적의 용사들 나가신다!'를 신나게 따라 부르던 기억, 핼러윈 때 〈고스트 버스터즈〉 등장인물의 의상을 입었던 기억, 그리고 토요일 아침에 느지막이 일어나 TV로 〈엑스맨〉 애니메이션 방송을 시청했던 기억이 그것이다.

그런데 식구들의 식습관에 관한 기억은 별로 생생하지 않다. 식사 준비는 주로 어머니가 하셨는데, 주부들이 으레 그렇듯 우리 어머니 역시 가족의 건강에 신경을 많이 쓰셨다. 어머니는 저녁 뉴스를 시청하고 〈뉴욕 타임스The New York Times〉와 여러 잡지를 읽으면서 최신 건강 상식을 챙겼다. 인터넷이나 소셜 미디어는 없었지만 최신 연구 결과 및 정부 권고를 전달하는 역할은 TV와 잡지가 훌륭히 소화해냈다. 그것이 당시 우리 어머니를 비롯한 많은 사람들이 영양 관련 정보를 얻고 생각을 정립하는 방법이었다.

우리 집에서는 카놀라유와 옥수수유를 식용유로 썼다. 콜레스테롤과 포화지방이 없다고 알려졌기 때문이다. 저녁식사로는 밀가루로 만든 국수나 스파게티에, '동맥경화'의 주범으로 알려진 버터 대신 마가린을 넣고 조리한 요리를 먹었다.

하지만 안타깝게도 당시 식품과 식단에 관해 우리 어머니와 다른 모든 이가 생각하던 총체적 내용은 잘못된 영양 정보, 편향된 정부 정책, 그리고 비용 절감과 로비가 주특기인 기업들의 활동이 어우러진 최종 결과였다. 한마디로 완전히 엉터리였다.

그런 잘못된 개념이 퍼져나가기 시작한 것은 1950년대부터였다. 당시 미국 사회는 부쩍 심각해진 심장 질환의 해결책을 긴요히 모색하고 있었다. 1952년생이신 우리 어머니는 심장병이 끔찍한 전염병처럼 번져나가던 시절에 성장기를 보냈다. 사람들은 심장병을 '노화에 수반되는 피치 못할 결과'며 의사들이 손쓸 도리가 없는 질병이라고 믿었다.[1] 이와 관련해 푸드 스타일리스트인 니나 타이숄스Nina Teicholz는 저서 《지방의 역설The Big Fat Surprise》에서 이렇게 격노한다.

"아직 한창 건강할 나이의 남성들이 골프장에서나 사무실에서 갑자기 가슴이 조여드는 통증을 호소했는데, 의사들은 그 원인을

천재의 식단

알지 못했다. 난데없이 나타난 이 질병은 금세 미국인들의 가장 큰 사망 원인으로 자리 잡았다."

그러다가 한 과학자가 학계의 어두운 복도에서 촛불을 밝히고 나타나 거침없이 의견을 내놓으면서 상황이 급변됐다. 그 사람은 바로 미네소타 대학교 병리학자인 안셀 키즈Ancel Keys였다. 그는 제2차 세계대전 중 전투 병사들에게 배급된 K호 휴대식량K-ration을 만드는 임무를 맡으며 영양학 분야에서 신뢰를 쌓았고 전쟁이 끝난 뒤 미네소타 보건부로 들어가 미국인들 사이에서 심혈관 질환이 급증한 원인을 찾는 데 몰두했다. 그는 '유행병처럼 확산되는 심장 질환의 핵심은 음식으로 섭취하는 지방'이라는 가설을 세우고 그것을 증명하기 위해 지방으로 섭취한 총 칼로리와 심장병으로 인한 사망률 간의 완벽한 상관관계가 드러나는 그래프를 만들어 제시했다. 그 자료에는 6개국의 데이터가 포함되어 있었다.

안셀 키즈는 지난 60년간의 영양학 관련 정책에 도미노 효과를 불러일으킨 사람이라 흔히 인정받는다. 하지만 안타깝게도 그는 편향되고 잘못 해석된 데이터를 사용했다. 키즈가 만든 그래프는 전체 인구를 대상으로 식습관 같은 분야를 조사할 때 부딪치는 수없이 많은 변수 중 특별히 뽑은 두 가지 사이의 관계만 보여줄 뿐이었다. 더욱이 그 둘의 관계로 인과 작용까지 증명할 수는 없었음에도 키즈는 인과적 추정을 제시했고, 결국 그는 국가적 영웅으로 대접 받으며 1961년에는 〈타임Time〉의 표지를 장식하기에 이른다.

키즈의 학설에 대해 국민적 대화의 발판이 마련되는 동안 과학계에서는 키즈가 제시한 상관관계의 타당성에 의문을 갖기 시작했다. 키즈는 의도적으로 16개국의 정보를 자신의 자료에서 제외했는데, 그것을 포함할 경우 키즈가 제시했던 상관관계는 나타나지 않았다. 치즈와 버터를 즐겨먹는 프랑스에서는 심장병이 유행하지 않았다는 것이 바로 그 예다.

어떤 학자들은 고지방 식이와 심장병 사이엔 아예 아무 관련성이 없다고 주장하기도 한다. 런던에 소재한 퀸 엘리자베스 칼리지의 식품영양학과 초대 교수 존 유드킨John Yudkin은 안셀 키즈에 강경히 반박하는 사람 중 하나로 꼽힌다. 유드킨은 이미 1964년에 심장병을 일으키는 범인은 지방이 아닌 설탕이라고 주장했다. 그리고 몇 년 후 키즈의 자료를 재분석한 결과에서는 실제로 설탕 섭취가 다른 어떤 영양소보다도 심장병의 위험과 강력히 관련되어 있음이 재확인됐다. 사실 1850년대까지 정제 설탕은 대부분의 사람들이 접하기 어려운 진귀한 식재료였고 선물로 주고받던 사치품이었다. 그에 비해 버터는 수천 년 동안 흔히 섭취해온 것이었다.

피트 아렌스Pete Ahrens라는 학자도 이와 비슷한 의견을 내놓았다. 그는 연구를 통해 시리얼, 곡류, 밀가루, 설탕에 든 탄수화물이 비만 및 심장병과 직접적 연관이 있다고 주장했다. 참고로 그로부터 수십 년 뒤에 나온 연구에서는 뇌 질환에까지 영향을 끼친다고 밝히기도 했다. 하지만 유드킨과 아렌스, 그리고 그들과 생각이 같았던 학자들의 주장은 '카리스마 있고 전투적인' 키즈보다 더 강력하지 못했다. 게다가 키즈에게는 숨겨진 동조자가 있었다.[2]

1967년, 심장병에 영향을 주는 식생활 요인을 분석한 글 한 편이 저명한 의학전문지 〈뉴잉글랜드 저널 오브 메디슨NEJM, New England Journal of Medicine〉에 실렸다. 이 글은 지방(그리고 콜레스테롤) 섭취가 심장병의 주요 원인이라고 주장하기 위해 온갖 수단을 동원했는데, 이를 통해 설탕의 부정적 역할을 축소하여 기술했고, 키즈와 논쟁하려 하는 이들을 곤경에 빠뜨렸다.

이런 종류의 분석(그리고 일반적인 과학 연구)은 돈에 휘둘리지 않고 한쪽으로 편향될 가능성을 경계하기 위해 자금의 출처를 반드시 공개해야 한다. 그런데 불행히도 〈뉴잉글랜드 저널 오브 메디슨〉에 실렸던 논문은 그렇지 못했다. 이 논문을 쓴 과학자들은 현재 '설탕협회Sugar Association'로 알려져 있는 '설탕연구재단Sugar Research Foundation'이라는 단체로부터 오늘날의 5만 달러에 상응하는 돈을 받았음에도 첫 논문 발표 시 이 사실을 밝히지 않았다. 캘리포니아 주립대 샌프란시스코 캠퍼스의 의대 교수 스탠튼 글랜츠Staton Glatz는 〈뉴욕 타임스〉와의 인터뷰에서 "그 협회는 설탕에 관한 논의가 이루어지지 못하게끔 수십 년간 막아왔다"라고 설명했다.[3] 하지만 설탕업계는 '설탕이 해롭다는 주장은 과장'이라는 결론을 제시한, 즉 자신들 입맛에 맞는 논문에 연구비를 대면서 지금까지도 계속해서 과학계의 물을 흐리고 있다.[4]

유전자 변형 식품을 피하는 방법

프랑켄푸드Franken-food, 즉 유전자 변형 식품은 과연 어디까지 인정되어야 할까? 저널리스트 마이클 폴란Michael Pollan은 저서 《행복한 밥상In Defense of Food》에서 이렇게 진술한다.

규제의 문이 가짜 저지방 제품에 완전히 개방됐다. 이제는 사워크림이나 요구르트에 든 지방은 경화유hydrogenated oils(액체 상태의 불포화지방산에 수소를 첨가하여 고체 상태의 포화지방산으로 만든 기름으로, 대표적으로 마가린과 쇼트닝이 있다—옮긴이)나 구아검Guar Gum(식품의 점착성 및 점도를 증가시키고 유화안정성을 증진하며 식품의 물성 및 촉감을 향상시키기 위한 식품첨가물—옮긴이), 카라기난carrageenan(카라긴 등의 바닷말에서 추출되는 수지성 다당류—옮긴이) 같은 것들로, 베이컨 조각은 콩단백으로, 휘핑크림이나 커피에 넣는 크림은 콘스타치(옥수수를 갈아서 만든 녹말가루—옮긴이)로 대체할 수 있게 됐다. 이제는 이 분야에 제한이 사라졌기 때문에, 과학자들은 무엇이든 상상해서 만들어낼 수 있다. 가령 달걀의 노른자와 흰자를 따로 분리해 포장 용기에 담아 판매하는 액란의 노른자도 모조 식품으로 대체될 가능성이 충분하다. 진짜 식품과 영양학적으로 동등하기만 한다면, 새롭게 만들어지는 모조 식품들은 더 이상 가짜로 여겨지지 않는다.

실제로 프랑켄푸드의 수문이 갑자기 열리면서, 수많은 모조 식품이

정식 식품으로 유통되기 시작했다. 1987년에 개봉한 영화 〈게이트〉에서 지옥과 연결된 입구가 열린 것과 마찬가지였다. 다만 맹공격을 가하는 악마 같은 존재가 아닌, '저지방' 혹은 '무지방'이라는 후광을 입고 진짜 식품으로 위장한 가공식품들이 등장한다는 차이점이 있을 뿐이었다.

그런 유형 중에서도 더욱 황당한 제품은 1990년대 후반에 나온 미량의 올레스트라olestra(저칼로리에 콜레스테롤을 함유하지 않은 지방 대체품 - 옮긴이)로 제조된 포테이토칩이다. 기적적으로 소화계에 흡수되지 않고 통과하는 지방 대체품을 실험실에서 만들어낸, 꿈이 실현되는 순간이었다. 바람직하지 못한 측면이 있었다면 경련, 소화불량의 일종인 고창증, 예기치 않은 '항문 누수'로 팬티를 적시게 되는 등의 증상이 나타나는 것이었다.

슈퍼마켓에 장을 보러 다녀오는 것이 마치 지뢰를 밟지 않고서 지뢰밭을 통과하는 것과 같은 이런 상황에서 프랑켄푸드를 피할 수 있는 방법은 무엇일까?

우선 대부분의 슈퍼마켓에는 바깥쪽 테두리에 해당하는 진열대에 농산물을 비롯한 신선식품들이 주로 배치되어 있기 때문에, 장을 볼 때 가급적 바깥쪽 진열대를 중심으로 돌면서 장을 보도록 한다. 프랑켄푸드는 안쪽 진열대에 주로 자리잡고 있으니 말이다. 더불어 이 책에서 설명하는 지니어스 푸드, 그리고 11장에서 소개하는 '지니어스 플랜'에 따른 장보기 목록에 포함되어 있는 식품들을 구입하자.

후에 키즈는 '7개국 연구Seven Countries Study'라는 제목의 획기적인 연구를 발표한다. 다만 이 연구도 앞선 연구와 비슷한 결함이 있었으니, 섭취한 총 지방량이 아닌 포화지방량에 초점을 맞췄다는 점이다. 포화지방은 실온에서 고체 상태며 소고기나 돼지고기, 유제품에 들어 있다. 싱크대에 기름을 쏟아서 버려본 경험이 있는 사람은 잘 알겠지만 포화지방은 배수관 막힘의 원인이 되기도 한다. 때문에 식품영향학이 막 발달하기 시작한 당시의 미국에서는 그런 현상이 몸에서도 벌어질 수 있다는 생각도 일리 있는 것으로 여겨졌다(미리 밝혀두자면 포화지방은 혈관 막힘과는 관련이 없다).

'동맥경화' 지방에 초점을 맞춘 키즈의 발표는 당시에 많이 알려져 있지 않았던 미국심장협회American Heart Association에 영향을 끼쳤다. 다른 여러 제품과 더불어 식물성 다불포화지방(고도 가공처리된 지방으로 포화지방과 달리 실온에서 액체 형태로 존재한다)을 제조하는 대기업 프록터 앤드 갬블Procter & Gamble의 투자 덕에 미국심장협회는 드디어 미국 내에서 유력한 집단이 될 발판을 마련했다. TV와 잡지 광고를 통해 이들은 '버터 안에 무시무시한 성분이 숨어 있다'는 경고 메시지를 내보냈다. 1977년에 미국 정부가 그런 주장에 동조하면서 '저지방' 식품에 대한 근거 없는 믿음이 진리로 받아들여지고 말았다.

그에 따라 미국 국민들은 설탕 함유량이 많은 소위 '건강한' 저지방 제품, 그리고 '콜레스테롤 제로!'를 내세우는 다불포화지방 스프레드의 대량 생산 기회를 얻은 제조업체의 목표물이 되었다. 카놀라유나 옥수수유처럼 화학과 열 처리를 거친 기름이 '건강한 음식'으로 홍보되고, 자연식품에 존재하는 천연 기름은(심지어 아보카도까지도) 철저하게 외면당했다. 트랜스 지방이라는 인공 지방이 잔뜩 든 마가린은 하룻밤 사이에 '심장 건강에 유익한 버터 대용 스프레드'가 되었다.

돈에 눈이 먼 식품업계, 과학계의 자만심, 정부의 무능 사이에서 우리는 자연에서 나온 진짜 식품을 '영양소'라는 화학 지뢰로 뒤틀어버렸다. 지방과 관련한 이 잘못된 판단의 첫 번째 희생양은 무엇일까? 바로 거의 전부가 지방으로 이루어진 인간의 뇌다. 예민하며 손상되기 쉬운 우리 뇌는 지방산으로 이루어져 있으며, 뒤에서 살펴보겠지만 우리가 어떤 유형의 지방을 섭취하는가는 뇌 기능과 퇴행성 신경 질환의 발생 가능성 모두에 영향을 끼친다.

지방은 의사결정 과정, 체중을 감량하는 능력, 암과 같은 질병에 걸릴 위험, 노화 속도에 이르기까지 신체 각 방면에서 가장 중요한 역할을 차지한다. 이번 장이 끝날 즈음에 이르면 여러분은 인지력, 집행 기능, 기분, 뇌 기능뿐 아니라 전반적인 건강을 최상으로 유지하는 데 필요한 지방과 함유 음식을 선택할 수 있을 것이다. 이 장에서 꼭 기억해둘 점을 하나만 꼽는다면, 지방은 '양'이 아닌 '종류'가 중요하다는 것이다.

양날의 검, 다불포화지방

다불포화지방Polyunsaturated fat은 뇌와 체내 어디에든 존재하는 식이 지방의 일종이다. 가장 널리 알려진 다불포화지방으로는 오메가-3와 오메가-6 지방산이 있는데, 이 영양소들은 몸에 꼭 필요하지만 체내에서 생성되지 않기 때문에 반드시 음식을 통해 섭취해야 한다.

오메가-3 지방산 중 가장 중요한 두 종류는 EPA(Eicosapentaenoic Acid)와 DHA(Docosa hexaenoic acid)다. EPA와 DHA는 뇌를 구성하는 몸에 이로운 화합물로 자연산 연어, 고등어, 정어리, 크릴새우 같은 해물의 지방과 일부 조류藻類에서 얻을 수 있고, 방목한 소의 고기와 방사 유정란에도 소량으로 존재한다. 그 밖의 오메가-3로는 식물에 함유된 ALA(alpha-linolenic acid)가 있다. ALA는 EPA와 DHA로 전환되어야 세포에서 활용 가능하다. 그러나 체내에서 쉽게 전환되기 어려우며 그에 따른 효력 역시 사람에 따라 다르다(이에 관해서는 뒤에서 다시 설명하겠다).

다불포화지방의 다른 부류인 오메가-6 지방산 역시 건강한 두뇌에 꼭 필요한 성분이다. 그런데 오늘날 현대인의 식생활에서는 리놀렌산 형태로 섭취되는 오메가-6가 지나치게 많다. 홍화유, 해바라기씨유, 카놀라유, 옥수수유, 대두유처럼 곡류나 씨앗에서 추출한 기름은 대부분 이에 해당한다. 가공되지 않는 자연식품 형태로 소량만 소비되었던 다불포화지방은 불과 수십 년 만에 현대인들의 주요 칼로리 공급원으로 자리 잡았다.

'지질 시체들'의 밤

다불포화지방은 뇌에 꼭 필요한 성분이지만 산화에 취약하고 파괴나 손상이 쉽다. 여기에서 산화는 산소가 특정 분자들과 화학적으로 반응하면서 자유라디칼free radical(짝을 이루지 않은 전자를 가지고 있는 원자 또는 전자를 뜻하며, 유리기 또는 자유기라고도 불린다—옮긴이)이 되는 현상을 뜻한다. 자유라디칼은 이를테면 손상된 '좀비' 분자라 할 수 있는데, 이 분자는 반응성이 지극히 큰 여분의 전자를 가지고 있다. 여기서 '지극히 큰 반응성'이란 어느 정도를 말하는 걸까? 쉽게 말해 자유라디칼은 평화주의자인 히피 집단을 이슬람 극단주의 무장단체인 IS로 바꾸어놓는다고 보면 된다.

이러한 여분의 전자는 주변에 있는 다른 분자와 반응해 그것을 두 번째 자유라디칼로 바꾸고, 끝없는 연쇄 반응을 촉발해서 말 그대로 대혼란을 일으킨다. 좀비라는 별칭에 걸맞게 하나의 자유라디칼은 옆에 있는 다른 분자를 물어서 감염시킴으로써 죽은 것도 산 것도 아닌 존재들을 무수히 만들어내기 때문이다. 산화된 다불포화지방의 위험성에 관해 놀라운 연구 결과를 많이 발표한 호주의 선구적 유기생화학자 게르하르트 스피텔러Gerhard Spiteller는 이렇게 설명한다.

일반적으로 자유라디칼 분자들은 자유라디칼이 아닌 분자들보다 반응성이 1만 배나 크다. 자유라디칼 분자들의 작용은 유전적으로 통제되지 못하며, 자유라디칼을 소거하는 스캐빈저scavenger 분자들에 의해 제거될 때까지 생물체의 거의 모든 분자를 공격하고 지방질, 단백질, DNA, 호르몬, 효소를 파괴한다.

이런 현상은 철에 녹이 스는 것처럼 모든 유기체가 겪는 화학적 손상이다. 사실 철은 인체에서도 이와 동일한 과정을 촉발한다. 남자가 여자보다 심장 질환을 더 많이, 더 이른 나이부터 겪는 이유도 부분적으로는 이런 현상에 기인한다(남자는 여자보다 많은 적혈구를 갖고 있기 때문에 몸속을 순환하는 철의 양도 더 많다). 체내에서 산화가 과도하게 발생한다는 것은 그만큼 세포 조직과 DNA가 많이 손상된다는 의미다. 그래서 이 현상은 노화의 주요 메커니즘으로도 알려져 있다.

산화에 맞서는 과정은 모든 생명체들이 겪는 끝없는 줄다리기다. 건강한 상태일 때 우리 신체는 항산화 능력을 갖추고 있으며 이상적으로는 항산화제(앞서 언급했던, 자유라디칼의 소거 역할을 담당하는 스캐빈저 분자)를 만들어낸다. 그러나 만성 염증이나 제2형 당

뇌병 같은 질병이 생기면 산화 스트레스(체내에 활성 산소가 많아져 생체의 산화 균형이 무너진 상태—옮긴이)의 축적에 맞설 능력이 손상된다. 그런 상황에서 산화 촉진 물질을 식품으로 섭취할 경우 생화학적 연쇄 파괴 반응이 발생할 수 있다.

이 경우 뇌는 유례없이 위태로운 상황에 놓이게 된다. 신체에서 이루어지는 산소 대사의 20~25%를 차지하고, 취약한 다불포화지방으로 대부분 구성되어 있으며, 자몽만 한 크기의 공간에 꽉 들어차 있는 뇌는 둘째가라면 서러울 정도로 산화를 쉽게 일으키는 신체 기관이다. 산화 스트레스가 정상적인 항산화 체계를 무력화하면 브레인 포그, 기억력 저하, DNA 손상, 알츠하이머병, 파킨슨병, 다발성 경화증, 루이소체Lewy body 치매, 자폐 증상이 생기거나 심화된다.

온전한(신선한) 다불포화지방은 산화에 취약하나 대부분의 자연 식품에선 본래 비타민 E처럼 지방을 보호하는 항산화제와 함께 들어 있다. 그러나 열이나 화학 처리를 거친 기름에 있는 다불포화지방은 그렇지 못하다. 이렇게 추출된 기름은 여러 가공식품의 제작에 사용되는데, 이것이 바로 우리가 식품을 통해 섭취하는 주요 독소 중 하나다.[5]

이런 기름은 시판되는 샐러드드레싱이나 마가린처럼 우리가 포함 여부를 쉽게 짐작할 수 있는 식품에 들어 있는 경우도 있다. 하지만 쿠키, 케이크, 그래놀라바, 감자칩, 피자, 파스타, 빵, 심지어 아이스크림처럼 우리가 예측하지 못한 식품에 들어 있는 경우도 많다.[6] 아침 식사로 먹는 시리얼에는 '광택제'처럼 이런 기름이 발려 있고, 기름 없이 볶았다고 명확히 밝힌 경우를 제외하면 모든 '구운' 견과류 역시 이런 지방으로 덮여 있다. 뿐만 아니라 식당에서 식사를 할 때도 우리는 다불포화지방을 무의식적으로 섭취하게 된다. 대부분의 식당은 열기 있는 주방에 기름통을 꺼내둔 채 몇 달간 방치하고, 한 번 쓴 기름도 여러 차례 재사용하는 등 보관과 위생이 놀라우리만큼 형편없다. 프렌치프라이, 새우튀김, 치킨 핑거 같은 음식들은 모두 생화학적으로 변형된 기름의 매개체이며 이런 음식들의 조리 과정에서는 '알데히드aldehyde'라 불리는 위험 화합물이 대량으로 만들어진다.

지방 산화의 부산물인 알데히드는 건강한 뇌보다 알츠하이머병에 걸린 뇌에서 훨씬 많은 양이 검출된다. 이 물질은 뇌에 플라크를 쌓이게 만드는데, 이러한 플라크 축적 현상은 알츠하이머병의 주요 특성 중 하나다.[7] 알데히드는 에너지를 만드는 뇌와 척수의 미토콘드리아에도 강력한 독소로 작용한다.[8] 알데히드에 노출되면 에너지를 만드는 세포의 능력이 직접적으로 손상되는 것이 바로 그 예다. 이는 몸의 주요 에너지 소비원인 뇌의 입장에서 봤을 때 상당히 안 좋은 소식이다.

한 연구에서는 다불포화지방이 많이 든 식사를 한 차례 한 뒤 체내에 산패된 기름이 얼마나 흡수됐는지를 조사했다. 그 결과 젊은 사람들의 경우에는 50%가 증가한 데 비해서 나이 든 사람들은 무려 15배나 급증했던 것으로 나타났다.[9]

그렇다면 정확히 어떤 기름을 피해야 할까? 우리가 조심해야 할 불길한 기름들은 다음과 같다.

카놀라유 · 옥수수유 · 대두유 · 식물성 유지 · 낙화생유落花生油
홍화유 · 해바라기씨유 · 유채씨유 · 포도씨유 · 미강유米糠油

식품업계가 소비자들에게 내놓을 값싼 기름을 찾아나섬에 따라 순전히 사기꾼들에게나 어울릴 법한 개탄스러운 일들이 벌어졌다. 트랜스 지방이 버터보다 건강에 더 나쁘다는 사실은 결국 밝혀졌지만, 무관심과 무지에 눈이 가려진 소비자들은 버터처럼 노란색 통에 '경화유 무첨가', '유전자 변형 식품 무함유', 그리고 심지어는 '유기농'이라 적힌 문구에 현혹되며 계속해서 업계로부터 우롱당했다.

지난 세기를 거치면서 면실유, 카놀라유, 홍화유, 대두유의 사용량은 200배에서 최고 1,000배까지 급증했는데(가장 많이 늘어난 것은 대두유였다), 그에 비해 1965~2011년 사이에 미국 성인이 섭취한 지방의 총량은 전체적으로 11% 감소했다.[10]

앞의 기름들은 20세기 초반만 해도 섭취량이 거의 제로에 가까웠으나 지금은 미국인들이 섭취하는 칼로리의 8~10%를 차지한다. 해바라기씨나 땅콩을 한 줌 먹거나 유기농 옥수수를 쪄서 먹으면 건강에 좋을 수도 있겠지만, 각 원료에서 추출하여 고온에서 가공한 이런 기름들은 '이 정도 섭취량이면 안전하다'는 기준이 따로 없다.

🔍 실천가이드 Q&A

Q. 카놀라유에는 오메가-3가 들어 있으니 몸에 좋지 않을까요?

A. 카놀라유는 상당히 많은 가공 과정을 거쳐서 만들어집니다. 다른 기름에 비해 카놀라유에는 오메가-3 지방산이 비교적 많이 들어 있지만 오메가-3는 오메가-6보다 산화에 더욱 취약합니다. 트랜스 지방을 포함한 다른 많은 산화 부산물이 그렇듯 가공 과정을 거쳐 만들어진 카놀라유는 혈관과 뇌세포를 손상시킵니다.[11] 더 자세한 내용은 뒤에서 다시 설명하겠습니다.

염증이 뇌에 미치는 영향

사람들은 뇌가 다른 신체 부분의 영향을 받지 않는다고 생각하는 경향이 있는데, 사실 염증 관련 문제는 목 아래 부분에만 머무르는 것이 아니다. 우리가 뇌에 생기는 염증에 대해 그다지 염려하지 않는 이유는 그로 인한 증상을 못 느끼기 때문인 듯하다. 가령 관절이나 위에 염증이 생기면 통증이 나타나지만, 뇌의 경우는 분명히 느낄 수 있는 증상이 따로 없다. 그러나 알고 보면 뇌에는 활성화된 면역 체계의 방향을 따른다는 냉엄한 현실이 존재한다. 알츠하이머병, 파킨슨병, 혈관성 치매, 다발성 경화증, 심지어 브레인 포그와 만성 피로증후군 등의 질병 모두는 산불이 불똥으로 여기저기 번지듯 뇌에서 시작해 몸의 곳곳으로 퍼진다. 염증은 심지어 병이 나타나기 전이라 해도 잠재적인 인지 능력을 빼앗아갈 가능성이 있다. 생각과 판단이 명확한 상태를 교통체증 없이 뻥 뚫린 고속도로를 신나게 달리는 상황에 비유한다면, 염증은 그런 상황에 일부 차선을 폐쇄해서 병목 현상을 일으키는 요인인 셈이다.

수천 년에 걸쳐 진화한, 항체 반응력과 뛰어난 적응력을 갖춘 면역 체계는 인간의 생존에 반드시 필요하다. 면역 체계가 없다면 우리는 미미한 감염만으로도 사망에 이를 수 있다. 면역 체계는 감염에 맞서 싸우고, 상처 부위에 울혈이 생기도록 만들어(가령 발목을 삐끗했을 때처럼) 치유를 돕는다. 방금 설명한 것과 같은 조건에서 나타나는 발열 및 붉어짐 현상(염증 반응)은 당연히 건강에 바람직한 현상이다. 그러나 불행히도 오늘날 우리의 면역 체계를 활동하게 만드는 건 감염이 아닌 일상적으로 섭취하는 식품이다.

어유를 고를 땐 아끼지 말 것

DHA나 EPA 같은 오메가-3 지방산은 염증을 막는 데 반해 오메가-6 지방산은 몸이 전염병으로부터 공격받을 때 활성화되는 염증 통로와 똑같은 경로를 사용한다. 인류의 조상은 이 필수 지방산들을 약 1대 1의 비율로 섭취했다고 알려져 있지만 현대인의 오메가-6와 오메가-3 지방산의 섭취 비율은 무려 25대 1에 이른다.[12] 이런 상황은 오늘날 우리 사회에 여러 만성 질병의 바탕이 되는 퇴행을 부채질하여 노화 속도를 높이고 그 과정을 겪는 내내 우리에게 형편없는 기분을 느끼게 만든다.

그렇다면 어떻게 해야 지방을 우리에게 이로운 쪽으로 활용할 수 있을까? 우선 다불포화지방의 섭취를 줄이고(가령 샐러드드레싱에 흔히 들어 있는 포도씨유는 오메가-6와 오메가-3의 비율이 무려 700대 1이다!) 오메가-3 함유율이 본래부터 높은 식품의 섭취를 늘려야 한다. 그러려면 자연산 생선, 방사 유정란, 목초사육우처럼 오메가-6가 적고 오메가-3가 많은 식품들을 꾸준히 챙겨 먹어야 한다. 생선을 좋아하지 않거나 일주일에 2~3회씩 섭취하는 것이 힘들다면 질 좋은 어유fish oil를 식품보조제로 섭취하는 방법을 고려하자(12장에서 그 요령을 자세히 설명하겠지만 여기에서 한마디로 요약하자면, 어유를 고를 때는 돈을 아끼지 말아야 한다). 오하이오 주립대학교는 한 연구를 통해 항염 작용을 하는 EPA를 매일 2,085mg씩 어유보조식품을 섭취한 피험자들에게서 염증 수치가 14% 감소했다는

사실을 밝혀냈다. 그와 더불어 피험자들의 불안감 역시 20% 감소했다.[13]

세포막을 온전하게

프레젠테이션을 검토하거나, 세금을 정산하거나, 넷플릭스에서 볼 프로그램을 선택할 때 일어나는 우리의 '생각'은 수천조 개의 뉴런 연결에서 발생하는 수없이 많은 화학(그리고 전기) 작용의 최종 결과다. 이 과정의 성공은 '세포막'에 달려 있다고도 볼 수 있다.

세포막은 보호 장벽을 형성하는 일 외에 신경전달물질을 위한 수용체를 육성함으로써 뉴런의 '귀'가 되기도 한다. 신경전달물질은 화학적 전달자로서 수십 가지 종류가 존재하는데, 긍정적인 기분이나 보상과 관련이 있는 세로토닌이나 도파민이 대표적이다. 대개의 경우 이런 전달물질의 수용체는 세포막 표면 밑쪽에 머물면서, 마치 물에 부표가 떠오르듯 적절한 신호가 표면에 떠오를 때를 기다린다.

정상적으로 작용하는 뉴런은 외부 신호에 따라 민감성을 조절하기 위해 표면에 떠오른 부표의 수를 늘리거나 줄이는 방법을 쓴다. 그런데 그 과정이 진행되려면 세포막에 '유동성'이 꼭 갖춰져 있어야 한다. 신경 세포막이 지나치게 강직되어 있으면 수용체의 유효성이 손상되고, 기능 장애 신호가 나타나면서 기분, 행동, 기억에 좋지 않은 영향을 끼칠 수도 있다.

중요한 것은 감염과 마찬가지로 우리가 먹는 음식이 뉴런 세포막 유동성에 직접적인 영향을 끼친다는 사실이다. 세포막은 인지질이라고 불리는 물질에 의해 형성되는데, 인지질은 DHA같이 중요한 구성요소가 세포막에 자리 잡도록 만드는 데 꼭 필요하다. 이런 구조에 DHA가 풍부하게 들었을 경우(예를 들면 지방이 많은 생선처럼) 세포막은 더 유동적으로 활동하고, 다양한 수용체가 세포막으로 떠올라서 신경전달물질이 보내는 많은 신호를 제대로 들을 수 있게 된다.

🍴 두뇌 개발의 최고봉, 뇌유래신경영양인자(BDNF)

오메가-3 지방산, 그중에서도 DHA는 뇌유래신경영양인자BDNF: Brain-Derived Neurotrophic Factor라고 불리는 단백질의 공급을 늘림으로써 뇌를 직접적으로 지원한다. '뇌를 위한 미라클그로Miracle-Gro(스콧스 미라클그로라는 회사에서 만드는 비료 제품명—옮긴이)'라는 별명으로도 불리는 BDNF는, 뇌의 기억 중추에 새로운 뉴런이 생성되도록 촉진할 뿐 아니라 기존의 뇌세포를 보호하는 능력으로 잘 알려져 있다.

BDNF 수치가 높아지면 기억력, 기분, 단기적인 집행 기능이 개선되며, 장기적으로 뇌의 가소성을 크게 높인다.[14] 알츠하이머병에 걸린 뇌는 건강한 뇌에 비해 BDNF가 절반에 불과한 경우도 있으며, 그런 환자들의 BDNF 수치를 높이면 병의 진행을 더디게 만들 수도 있다.[15]

천재의 식단

BDNF 수치가 낮아지면 심지어 우울증까지 발생하고 이 수치가 개선되면 증상이 호전되기도 한다.[16]

몸을 보호하는 이 강력한 성장 호르몬을 증진하는 데 가장 좋은 방법은 운동이지만, DHA를 섭취하는 것도 도움이 된다. DHA를 포함한 오메가-3 지방산의 섭취가 시간의 흐름에 따른 뇌의 총 용적과 상관관계가 있는 이유도 그런 사실로 설명될듯 하다.[17] 그렇다고 DHA와 늘 짝을 지어 다니는 EPA를 등한시해서는 안 된다. 염증은 BDNF를 무력화하는 요인으로 잘 알려져 있는데, EPA는 이러한 염증을 진압하는 데는 선수라 할 수 있다.

지방으로 뇌의 교착 상태 해소하기

어린 시절 나는 주의가 산만하고 수업 활동에 집중하기 힘든 아이였다. 한번은 학교의 상담선생님이 나를 정신과에 데려가서 진료를 받아보라고 우리 부모님께 권유한 적도 있다(그 선생님에게 가서 "제가 어떻게 컸는지 보세요!"라고 보여드리고 싶은 생각도 든다).

내가 어린 시절에 특히 어려움을 겪었던 부분은 바로 계획, 의사결정, 집중, 자기통제와 관련한 인지 능력인 집행 기능이었다. 집행 기능은 일상적인 삶에 지대한 영향을 끼치기 때문에 지능지수[IQ]나 타고난 학습 능력보다도 중요하다고 믿는 전문가들이 존재한다.[18] 그리고 반갑게도 우리가 식품으로 섭취하는 지방이 집행 기능 개선에 영향을 끼친다는 연구 결과들이 나와 있다.

다른 영역과 마찬가지로 집행 기능도 신경전달물질이 건강하게 작용하느냐에 크게 좌우된다. 그렇기 때문에 오메가-6와 오메가-3의 불균형에 특히 큰 영향을 받을 수 있다. 실제로 오메가-6 지방산의 섭취량이 적은 아이들이 집행 기능에서 훨씬 뛰어난 능력을 보인다는 연구 결과가 밝혀지기도 했다.[19] 그리고 ADHD(주의력 결핍 및 과잉 행동 장애)가 있는 아이들에게 오메가-3를 공급해서 주의 집중력이 개선됐다는 결과도 있다.[20] 혹시 내가 어린 시절 섭취했던 마가린이나 곡류 기름이 집중력 저하에 직접적인 영향을 주었을까? 나는 충분히 가능성이 있다고 생각한다. ADHD의 '문제'는 새롭고 탐구적인 활동에 맞춰진 뇌가 반복적인 과업과 집단적인 교육 환경에 시달리면서 생긴 결과일지 모른다. 여기에 대해서는 8장에서 다시 설명할 것이다.

우리가 섭취하는 오메가-3가 이처럼 뇌의 기능에 도움을 주는 것 이외에, 전 세계 4억 5천만 명이 앓고 있는 여러 정신 질환을 개선하는 데에도 도움이 될까? 멜버른 대학교 연구진은 이런 질문의 답을 찾기 위해, 정신병 증상이 나타난 적이 있는 10대에서 20대 초반 사이 연령의 피험자들에게 매일 EPA 700mg, DHA 480mg이 든 건강기능식품을 섭취하도록 했다. 3개월이 지난 뒤 어유 보조제를 먹은 그룹은 플라세보를 먹은 그룹과 비교했을 때 정신병 증세가 현저히 줄어들었다.[21] 더 인상적인 사실은 의사들이 7년 뒤에 피험자들을 진단한 결과 개선 효과가 그때까지 유지됐다는 점이다. 플라세보를 복용한 그룹은 심각한 정신병으로 발전한 비율이 40%에 달했지만, 어유를 섭취한 그룹은 그 비율이 단 10%에 불과했다. 병을 앓고 있다고 해도 어유 섭취 그룹의 환자들은 약을 복용하는 비율이 훨씬 낮았다(이 연구보다 먼저 나온 연구에서는 정신병이 있는 성인 환자들에게 오메가-3를 처방했을 때 환자들마다 엇갈린 결과가 나온 적이 있다. 따라서 이 연구는 보다 일찍 오메가-3 섭취 처방을 내릴 경우 효과가 더 클지 모른다는 가능성을 제시한다).

어유가 정신병의 만병통치약이라고 볼 수 있을까? 애석하게도 그렇지는 못하다. 하지만 이 연구는 우리가 뇌에 필요한 성분을 음식으로 균형 있게 공급하지 못하고 있으며, 그런 불균형을 바로잡음으로써 상당한 효과를 얻을 수 있을지 모른다는 증거를 제시한다.

 뇌를 지키는 침묵의 수호자

지금은 고인이 된 오스트리아의 화학자 게르하르트 스피텔러Gerhard Spiteller는 가공 처리된 다불포화지방의 위험을 최초로 경고했던 과학자다. 그는 어유를 연구하던 중에 오메가-3가 농축된 곳에는 퓨란 지방산furan fatty acid이라고 불리는 지방이 항상 함께 있다는 놀라운 사실을 발견하게 된다. 해조류나 식물에서 생성되는 이 퓨란 지방산은 생선이 해조류를 섭취할 때 생선의 체내에 축적된다(그 밖에 퓨란 지방산이 함유된 식품으로 목초사육우의 젖으로 만든 유기농 버터도 있다).[22] 퓨란 지방산은 일단 체내에 들어오면 오메가-3나 오메가-6, 그 밖의 지방들과 함께 세포막을 따라 이동하다가, 다불포화지방으로 생성된 자유라디칼이나 산화 스트레스를 찾아서 중화시킨다.

일본의 연구원들도 뉴질랜드 초록입 홍합의 강력한 항염 효과를 연구하던 중에, 이 불가사의한 지방의 힘을 확인했다. 이들은 해안가에 살면서 홍합을 즐겨먹는 마오리족 사람들이 내륙에 거주하는 사람들보다 관절염 발병률이 현저히 낮은 이유를 궁금히 여겨 조사에 나섰다. 그 결과 퓨란 지방산이 들어 있는 홍합추출물과 EPA 함유량이 높은 어유를 비교해서, 홍합추출물이 EPA보다 염증을 줄이는 효과가 100배는 더 강력하다는 사실을 발견했다!

퓨란 지방산은 어떻게 그런 효과를 발휘하는 것일까? 퓨란 지방산은 공명구조resonance structure로 되어 있다. 이 화학물질은 자유라디칼을 제거하고, 스스로 안정화하여 파괴적인 연쇄 반응을 끝낸다. 이처럼 뛰어난 능력을 자랑하는 퓨란 지방산은 자유라디칼의 싹을 자르고 그 공로를 모두 오메가-3에게 양보하는, 우리 뇌를 지키는 '침묵의 수호자'라고 볼 수도 있다.

하지만 퓨란 지방산을 건강기능식품으로 섭취하는 열풍을 불러일으키기 전에 잠시 짚고 넘어갈 사항이 있다. 제약 회사들은 생선에서 가장 순수한 오메가-3 EPA를 추출해서 강력한 효과를 발휘하는 어유를 만들어보려고 노력했지만, 임상적으로 기대했던 만큼의 항염 효과를 얻지 못했다. 대단히 섬세하면서도 강력한 퓨란 지방산을 인위적으로 최적화하려는 시도 자체가 인간의 자만이었을지도 모른다. 아쉽지만 퓨란 지방산은 자연식품으로 섭취하도록 하자.

식물성 오메가-3, 알파리놀렌산

또 하나의 흔한 오메가-3는 바로 아마씨, 치아씨 같은 씨앗과 견과류에 들어 있는 식물성 알파리놀렌산α-linolenic acid이다. 체내에서는 알파리놀렌산이 DHA와 EPA로 바뀌어야만 쓰일 수 있는데 이 과정은 매우 비능률적이며 나이가 들면서 감퇴한다.[23]

건강한 젊은 남성의 경우 섭취한 알파리놀렌산의 8%를 EPA로, 0~4%를 DHA로 전환한다. 사실 DHA로 전환되는 알파리놀렌산의 비율은 아주 제한적이어서 아마씨유 등을 통해 알파리놀렌산의 섭취량을 늘리더라도 뇌에 전달되는 DHA의 양은 거의 증가하지 않는다. 반면에 여성은 알파리놀렌산의 전환 효율이 남성보다 2.5배 높은데, 미래의 출산에 대비한 에스트로겐의 작용 때문으로 분석된다. 애석하게도 여성들은 알파리놀렌산을 DHA로 전환하는 능력이 폐경 이후 부분적으로 감퇴되면서 알츠하이머병이

나 우울증에 걸릴 위험이 높아지기도 한다.[24]

뇌에 EPA와 DHA를 충분히 공급하기 위해서는 옥수수, 콩, 카놀라, 그 밖의 곡류와 씨앗류에서 추출한 다불포화지방을 섭취하지 않도록 바짝 경계하고, 생선(자연산 연어와 정어리는 오메가-3가 풍부하고 수은 함유량은 낮아서 좋다), 방목해서 길렀거나 오메가-3가 첨가된 달걀, 방목한 소고기 등의 자연식품을 통해 EPA와 DHA로 전환될 영양소를 반드시 섭취하도록 한다. 그런 영양소들을 적당량 섭취하지 못한 날은 어유, 크릴오일, 식물성 해조류를 건강기능식품으로 보충하면 도움이 된다. 이런 기본적인 기준을 지킨 뒤에 호두, 아마씨, 치아씨 등에 든 자연식품으로 알파리놀렌산을 챙겨서 섭취하면 더욱 좋다.

뇌의 '베스트 프렌드', 단일불포화지방

뇌에는 다불포화지방뿐만 아니라 단일불포화지방도 많다. 단일불포화지방은 뇌에서 수초myelin sheath를 생성하는데, 일종의 보호막인 수초는 뉴런을 보호하고 신경전달 속도를 높이는 데 기여한다. 이런 단일불포화지방은 다불포화지방과는 다르게 화학적으로 안정적이다. 그래서 단일불포화지방으로 이루어진 기름은 몸에서 여러 가지 긍정적인 역할을 한다고 알려져 있다. 단일불포화지방의 대표적인 공급원 중에는 아보카도, 마카다미아너트가 포함되며, 자연산 연어와 소고기에 든 지방은 50% 가까이가 단일불포화지방이다. 그런데 단일불포화지방이 든 식품 중에 가장 유명한 것은 뭐니 뭐니 해도 엑스트라버진 올리브오일을 꼽을 수 있다.

파킨슨병이나 알츠하이머병과 같은 퇴행성 신경 질환 발병률이 낮은 그리스, 이탈리아 남부, 스페인 같은 지중해 국가들에서는 엑스트라버진 올리브오일이 스테이크, 콩, 야채, 빵, 피자, 파스타, 해산물, 스프, 심지어 디저트에까지 널리 쓰인다. 사람들이 흔히 생각하는 것과 달리 엑스트라버진 올리브오일은 극단적인 조건에서도 영양소의 대부분이 파괴되지 않고 보존된다.[25]

대규모 집단 조사를 통해 데이터를 수집하고 관련성을 찾는 역학자들은 소위 '지중해식 식단'이 심혈관 질환과 뇌신경 질환을 예방하는 데 가장 효과가 큰 식습관이라고 설명한다. 또 지중해식 식단을 더 많이 따를수록 치매 진행 위험이 크게 낮아지는 등 장기적으로 건강이 개선될 뿐 아니라 뇌의 크기도 커진다는 사실이 증명됐다.[26] 그러나 앞서 언급했듯이 역학 연구는 관찰을 토대로 진행하기 때문에 식단에서 정확히 어떤 부분이 그런 효과를 내는지 가려내기가 힘들다. 이런 공백을 메우고 단일불포화지방이 풍부한 식품이 인지력에 어떤 영향을 끼치는지를 정확히 알아보기 위해, 바르셀로나의 과학자들은 저지방 식단에 대항하는 고지방 지중해식 식단의 두 가지를 따르는 실험을 시작했다(이들이 제시한 식단은

지금까지도 바람직한 식단으로 평가 받고 있다).[27]

두 가지 지중해식 식단 중 첫 번째에는 단일불포화지방이 풍부한 아몬드, 헤이즐넛, 호두 같은 견과류를 추가했다. 그리고 두 번째는 엑스트라버진 올리브오일의 비중을 늘렸는데, 이 식단을 따른 피험자들은 올리브오일을 일주일에 1리터씩 섭취했다. 어느 정도 양인지를 가늠할 수 있게 설명하자면, 올리브오일 1리터는 열량이 8,000칼로리가 넘는데, 이는 성인 남성이 일주일 동안 평균적으로 섭취하는 열량의 절반이 넘는다! 두 가지 피험자 식단 모두 6년 뒤에 인지 능력이 유지되었을 뿐 아니라 더 나아지기까지 했으며, 두 집단 중에는 올리브오일을 더 많이 섭취한 집단의 결과가 살짝 더 앞섰다. 반면 저지방 식단을 따랐던 통제 집단은 인지 능력이 지속적으로 감퇴됐다.

안정성 있고 좋은 지방은?

포화지방은 생명체에 꼭 필요한 영양소다. 포화지방은 세포막을 보조하고, 다양한 호르몬의 전구물질 역할을 한다. 신생아에게는 다른 무엇보다 엄마의 모유를 먹는 것이 가장 좋다고 알려져 있는데, 모유에 든 지방 성분 중에는 포화지방이 가장 많다.[28]

실온에서 주로 고체 상태로 존재하는 포화지방은 치즈, 버터,

기^{ghee}, 소고기, 돼지고기, 닭고기, 그리고 코코넛과 올리브 같은 일부 과실에 들어 있다(엑스트라버진 올리브오일은 포화지방 함유량이 15% 가까이 된다).

포화지방은 '동맥경화'를 일으키는 지방으로 지목되면서 오랜 시간동안 나쁜 평가를 많이 받아왔다. 하지만 그동안 포화지방 대신에 선택했던 독성지방(카놀라유, 옥수수유, 대두유 같은 곡류기름과 씨앗기름)과는 달리, 포화지방은 화학적으로 가장 안정된 상태에 있기 때문에 고온 요리에 적합하다. 포화지방을 다시 주방에 들여놓기로 한다면, 생화학적으로도 적절할 뿐 아니라 실질적인 차원에서 건강에도 유익한 결정이 될 터다.

포화지방과 뇌는 친구인가 적인가?

포화지방이 뇌에 끼치는 영향에 관한 문제에 관해서는 명쾌한 답을 찾기가 까다로울 수도 있다. 동물 실험 내용을 자세히 살펴본 결과, 거의 모든 실험에서 동물에게 제공한 '고지방 식단'이란 설탕, 라드(돼지기름), 콩기름을 섞은 불량 음식이었다(때로는 실험에서 먹이로 지급된 고지방 식단에 트랜스 지방이 포함되기도 했다. 인간이 만든 트랜스 지방은 독성이 강하고, 인지 능력을 저하시킨다는 사실을 생각할 때, 그런 부분은 전혀 타당하지 못하다).

그렇다고 이런 연구를 비난하려는 건 아니다. 동물 실험은 대단히 값진 성과를 보인다. 실제로 이런 연구 덕분에 당분과 지방 함량이 높은 현대인의 일반적인 식단을 더 많이 따르는 사람일수록 뇌에서 기억을 관장하는 부위인 해마가 더 작은 이유를 밝힐 수 있었다.[29] 또 패스트푸드 같은 당분과 포화지방을 결합한 식사를 하면 염증이 유발되고 뇌에서 BDNF가 유실될 수 있다는 사실도 알 수 있었다.[30]

문제는 언론에서 연구 결과를 보도할 때 그런 미묘한 부분에 대한 설명이 제대로 전달되지 않는 경우가 많다는 점이다. 급기야 '고지방 식단은 어째서 뇌에 해를 끼치는가'와 같은 헤드라인이 달린다. 참고로 이 기사에서 보도한 생쥐 실험에서 사용됐던 음식은 55%가 포화지방, 5%가 대두유, 20%가 설탕이었다. 독자들이 연구 논문을 힘들게 찾아서 수고스럽게 읽지 않는 한은, 이런 언론의 보도를 접하고 '건강한 지방 식단(정제 탄수화물과 다불포화지방을 적게 먹고, 오메가-3 지방과 영양소가 풍부한 야채를 많이 섭취하며, 건강한 환경에서 키운 육류와 그 관련 식품에 들어 있는 포화지방을 소량 섭취하는 것)'을 멀리해야 한다고 받아들이기 쉽다.

이제 알아보아야 할 건 포화지방을 얼마나 섭취해야 하는가의 문제다. 포화지방을 가급적 피해야 한다는 증거는 예나 지금이나 불확실한 수준에 그치고 있다. 그러나 포화지방을 섭취하는 것이 뇌 건강에 도움이 된다는 증거 또한 거의 없다(가령 단일불포화지방이 풍부한 엑스트라버진 올리브오일에 비하면 더욱더 그렇다). 세부적인 사항이 여전히 밝혀지는 중이지만, 몸에 좋은 것이 뇌에도 좋을 가능성이 크다는 사실은 믿어도 좋다. 우리는 영양학적으로 부실하고, 가공된 다불포화지방과 빨리 소화시킬 수 있는 탄수화물이 많은 서구식 식단이 심혈관 질환뿐 아니라 비만과 제2형 당뇨를 일으키는 장본인이라는 사실을 차츰 인식해가고 있다. 게다가 이제 그와 관련된 연구들은 그런 식단이 뇌 질환의 원인이 된다는 점을 확실히 밝히고 있다.

이런 이유로 나는 자연식품에 들어 있거나 조리 음식에 사용하는 포화지방을 멀리할 필요는 없다고 본다. 다만 식단에서 사용하는 주요 기름은 항상, 지니어스 푸드 첫 번째인 엑스트라버진 올리브오일이 되어야 한다.

백해무익한 지방

트랜스 지방은 불포화지방이지만 때에 따라 포화지방과 비슷한 반응을 나타내기도 한다. 자연적으로 생성되는 트랜스 지방인 공액리놀렌산CLA: conjugated linolenic acid은 방목해서 키운 동물에서 얻은 우유와 고기에 들어 있으며, 신진대사와 혈관의 건강을 개선하고 암 발생 위험을 낮추는 등 건강에 도움을 준다고 알려져 있다. 그러나 자연적인 트랜스 지방은 현대인의 식단에서 찾기 힘든 영양소가 됐다.

우리가 섭취하는 대부분의 트랜스 지방은 산업 가공품이다. 이런 인공 트랜스 지방은 몸에 조금도 이로울 게 없다. 트랜스 지방은 뇌와 혈액의 경계를 자유로이 오고갈 수 있는 다불포화지방에서 시작되어 그 위에 수소가 첨가된다. 이 과정을 거치면서 트랜스 지방은 상온에서 고체 상태가 된다. 식품 제조사들은 값싼 기름으로 버터같이 풍부한 질감을 낼 수 있고, 식품의 유통기한을 연장시킨다는 이유로 트랜스 지방을 선호한다. 그래서 트랜스 지방은 케이크, 마가린, 땅콩버터(기름이 분리되는 것을 막아준다), 심지어 건강 음식처럼 포장되어 나오는 채식주의자용 치즈 스프레드에도 들어 있다.

인공 트랜스 지방은 염증을 일으키고, 인슐린 저항과 심장병을 유발한다. 또 전체적인 콜레스테롤 수치를 높이면서 몸에 좋은 HDL-콜레스테롤 수치는 낮추기도 한다.

특히 뇌의 경우는 트랜스 지방이 더 해로울지 모른다. 앞서 세포막의 유동성에 관해 설명했던 것을 기억하는가? 트랜스 지방은 신경 세포막에 통합된 뒤 송장처럼 뻣뻣하게 굳기도 한다. 그렇게 되면 세포들이 영양소와 연료를 얻기가 더 어려워진다. 관련 연구들은 트랜스 지방 섭취가 뇌의 수축과 알츠하이머병의 위험 급증이라는, 우리가 절대 원하지 않는 두 가지 증상과 관련이 있다고 밝히기도 했다.[31] 2015년에 발표된 한 연구는 피험자들이 섭취한 트랜스 지방이 1g 증가할 때마다, 암기하도록 지시받았던 단어

천재의 식단

를 기억해낸 수가 평균 0.76단어씩 줄어들었다고 밝혔다.[32] 트랜스 지방을 가장 많이 섭취했던 사람은 전혀 섭취하지 않았던 사람에 비해 열두 단어나 적게 기억했다.

그럼 경화유 섭취를 피하기만 하면 안전할까? 애석하게도 다불포화지방을 가공하는 것만으로도 트랜스 지방이 만들어진다. 연구원들은 일반적으로 병에 담겨 판매되는 식용유 속에 소량의 트랜스 지방이 잠복해 있다는 사실을 알아냈다. 심지어 유기농이며 착유기로 압착해서 짜낸 카놀라유에도 트랜스 지방이 5%나 들어 있다.

앞에서 설명했던 것처럼 대두유, 옥수수유, 카놀라유와 그런 기름으로 만든 제품과 수소를 첨가하는 '경화' 또는 '부분 경화' 과정을 거친 기름을 피하기만 해도 인간이 만든 트랜스 지방이 우리의 체내에 발을 들이지 못하도록 막을 수 있다.

지방은 영양소의 '수송선'

달걀, 아보카도, 지방질이 많은 생선, 엑스트라버진 올리브오일같이 양질의 지방을 챙겨 먹음으로써 기대되는 장점 중 대단히 중요한 것은 지방이 비타민 A, D, E, K, 그리고 주요 카로티노이드인 베타카로틴Beta carotine처럼 아주 중요한 지용성 영양소의 흡수를 촉진한다는 점이다. 이런 영양소는 DNA 손상을 방지하는 것에서부터 뇌를 비롯한 신체기관에 자리 잡은 지방이 노화하지 않도록 보호한다.

카로티노이드는 당근, 고구마, 대황, 그리고 특히 케일이나 시금치같이 짙은 녹색잎채소에 많이 들어 있는 노랑, 주황, 빨강 염료로 이 영양소는 뇌의 기능을 크게 증진한다고 알려져 있다. 카로티노이드 중에서도 특히 루테인lutein과 제아잔틴Zeaxanthin은 일생에 걸쳐 습득한 지식과 기술을 활용하는 능력인 '결정적 지능'의 향상과 관련이 있다.[33]

🍴 카로티노이드로 뇌의 출력을 극대화하기

이미 잘 알려졌듯이 카로티노이드는 눈과 뇌의 노화를 방지하고 뇌의 처리 속도를 높이는 데 기여하기도 한다. 조지아 대학교 연구원들은 임상 실험을 진행하면서 건강한 젊은 남녀 69명에게 루테인과 제아잔틴(이 두 가지 영양소는 케일, 시금치, 아보카도에 풍부하게 들어 있다) 성분이 든 건강기능식품과 플라세보 중에 한 가지를 나누어주고 4개월 동안 복용하게 했다. 이후 자극에 대한 망막의 반응을 분석한 결과, 루테인과 제아잔틴을 복용한 피험자들은 시각 정보 처리 속도가 20% 향상된 것으로 나타났다. 시각 처리 속도가 느려지는 현상은 인지 기능 저하의 초기 단계에서 흔히 나타나는 특징이다. 연구원들은 처리 속도가 상승한

천재의 식단

이런 놀라운 결과에 대해 "젊고 건강한 사람들은 일반적으로 최고 효율을 나타내는 시기에 있고, 변화에 가장 저항이 심할 것으로 예측되기 때문에 이런 결과는 상당한 의미가 있다"고 밝혔다. 동시에 "식습관을 개선하는 것은 후천성 질병이나 결핍증을 단순히 예방하는 측면이 아니라 인생 전반에 걸쳐 신체 기능을 최적화하는 데 있다고 받아들여도 좋을 것이다"라고 설명했다. 이 설명에 나도 전적으로 동의한다!

지용성 영양소는 말 그대로 지방의 등에 업혀야만 몸 안에 흡수될 수 있다. 따라서 샐러드를 먹을 때 엑스트라버진 올리브오일을 듬뿍 뿌리거나 삶은 달걀을 몇 개 넣는 것이 좋다. 퍼듀 대학교의 한 연구에서, 샐러드에 아보카도나 달걀 세 개를 넣어서 함께 섭취한 사람들은 달걀 없이 먹은 사람들보다 카로티노이드 흡수율이 세 배에서 최대 여덟 배까지 증가했다.[34]

이쯤이면 뇌에 좋은 지방을 섭취하는 것이 얼마나 중요한지를 잘 알게 되었을 것이다. 하지만 아직은 위험에서 벗어난 것이 아니다. 지방은 인지 능력의 대재앙(그리고 구원)의 발단에 불과하다. 뇌의 파멸을 초래할 결정적인 조짐이 그 뒤를 잇는다.

⚿ 이것만은 꼭 기억하자

● 산화에 특히 취약한 다불포화지방은 최고의 친구가 될 수도 있고, 반대로 최악의 적이 될 수도 있다. 옥수수유와 대두유처럼 곡류와 씨앗에서 추출한 기름, 그리고 식물성 기름을 여러 차례 재사용해서 조리하는 튀김류를 피한다.

● 샐러드드레싱은 직접 만들어 먹자. 슈퍼마켓에서 판매하는 제품은 물론이고 일부 레스토랑들은 정기적으로 엑스트라버진 올리브오일을 카놀라유나 그보다 더 나쁜, 불가사의한 '식물성 기름'으로 바꾼다.

● 지방질이 많은 생선을 일주일에 3회 이상 먹기가 힘들면 어유(엄격한 채식주의자라면 해조류)를 건강기능식품을 따로 챙겨 먹는 방법을 고려한다.

● 자연 식품에 함유된 포화지방은 당분과 탄수화물이 적고 섬유질, 오메가-3, 식물성 식품의 필수 영양소들이 많이 든 식사와 함께 먹을 경우에는 건강에 좋다.

● 트랜스 지방은 건강의 적이다. 수소가 첨가된 경화유는 물론이고, 다불포화지방은 모두 피하도록 한다.

● 채소에 함유된 일부 영양소는 지방 없이는 흡수되지 않는다. 그러므로 샐러드와 야채는 건강한 지방과 늘 함께 먹는 것이 좋다.

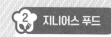

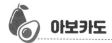
아보카도

아보카도는 뇌를 보호하고 동시에 개선할 수 있는, '올인원 All-in-one' 지니어스 푸드다. 우선 아보카도에는 과일과 야채의 지방을 보호하는 능력이 있는데, 이는 뇌에 아주 좋은 소식이다. 뇌는 신체에서 지방이 가장 많을 뿐 아니라 산화 스트레스를 유발해서 노화를 주동하는 조직이기 때문이다. 실제로 우리가 들이마시는 산소의 무려 25%가 뇌에서 에너지를 만드는 데 쓰인다! 아보카도에는 다양한 종류의 비타민 E가 풍부하게 들어 있으며(건강기능식품으로 비타민 E를 한꺼번에 섭취하기는 쉽지 않다), 루테인과 제아잔틴을 엄청나게 많이 보유하고 있다. 앞에서 이 영양소들이 몸에 제대로 흡수되려면 지방의 도움이 꼭 필요하다고 설명했던 것을 기억할 것이다. 그런데 아보카도에는 안성맞춤으로 이런 영양소들과 함께 건강한 지방이 풍부하게 들어 있다.

오늘날 일반적인 심장 질환은 물론이고 혈관성 치매 등 혈관 관련 질환이 급속히 확산되고 있다. 칼륨은 나트륨과 함께 작용해서 혈압을 조절하는 혈관 건강에 필수적인 영양소다. 하지만 현대인들이 섭취하는 칼륨의 양은 적정량보다 대개 부족하다. 칼륨 함유량이 바나나의 두 배나 되는 아보카도야말로 약 650㎞에 이르는 뇌의 미세혈관계에 영양을 공급하기에 안성맞춤인 식품이다.

마지막으로 중간 크기의 아보카도 한 개에는 섬유질이 무려 12g이나 들어 있다. 장에 기생하는 굶주린 세균들에게 섬유질을 먹이로 주면 이 세균들은 염증을 줄이고, 인슐린 감수성을 높이고, 뇌의 성장인자를 증가시키는 등 생명과 뇌의 기능을 유지하는 데 필요한 화합물을 만들어낸다.

섭취 방법 나는 아보카도를 하루에 반 개씩 매일 먹으려고 노력한다. 아보카도에 천일염과 엑스트라버진 올리브오일을 뿌리기만 해도 맛있게 먹을 수 있다. 혹은 얇게 저며서 샐러드, 달걀, 스무디와 함께 섭취하거나 혹은 12장에 소개하는 레시피 '베터 브레인 볼Better Brain Bowl'처럼 먹어도 좋다.

주의할 점 아보카도는 며칠만 지나면 금방 상하고 만다. 이를 방지하려면 익은 뒤에는 냉장고에 보관하고 먹기 직전에 꺼내서 먹는다.

넘치게 먹어도
항상 배가 고픈

인간은 기저귀를 갈고, 침략 작전을 세우고, 돼지의 각을 뜨고, 선
박을 운항하고, 건물을 설계하고, 소네트를 쓰고, 장부를 계산하
고, 담장을 쌓고, 뼈를 맞추고, 죽어가는 사람을 위로하고, 주문을
받고, 지시하고, 협력하고, 독자적으로 행동하고, 방정식을 풀고,
새로운 문제를 분석하고, 거름을 뿌리고, 컴퓨터 프로그램을 짜고,
맛있는 요리를 만들고, 능숙하게 싸우고, 용감하게 죽을 수 있어야
한다. 분업화는 곤충들에게나 해당하는 말이다.

—— **로버트 A. 하인라인**Robert A. Heinlein

스마트폰으로 손쉽게 음식을 주문하는 배달앱이나 식이요법 전
문가가 식단을 관리해주는 서비스를 상상도 할 수 없었던 시대로

되돌아가보자. 도시 곳곳에 자리한 대형마트는 그 시대로 보자면 반경 160km에 하나 있을까 말까 한 솔트 릭salt lick(동물이 소금을 핥으러 가는 곳—옮긴이)을 지키는 사람일 테고, 'DNA 조작'은 갓 잡은 사냥감을 뾰족한 돌로 해체하는 행위에 빗댈 수 있다. 정부에서 권장하는 건강한 식습관이(심지어 정부라는 존재 자체가) 처음 나타난 것은 그로부터 수천 년이 지난 뒤의 일이다. 만일 당신이 그 시대에 살았다면 다른 수렵인과 마찬가지로 육지에 사는 동물, 생선, 채소, 야생에서 자란 열매로 배를 채울 것이다. 주요 칼로리 공급원은 지방이고, 단백질이 그 다음이다.[1] 섬유질이 풍부한 덩이줄기 식물, 견과, 씨앗에서 소량의 탄수화물을 섭취할 수도 있겠지만, 소화하기 쉬운 탄수화물이 다량으로 들어 있는 음식은 접하기 힘들뿐더러 설령 있더라도 극히 제한적이다.

그 시대에 먹을 수 있는 단맛 나는 음식이라고는 야생 열매뿐인데, 고대의 과일은 크기가 작고 단맛이 강하지 않으며 특정 계절에만 구할 수 있었다.

그러다가 지금으로부터 약 1만 년 전, 인류 진화의 방향을 완전히 뒤바꾸는 사건이 일어났다. 이 사건으로 인류는 식량을 찾아 배회하던 삶에서 한곳에 정착해 곡식을 재배하고 가축을 키우는 생활로 눈 깜짝할 사이에 큰 변화를 겪었다. '농업의 발명'은 '그날의 생존에 필요한 식량보다 많은 잉여분을 만들어낼 놀라운 능력'을 인류에게 선사했다. 이 사건은 인류 역사의 중대 전환점이자 되돌릴 수 없는 새로운 현실로 들어선 패러다임의 변화였다.

수십만 년 동안 인류가 섭취했던 음식은 다양한 기후에서 자란 폭넓은 영양소를 지닌 것들이었지만, 점차 재배 가능한 몇 안 되는 식물과 동물을 재료로 만든 한정적 음식을 섭취하면서 과거와 같은 미량 영양소와 지질학적 다양성은 종적을 감추고 말았다. 굶주림의 위협은 훨씬 줄어들었지만 사람들이 단일 작물의 노예가 되면서 영양 결핍은 한층 확산됐다. 밀과 옥수수 등의 탄수화물과 설탕의 공급이 급격히 늘면서 충치와 비만이 생기고, 평균 신장이 줄어들고, 골밀도가 낮아졌다. 가축을 키우고 곡물을 재배하면서 우리 또한 의도치 않게 스스로를 길들이게 된 것이다.

결국 농업의 출현으로 인간의 행동적 측면이 변화하고 뇌의 본성 자체가 바뀌는 악순환이 일어났다. 수렵채집을 하던 시대에는 자급자족을 해야 했지만 농업이 발생한 이후에는 분업화가 장려됐다. 그래서 밀을 심는 사람, 수확하는 사람, 제분하는 사람, 요리하는 사람, 판매하는 사람이 따로 나뉘었다. 이런 분업화와 전문화가 고도로 발전하면서 산업혁명이 나타나고, 나중에는 인터넷, 아이폰, 코스트코 같은 온갖 기술과 편의시설이 모습을 드러냈다. 하지만 이런 거창한 창조물의 이면에는 바람직하지 못한 측면도 있었다. 식단의 변화, 그리고 인지력이 필요한 활동을 갈수록 외부에 맡기게 되면서, 진화 역사로 따지면 그리 길지 않은 1만 년이라는 세월 동안 인간의 뇌에서 인지력의 용적이 테니스공만큼 사라진 것이다. 만약 500세대 전에 살았던 우리 조상들이 인지력이 소실되는 현대인의 구속된 삶을 본다면 이런 상황으로 몰아온 것을 사과할지도 모른다. 우리는 후손에게 더 낮은 생활수준, 학자금 대출, 환경 파괴를 물려주게 될까봐 걱정하지만, 선조들이 애써 이룬 것이 고작 '더 작아진 뇌'를 물려주는 결과였음을 생각한다면 우리가 하는 걱정은 꽤 쓸모없는 일일지 모른다.

열량은 높지만 영양가는 없는

비만의 급속한 확산, 그리고 전 세계 사람들이 일상적으로 버리는 엄청난 양의 음식을 생각하면(가령 마트 운영자는 장을 보는 고객이 미적으로 최대한 만족스러운 경험을 할 수 있도록 채소의 겉모양에 조금이라도 이상이 있는 것은 모두 골라내 버린다), 현대인의 몸이 영양 결핍 상태에 있다는 말이 의아하게 들리기도 한다. 혹시 많은 가공식품들이 어째서 그토록 '비타민 함유'를 내세우고 있는지 궁금했던 적은 없는가?

지구에는 사람이 먹을 수 있는 식물이 약 5만 종 이상 있다. 수렵채집 생활을 하던 시절의 인류는 그런 식물을 통해 특별하고 이로운 영양소를 골고루 섭취했다. 하지만 지금 우리가 먹는 음식은 고작 세 가지로 압축된다. 밀, 쌀, 그리고 옥수수다. 이 곡물들은 전 세계 사람들이 섭취하는 열량의 60%를 차지한다. 이 같은 곡물은 싼 비용에 조달할 수 있는 에너지원이지만, 영양학적인 가치는 아주 낮다. 식품영양학적 측면에서 생각했을 때, 몇십 원어치 비타민(대체로 합성 비타민)을 이런 식품에 첨가하는 건 돼지에게 립스틱을 바르는 것과 다름없는 일이다.

부족해진 미세영양소

칼륨	혈압과 신경 신호의 건강한 작용에 도움을 준다.
비타민 B	유전자 발현을 돕고 신경을 감싸서 보호한다.
비타민 E	뇌세포 같은 지방 조직이 감염되지 않게 막는다.
비타민 K2	칼슘 성분이 피부와 동맥 같은 연약한 조직으로 흐르지 않고 뼈와 치아로 가게 한다.
마그네슘	에너지를 내고 DNA를 복구한다.
비타민 D	항염 작용을 하고, 건강한 면역 체계를 만든다.
셀레늄	갑상샘 호르몬을 만들고 수은의 독성을 막는다.

위의 목록은 현대인의 식사에서 사라진 필수 영양소들 중 일부만 제시한 것이다. 인간에게 생리학적으로 꼭 필요한 영양소지만 사람들이 자주 먹지 않는 자연 식품에 주로 들어 있는 미네랄, 비타민, 그 밖의 화학 물질들은 무려 40여 종에 이른다.[2] 이렇다 보니 오늘날 현대인의 90%는 최소한 한 가지 이상 비타민과 미네랄 섭취량이 부족한 상태다.[3]

비관적인 소식은 또 있다. 현재 알려진 영양소 섭취 권장량은 전체 인구 집단의 영양소 결핍을 피하기 위한 기준일 뿐이다. 따라서 관련 기관에서 권고한 기준에 맞게 영양소를 섭취했더라도 개개인의 건강은 여전히 상당히 취약한 상태일 수 있다. 가령 비타민 D의 일일 권장량은 구루병을 예방하는 데 필요한 수준으로 정해져 있다. 그런데 태양 자외선에 노출될 때 생성되는 비타민 D는 인체에 있는 유전자 1,000개의 기능에 영향을 주는 스테로이드 호르몬이며, 그 유전자들 상당수는 염증, 노화, 인지 기능과 관련이 있다. 실제로 에딘버러 대학교에서 최근 실시한 연구에 따르면 체내의 비타민 D 저하가 환경적 위험 요인들 중 치매를 유발하는 가장 강력한 원인이었다.[4] 그래서 최적의 건강 상태를 유지하려면 비타민 D의 일일 권장량을 지금보다 최소 열 배는 높여야 한다고 주장하는 사람들도 있다.[5]

체내 영양 성분이 필요량보다 적을 경우 몸에 흡수된 영양소들은 단기적인 생존에 꼭 필요한 곳에 투입되기 때문에 장기적인 건강에 관련된 부분은 뒷전으로 밀린다. 노화 전문 학자인 브루스 에임스Bruce Ames는 이런 내용을 담은 관련 이론을 최초로 제안했다. 노화의 '선별 이론triage theory'이라고 불리는 이 이론은, 전쟁 중에 정부에서 식량과 연료 보급을 위해 우선순위를 정하는 작업과 어느 정도 비슷한 맥락을 가진다. 전시와 같은 긴박한 시기에는 식량과 피신처 같은 즉각적인 문제들이 우선시되면서 상대적으로 생존에 직접적인 영향이 덜한 공교육 같은 부분에 피해가 갈 것이다. 이와 마찬가지로 신체에서도 아무리 염증성 반응이 몸에 창궐하더라도 기본적인 생존이 우선이고, 그보다 높은 차원의 돌봄과 치료는 나중으로 밀리고 만다.

그런 현상이 뚜렷하게 나타나는 예로 마그네슘 결핍을 들 수 있다. 마그네슘은 몸 안에서 일어나는 300가지 이상의 효소 작용에 필요한 미네랄로, 에너지 생성에서 DNA 복구에 이르기까지 다양한 신체 작용에 관여한다. 그런데 그런 마그네슘이 당장 꼭 필요한 곳에만 공급되어 모조리 쓰인다면 DNA 복구 같은 활동은 뒷자리로 밀려날 것이다. 마그네슘의 영양소 결핍 수치가 비타민 D에 이어 2위를 차지하며 현재 인구의 50% 가까이가 마그네슘 결핍 상태라는 사실을 고려하면 이 문제는 단순하게 받아들일 것이 아니다. 그런데 아이러니하게도 마그네슘은 녹색채소에서 누구나 손쉽게 섭취할 수 있는 영양소라는 것이다.[6]

영양소 결핍으로 염증이 생기면 뇌의 노화와 인지 기능 손상이 나타날 가능성이 크다는 사실은 관련 연구들로 이미 입증됐다.[7] 《스트레스Why Zebra's Don't Get Ulcers》의 저자 로버트 새폴스키Robert Sapolsky는 스트레스를 받을 때 방금 설명한 것과 비슷한 우선순위 재정비가 나타난다면서 다음과 같은 말을 던졌다.

"인간의 몸은 미래가 있을 것임을 확신하기 전까지는 장기적인 프로젝트를 미룬다. DNA 손상으로 발생하는 종양이나 치매 같은 질병은 몇 년 혹은 몇십 년이 지난 뒤에야 그 증상이 나타나지만, 거기에 필요한 에너지는 오늘 이 순간에 필요하다."

탄수화물이 넘쳐나는 시대

선사시대에서 현대로 넘어오면서 생긴 가장 주요한 변화 중 하나는 탄수화물이 주인공으로 부상했다는 점일 것이다. 탄수화물이 최대로 농축되어 있는 식품은 정제당이다. 당분은 겉보기에 전혀 해가 없을 것 같은 주스에서 시작해 크래커, 양념, 그리고 유해성이 공공연하게 알려진 음료수까지 어디에든 들어가 있다. 우리가 탄수화물 덩어리인 당분을 섭취하지 않으려고 아무리 애를 쓰더라도, 그것은 눈에 띄지 않는 곳에 은밀히 숨어 있다.

비만 방지 연구와 사회 운동에 힘쓰고 있는 로버트 러스티그Robert Lustig는 아주 치밀하고 끈덕진 사람이 아니고서는 원재료명에 적힌 목록을 보고 그 음식에 당분이 들어 있는지를 알기 힘들거나 아예 불가능하도록 만드는, 식품 제조사들이 사용하는 용어 56가지를 선별했다. 당분의 다른 이름을 몇 개만 소개하면, 사탕수수즙, 과당(프록토오스), 맥아당, 포도당(덱스트로오스), 꿀, 메이플시럽, 당밀, 자당(수크로오스), 코코넛 설탕, 현미 조청, 과일즙, 젖당(락토오스), 대추야자 설탕, 고형 포도당, 용설란 꿀, 엿기름, 말

토덱스트린, 옥수수 시럽 등이다.

그런데 현대식 식단에서 명성을 떨치는 것은 명확하게 구분이 되는 당분만이 아니다. 밀, 옥수수, 쌀, 감자 같은 덩이줄기 작물, 당도가 높은 현대식 과일은 모두 녹말과 당분을 최대로 높여서 재배한다. 이런 탄수화물은 모두 식물의 씨 안에 에너지가 밀집된 조직에 저장되어 있는 포도당의 일종이다. 이쯤에서 이런 형태의 식품을 삶에서 완전히 몰아내야 한다고 주장하는 것이 아닌가 슬슬 궁금해질지 모르겠다. 우선 그 답부터 말하자면, 그렇지는 않다. 뒤에 이어지는 장들에서 에너지 밀도가 높은 탄수화물 식품을 통해 건강을 도모하는 방법을 자세히 설명할 것이다.

과학자들은 농경 시대 이전에 우리가 하루에 섬유질을 150g 가까이 섭취했다고 설명한다. 그런데 농축된 탄수화물을 과거 어느 시대보다도 많이 먹고 있는 현대인들의 경우 섬유질 섭취량은 하루 15g에 불과하다. 이는 오늘날 우리가 칼로리가 높은 가공식품을 먹는 것과는 별개로 대단히 중요한 사실이다.

먼저 인체가 녹말을 얼마나 쉽게 당으로 분해하는지 알아보자. 이런 전환 과정은 침에 들어 있는 '아밀라아제'라는 효소 덕분에 심지어 음식을 삼키기도 전에 시작된다(학창 시절 생물학 수업을 떠올려 보자. 녹말을 입에 넣고 잠시 두면 혀에서 녹말이 당으로 분해되면서 단맛이 나는 것을 느낄 수 있다). 실제로 음식을 입에 가져다 대기 전에 그저 '쳐다보는' 것만으로도 에너지 저장 호르몬인 인슐린의 생성을 자극해서 앞으로 쏟아져 들어올 당분을 처리할 준비를 한다.

인슐린의 주된 임무는 혈액에 녹아든 포도당 분자를 지방과 근육 조직으로 재빨리 실어 나르는 일이다. 당분이 위에 아주 잠깐 동안 정차했다가 10분 뒤쯤 혈류에 녹아들면, 신체 내분비(호르몬) 체계는 에너지 축적 모드로 전환된다. 하지만 에너지 축적은 그저 한 부분에 불과하다. 이 과정에는 혈액 속에 당이 너무 많아져서 생기는 피해를 조절하는 역할도 포함된다.

안정된 상태를 추구하는 인체는 체온을 섭씨 36.5도 내외의 좁은 범위에 항상 맞추기 위해 애를 쓰며, 마찬가지로 혈당도 동일한 수준을 꾸준히 유지하려고 노력한다. 몸을 순환하는 혈장 전체(혈액 약 5리터)에 포함된 당분은 언제가 되었든 '티스푼으로 하나' 분량에 불과하다. 이 사실을 알고 나면 냉장고에서 오렌지 주스를 꺼내 마시거나 사무실 주방에서 머핀을 집어 먹으려다가 멈칫하게 될 수도 있다. 오렌지 주스 한 잔에는 혈액 속 당분의 여섯 배, 크랜베리 머핀에는 열 배에 해당하는 당이 들어 있으니 말이다. 이런 당분은 먹자마자 거의 곧바로 혈류로 흘러들게 된다.

이런 이야기를 듣고서, '그래서, 뭐가 어때? 당을 섭취하면 인슐린이 혈류 밖으로 당을 꺼내주잖아. 그러니 아무 문제없는 거 아니야?'라고 생각하는 사람도 있을지 모르겠다. 그런데 애석하게도 실은 그렇지가 못하다.

단백질에 들러붙는 끈적끈적한 당

당은 일단 체내에 들어오면 마치 손가락에 묻은 메이플시럽처럼 끈적끈적해진다. 중요한 차이점이 있다면 체내에 들어온 당은 일단 들러붙으면 씻어낼 수가 없다는 점이다. 포도당 분자가 그 주변에 있는 단백질이나 세포벽에 붙어 결과적으로 손상을 입히는 이 현상은 '글리케이션glycation'이라고 불린다. 간, 피부, 뇌를 비롯한 신체의 모든 기관과 조직이 제 역할을 수행하기 위해서는 단백질이 꼭 필요하다. 혈당을 올리는 음식은 모두 글리케이션을 일으킬 가능성이 있으며, 포도당에 노출이 되는 단백질은 어떤 것이든 손상을 입기 쉽다.[8]

 실천가이드 Q&A

Q. 현미를 먹어야 할까요, 아니면 백미를 먹어야 할까요?

A. 건강에 얼마나 좋은 곡류인가를 가늠할 때 일반적으로 활용되는 지표는 GI glycemic index(당)지수입니다. GI지수는 해당 식품이 혈당에 얼마나 빨리 영향을 주는가를 예측한 수치이지만, 일반적인 1회 제공량에 맞춰져 있지 않기 때문에 유용성이 떨어집니다. 또 당분이나 녹말이 다른 음식과 섞여 있을 때에는, 지방, 단백질, 섬유질이 당이 혈류에 흡수되는 것을 지연시키기 때문에 더욱 부정확해지지요.

따라서 GI지수보다는 1회 제공량을 반영한 지표인 'GL^{glicemic load}(당) 지수'를 따지는 것이 식사의 질을 가늠하기에 더 나은 방법일 수 있습니다. 그리고 측정하기는 더 까다롭지만 GL지수보다도 더 좋은 기준은 '인슐린 부하'의 총량을 계산하는 방법이지요. 인슐린 부하 총량은 가공식품에 들어 있는 탄수화물과 지방을 함께 섭취했을 때 지방 축적의 상승 작용을 고려한 계산법입니다. 어떤 탄수화물을 섭취해야 좋을지 고민될 때는 두말할 필요도 없이 채소, 당분이 적은 과일, 덩이줄기 식물, 콩처럼 섬유질이 많은 음식에 자연적으로 들어 있는 탄수화물을 섭취해야 합니다. 이런 식품들은 GI와 GL 지수가 모두 낮기 때문입니다.

쌀의 경우에는 각자 선호하는 것을 선택하면 됩니다. 물론 백미보다 현미에 섬유질과 미세영양소가 더 많이 들어 있지만, 특별히 어느 한 가지가 압도적으로 많이 들어 있는 것은 아닐 뿐더러 현미를 소화시키기 힘든 사람도 간혹 있습니다. 현미와 백미는 GI지수와 GL지수가 사실상 똑같기 때문에 어떤 것을 선택해도 크게 상관이 없습니다.

녹말이 당으로 얼마나 쉽게 전환되는지 이해했으니 이제는 혈당을 급속하게 높이는 주스를 마시든 시간차를 두고 혈당을 상승시키는 현미밥 한 공기를 먹든지에 관계없이 일정량의 탄수화물에서 비롯되는 글리케이션의 양에는 거의 차이가 없다는 사실을 기억해야 한다. 이 비율은 '글리케이션 = 포도당 노출 × 빈도'라는 간단한 공식으로 정리된다.

산화와 마찬가지로 어느 정도의 글리케이션은 필연적으로 일어난다. 그러나 우리가 유해 물질의 섭취를 줄임으로써 신체 내 산화 속도를 늦출 수 있는 것처럼 글리케이션이 진행되는 속도도 늦출 수 있다. 이때 당분(단당류든 다당류든)이 지나치게 많은 음식을 피하고 단백질을 주로 고르는 것이 좋다.

글리케이션이 몸에 해로운 가장 큰 이유는 AGE^{Advanced Glycation End-products}(최종당화산물)라는 물질이 생성되기 때문이다. 머리글자를 따서 이름을 붙이다보니 공교롭게도 나이 든다는 뜻의 영어 단어와 이름이 같은 AGE는 '노화독소'로 알려져 있으며, 생물학계의

당분 함량이 높은 음식	당분 함량이 낮은 음식
밀(통밀, 일반밀)	목초사육우
귀리	아몬드
감자	아보카도
옥수수	지방질 생선
쌀(현미, 백미)	가금류의 고기
음료수	케일
시리얼	시금치
과일주스	달걀

폭력배라고 불릴 정도로 반응성이 강한 물질이다. AGE는 염증, 산화 스트레스와 깊은 연관이 있으며, 연령에 관계없이 모든 사람들에게서 생성된다. 그 양은 사람에 따라 차이가 있으며 어떤 음식을 먹는가에 주로 좌우된다.[9] AGE 생성은 혈당 수치와 대체로 비례하기 때문에, 이 과정은 제2형 당뇨병에 의해 급격히 가속화되고 죽상동맥경화증과 알츠하이머병 같은 퇴행성 질환의 발병이나 악화에 상당한 영향을 끼친다.

알츠하이머병에 걸린 사람들의 경우 뇌에 이런 노화독소가 정상인에 비해 세 배나 많다고 알려져 있다.[10] 독일의 신경생물학자 D. F. 스왑D. F. Swaab은 저서 《뇌가 곧 우리 자신이다We are our brains》에서 알츠하이머병은 뇌의 노화가 조기에 빠르게 진행된 결과라고 설명했다. 실제로 이 과정에 글리케이션이 상당한 영향을 끼치는 것이 분명하며, 혈당이 상승하면 치매의 위험이 높아지는 것(당뇨병 환자가 아니더라도 마찬가지다)도 부분적으로는 이 글리케이션 때문이다.[11] 그런데 특별히 치매에 걸리지 않았더라도 AGE의 영향으로 인지력 손상을 겪을 수 있다. 치매와 제2형 당뇨병이 없는 성인들 중에서 AGE 수치가 높은 사람들은 나이가 들면서 학습력과 기억력이 떨어지고, 신경가소성과 장수에 도움이 되는 유전자가 감소하는 등 인지 기능이 급격히 저하되는 것으로 밝혀졌다.[12]

체내에서 AGE가 어느 정도 생성되는가를 알아보기 위해 의사들은 일반적으로 적혈구에 붙어 있는 당의 양을 살피는 '당화혈색소hemoglobin A1C'라고 불리는 검사를 활용한다. 적혈구는 평균 4개월 동안 상승과 하락을 반복하는 혈당 수치에 지속적으로 노출되었다가, 수명이 다하면 비장으로 이동한다. 그러므로 당화혈색소에는 지난 3개월여 동안의 평균 혈당이 나타나게 된다. 적혈구에 붙은 당의 양은 생성된 AGE의 양과 직접적인 관련이 있기 때문에, 당화혈색소는 인지력 감퇴 위험이나 심지어 손상된 인지 수행력을 파악하는 데 아주 유용하게 사용될 수 있다.

2015년 말, 나는 독일의 의료 기관 중 의학 연구가 가장 활발한 곳이자 혈당과 기억력에 관한 연구를 진행했던 베를린의 샤리테 병원에 방문할 기회가 있었다. 그 연구의 주요 저자인 아그네스 프로엘Agnes Flöel 박사는 당화혈색소가 '정상' 범주에 있는 사람들 141명을 대상으로 실험을 진행했는데, 그 결과 피험자들은 당화혈색소가 0.6% 증가할 때마다 언어 기억력 테스트에서 기억한 단어 수가 두 단어씩 적어졌다. 피험자들은 당뇨가 없는 사람들이었으며, 심지어 당뇨 전 증상도 없었다는 점을 생각하면 놀라운 결과였다. 더욱이 당화혈색소가 높은 사람들은 기억 처리를 담당하는 해마의 용적이 더 작았다.[13] 이 사실은 미국신경과학회 공식 학술지인 〈뉴롤로지Neurology〉에 실렸던, 공복 혈당이 정상 범주에 들지만 그중에서도 높은 사람들은 해마의 크기가 줄어들 가능성이 더 크다고 보고했던 결과와도 일맥상통한다.[14]

당화혈색소 검사의 맹점

당화혈색소 검사는 완벽하지는 않지만, 당이 신체에 얼마나 해로울 수 있는가는 확인할 수 있다. 관련 연구들은 혈당이 높아지면 적혈구의 수명이 실제로 짧아져서, 혈당이 정상인 사람은 적혈구의 수명이 4개월이지만 만성적으로 혈당이 높은 사람의 적혈구는 3개월 이하가 될 수도 있다고 밝혔다.[15] 즉 혈액을 순환하는 기간이 길수록 적혈구에 당이 더 많이 축적되는 것이다. 그러므로 혈당이 아주 건강하게 유지되는 사람이 당화혈색소가 높은 '거짓 양성 반응'이 나오거나 실제로 당뇨가 있는 사람은 당화혈색소 검사에 나온 것보다 혈당이 더 높을 수도 있다.

나는 진료를 받으러 온 환자들에게 '프룩토사민fructosamine'이라고 불리는 검사를 가끔 시행한다. 프룩토사민은 글리케이션으로 생성되는 화합물을 측정하는 방법으로, 지난 3개월이 아니라 2~3주 동안의 혈당 제어를 반영한다. 적혈구들의 수명에 영향을 받지 않는 이 검사는 당화혈색소 검사의 불일치, 즉 식사 조절에 따라 평균 혈당이 급격히 바뀌는 상황을 분석하는 데 유용하게 활용할 수 있다.

불행히도 글리케이션으로 피해를 입는 신체 기관은 뇌뿐만이 아니다. 글리케이션은 피부, 간, 신장, 심장, 뼈의 노화를 촉진한다고 알려져 있으며,[16] 글리케이션의 영향에서 자유로운 신체 기관은 없다.

글리케이션에 아주 취약한 유형의 세포와 뉴런이 들어 있는 눈은 글리케이션에 의한 노화를 확인할 수 있는 대표적인 기관이다. 백내장은 수정체가 혼탁해지는 증상으로, 실명의 주요 원인으로 꼽힌다. 과학자들은 실험실 동물들의 혈당을 높은 상태로 유지해서 글리케이션을 촉진하면, 최소 90일 안에 백내장이 유발된다는 사실을 이미 확인했다.[17] 당뇨병 환자들이 백내장에 걸릴 위험이 혈당이 정상인 사람들에 비해 최대 다섯 배 높은 이유도 바로 그 때문으로 볼 수 있다.[18]

그러나 AGE가 오로지 체내에서만 만들어지는 것은 아니다. AGE는 음식을 만들 때, 특히 고열로 조리할 때 흔히 생성된다. AGE에 관한 연구는 아직 걸음마 단계이지만, 관련 연구들은 AGE의 대다수는 탄수화물 중심의 식습관의 결과로써 내인성으로(즉 체내에서) 형성된다는 사실을 이미 밝혔다. 실제로 고기를 먹는 사람들보다 채식을 하는 사람들이 몸 안에 AGE가 더 많은데, 이는 채식주의자들이 탄수화물 의존도가 높으며 과일을 훨씬 많이 섭취하기 때문으로 받아들여지고 있다.[19]

그릴에 고기를 올려놓고 지글지글 구우면서 고기 겉면이 갈색으로 딱딱해지는 것을 본 적이 있다면, 당신은 이미 글리케이션이 형성되는 과정을 목격했다. 고기가 익으면서 갈색을 띄는 것은 외인성, 즉 체외에서 형성된 AGE다. 식품이 갈변하는 이런 현상은 '마이야르 반응 Maillard Reaction'이라고 불린다. 사실 어떤 종류의 식품이든 가공하면 AGE가 생성되지만, 그릴이나 오븐에 구울 때처럼 고열로 조리하는 경우에 특히 많이 생긴다. 또 소시지와 핫도그 같은 가공육은 가공하지 않은 육류보다 AGE 함량이 더 높다. 가장 안전한 조리법은 증기를 이용해 찌는 방법이다. 한편 채소는 조리법에 관계없이 육류보다 AGE가 덜 들어 있다.

그런 말을 들으면 고기를 아예 먹지 말아야 하는 것이 아닌가 싶겠지만, 어떤 음식이 몸에 좋은가를 오로지 AGE 함량으로만 따지는 건 옳지 못한 판단이다. 가령 석쇠에 구운 자연산 연어에는 AGE가 상당량 들어 있지만, 수많은 연구와 실험에서 자연산 연어를 먹으면 인지 능력이나 심혈관 건강에 도움이 된다는 사실이 확인됐다. 육류를 섭취하는 가장 안전한 방법은, 육류를 통해 더 많은 항산화제를 섭취할 수 있도록 유기농으로 자란 풀을 먹여 키운 가축이나 자연산 생선만을 선택해서 먹고, 가능하면 열을 적게 사용하는 조리법으로 익혀 먹는 것이다(이때 덜 익힌 고기를 먹어서 병이 나는 일이 없도록, 충분히 익혀서 먹어야 한다).

또 외인성 AGE가 체내에 흡수되는 비율이 10~30%에 불과하다는 사실도 염두에 두어야 한다. 폴리페놀polyphenol과 섬유질 같은 항산화 영양소는 채소에 많이 들어 있는데, 이런 영양소는 노화독소가 체내에 흡수되지 않도록 중화시키는 역할을 한다.[20] 치킨처럼 AGE 함량이 높은 음식을 먹게 된다면 충분한 양의 녹색채소를 곁들이자. AGE의 영향을 그나마 최소화할 수 있다.

뇌의 골칫거리, 첨가당

첨가당은 오늘날 식품 성분 중 가장 나쁜 요소로 꼽힌다. 당분은 원래 섬유질, 수분, 영양소와 함께 어우러져 있는 과일을 통째로 먹을 때 소량만 섭취하는 것이 자연적 이치였다. 그러나 요즘에는 무수히 많은 인스턴트 식품과 감미 음료에 으레 첨가되는 성분이 되어 버렸다.

당분은 여러 위험을 초래하는데, 그중 하나가 뇌의 쾌락 중추를 장악하는 현상이다. 첨가당이 든 가공식품은 보통 '말도 안 될 정도로' 감칠맛이 있으며, 보상과 연관된 신경전달물질인 도파민을 엄청나게 자극한다. 그런데 안타깝게도 당을 먹으면 먹을수록 전과 동일한 기쁨에 도달하기 위해서는 더 많은 당이 필요하다.

지그문트 프로이트의 용어를 빌리면, 설치류는 모두 이드id, 즉

욕구에 굴복하는 심리 구조를 띠고 있다. 쥐들은 책임감이 없으며 (최소한 인간적인 관점에서 보자면) 수영복을 입었을 때 몸매가 괜찮은 지를 당연히 걱정하지 않는다. 음식 연구, 그중에서도 특히 당분이 행동에 어떤 영향을 끼치는지 알아볼 때 쥐를 사용하는 중요한 이유가 바로 거기에 있다. 그리고 우리는 쥐 실험을 통해 먹으면 먹을수록 더 먹게 만드는 과당의 특성을 알게 됐다.

쥐들에게 과당 또는 포도당 중 한 가지를 골라서 동일한 열량을 공급했을 때 포도당(감자녹말 등)은 포만감을 유발했다. 반면 과당은 어찌된 일인지 식욕을 자극해서 더 많이 먹게 만들었다. 우리는 이 결과를 통해 당분, 그중에서도 특히 과당은 과식을 유발할 수 있다는 교훈을 얻을 수 있다.

이런 깨달음은 대단히 중요하다. 감자칩 한 봉지, 아이스크림 한 통, 혹은 쿠키 한 상자를 모조리 먹어치운 후에 죄책감을 느끼게 해주기 때문이다. (다들 그랬던 경험이 있지 않은가?) 질소를 넣어 부풀린 봉지들이 늘어선 진열대를 오가는 우리에게 아무도 말해주지 않았던 사실은 이런 식품이 높은 보수를 받는 식품과학자들에 의해 식욕을 극도로 자극하도록 고안된 말 그대로 아무리 먹어도 만족할 수 없게 만든 식품이라는 점이다. 소금, 설탕, 지방, 밀가루가 한데 섞여서 쾌감을 극대화하고, 뇌의 보상 체계를 인공적인 '최고의 만족 상태'로 유도한다. '한 번 뜯으면 멈출 수 없다'는 유명한 광고 문구가 과학적으로 충분히 가능하다는 의미다.

뇌를 엉망으로 만드는 특별히 고안된 식품

베이글	피자
비스킷	프레첼
케이크	와플
시리얼	팬케이크
밀크(화이트) 초콜릿	흰 밀가루로 만든 빵
그래놀라	밀크셰이크
쿠키	프로즌 요구르트
에너지바	아이스크림
크래커	그레이비소스
도넛	탄산음료
머핀	잼
파스타	젤리
페이스트리	프렌치프라이
파이	감자칩

뇌세포 파괴자, 과당

악마가 사탄, 마왕, 루시퍼, 아바돈 등 여러 이름으로 불리듯 당분은 수크로오스, 덱스트로오스, 포도당, 엿당, 젖당 등 유형에 따라 여러 이름으로 불린다. 이들은 각기 어떻게 다르며, 우리가 왜 이런 부분에 관심을 가져야 하는 걸까? 당분은 모두 혈당을 상승시키며, 식욕을 조절하고 지방을 축적하는 호르몬에 간섭한다.

최근 특히 과당이 집중 조명을 받고 있는데, 과당은 포도당과는 처리 과정이 달라서 혈류를 거치지 않고 간으로 직행한다. 로버트 러스티그 박사는 과당이 생체에 끼치는 독특한 영향에 대해 "칼로리는 같지만 물질대사는 같지 않다"고 설명한다. 그 말은 과당이 칼로리로만 따졌을 때는 다른 당과 동일하지만, 물질대사 측면에서는 독특한 방식을 취한다는 뜻이다. 과당은 적어도 처음에는 혈당을 높이거나 인슐린 분비를 증가시키지는 않는다. 식품 회사들은 건강에 관심이 많거나 당뇨가 있는 소비자들에게 과당이 함유된 제품을 팔기 위해 과당의 이런 특성을 교묘히 이용한다.

과당은 일단 간에 도달하면 지방을 생성한다. 사실 모든 탄수화물은 과도하게 섭취할 경우 지방 생성을 자극할 수 있다. 하지만 과당은 당 중에서도 지방을 만드는 능력이 특히 뛰어나다. 과학저널 〈비만Obesity〉에 실렸던 한 연구는 건강한 사람이 과당이 첨가된 고칼로리 음식을 먹었을 때, 포도당이 든 고칼로리 음식을 먹은 사람들보다 간의 지방 증가율이 거의 두 배 가까이 높았다고(각각 113%와 59%였다) 보고했다.[21]

간에 쌓인 지방이 수용 가능한 최대치에 이르면 과당은 중성지방이 되어 혈류를 파고든다. 이 때문에 과당 함유량이 높은 간식을 먹고 나면 혈액이 옅은 핑크색을 띠는 경우도 있다. 공복일 때의 중성지방 수치는 물질대사 작용과 심장병 위험을 평가하는 잣대로 사용되는데, 이 수치는 보편적으로 탄수화물 섭취, 그중에서도 특히 과당의 영향을 받는다.

과당을 자주 섭취하면 간에 스트레스가 가중되면서 염증이 생기고, 세포가 혈관에서 포도당을 흡수하는 능력이 손상되어 결국 혈당을 높인다. 뿐만 아니라 과당의 영향이 종합적으로 나타나면 뇌의 유전자 발현이 바뀔 수도 있다. UCLA의 한 연구진은 쥐들에게 날마다 탄산음료 1리터에 들어 있는 것과 동일한 양의 과당을 먹였다.[22] 그러자 6주 뒤부터 혈당, 중성지방, 인슐린 수치가 높아지고 인지력이 하락하기 시작했다. 물만 먹었던 쥐들에 비해서 과당 음료를 먹었던 쥐들은 미로에서 빠져나오는 데 시간이 두 배나 걸렸다. 사실 연구원들을 가장 크게 놀라게 만들었던 건, 과당을 먹은 쥐의 뇌에 있는 1,000개 가까이 되는 유전자들이 바뀌었다는 점

 실천가이드 Q&A

Q. 제가 즐겨 마시는 음료수에는 액상과당이 아니라 유전자 조작을 하지 않은 순수한 유기농 설탕이 들어 있어요. 그러니 일반 음료수보다는 몸에 좋겠지요?

A. 아니요, 그렇지 않습니다! 설탕(유기농인지 아닌지에 관계없이)과 액상과당은 모두 약 50%는 포도당이고 나머지 50%는 과당입니다. 포도당과 과당 모두 순전한 당분이며, 중독, 지방 축적, 글리케이션 촉진이라는 문제를 초래합니다.

이었다. 변이된 부분은 파킨슨병, 우울증, 조울증 같은 질병과 관련이 있는 유전자였다. 유전자 파괴 정도가 워낙 강력해서, 수석 연구원이었던 페르난도 고메즈 피니아Fernando Gomez-Pinilla는 UCLA의 출판물에 실린 글에서 뇌에 끼치는 영향이라는 측면에서 봤을 때 "음식은 약품과 마찬가지"라고 말하기도 했다. 그러나 그 강력한 영향을 반대로 되돌릴 수도 있다. 실험에서 그 쥐들에게 오메가-3 지방산 DHA를 먹였을 경우 인지력과 유전자 발현에 끼치는 과당의 부정적인 영향이 약해졌기 때문이다. 쥐 실험에서 과당을 과다 섭취했던 쥐는 뇌의 신경가소성이 손상되고 머리 부상을 치유하는 능력이 떨어진다는 사실이 확인됐다. 당분 섭취를 줄여 뇌가 받는 스트레스를 없앨 수 있다면, 외상성 뇌 손상을 겪은 수천만 명의 회복에 결정적인 도움이 될지 모른다.

휴먼 푸아그라

과당을 비롯한 당분의 섭취는 술을 마시지 않는 사람들에게서 나타나는 비알코올 지방간NAFLD: non-alcoholic fatty liver disease의 주요 원인이 되기도 한다. 인슐린 저항성은 전 세계적으로 엄청나게 많은 사람들에게 영향을 끼치는 문제로, 지방간이 심각하게 증가하는 상황과 정비례한다. 그런데 지방간의 확산은 비단 인간만의 문제가 아니다.

오리와 거위는 엄청나게 많은 잉여 열량을 지방으로 바꾸어 간에 축적할 수 있는데, 오리와 거위에게 이런 특성이 생긴 것은 먹이를 먹느라 중간에 멈출 필요 없이 장거리 비행을 할 수 있도록 몸이 적응한 결과다. 그리고 이런 특성으로 인해, 전 세계인이 즐기는 프랑스식 진미인 푸아그라 요리가 탄생했다.

푸아그라는 통통하게 살이 찐 오리나 거위의 간으로, 풍미 있고 버터처럼 부드러운 질감으로 유명하다. 일반적인 가금류의 간에서는 그런 특성을 찾아볼 수 없다. 사람들은 푸아그라를 얻기 위해서 건강한 거위나 오리의 목에 튜브를 끼우고 강제로 곡식(주로 옥수수)을 먹인다. 결국 자연적인 환경에서라면 불가능할 정도로 엄청나게 많은 양의 탄수화물을 섭취하면서 간이 정상적인 크기보다 거의 열 배까지 커진다. 간이 극도로 팽창해서 혈액 순환에 지장을 주고 복부에 하중을 가하면서 숨을 쉬기 힘들어진다. 때로는 간과 다른 장기들이 스트레스를 못 이기고 파열되기도 한다. 잔인하고 비인간적인 이런 행위는, 우리가 만성적인 당분 과다 섭취를 통해서 스스로에게 어떤 행위를 가하고 있는지를 다소 극단적이지만 정확히 보여주는 사례다. 우리는 간을 지방으로 가득 채워서 스스로 푸아그라를 만들고 있는 셈이다.

간은 우리 몸에서 중요한 수백 가지 기능을 담당하는 장기이기 때문에 제대로 필요한 처리가 이루어지지 않는 간을 품고 살다보면 바람직하지 못한 많은 결과를 만나게 된다. 비알코올 지방간은 인지력 감퇴와도 관련이 있다. 쥐 실험에서 쥐에게 과식으로 지방간이 생기자 알츠하이머병과 관련성이 있는 뇌의 변화가 나타나기 시작했으며, 농축된 과당을 먹였을 때는 염증이 더 심화됐다.[23]

비만인 사람의 70~80%에서 비알코올 지방간이 나타나지만, 설탕과 과당을 도처에서 '공급 받는' 형편이다 보니 정상 체중인 사람의 10~15%도 지방간을 앓고 있다. 이렇듯 살이 찌지 않았더라도 건강에 나쁜 음식이 신진대사와 인지력에 끼치는 부정적인 영향에서는 자유롭지 못하다.

장과 뇌를 노리는 테러리스트

쉽게 짐작이 가겠지만, 당분으로 인한 많은 문제가 시작되는 지점은 바로 내장이다. 특히 과당은 가공식품이든 당분이 아주 많은 과일이든 상관없이 다량 섭취하면 흡수가 잘 안 된다. 얼핏 생각하면 흡수가 잘 안 되는 것이 더 좋은 게 아닌가 싶겠지만, 과잉 섭취한 과당이 장에 머물러 있으면 복부 팽만감, 위경련, 설사, 과민성 대장 증후군 같은 증상이 생길 수 있다. 그리고 애석하게도 장에 과당이 몰려 있으면 트립토판의 흡수가 방해되기도 한다.[24] 트립토판은 식품을 통해 섭취해야 하는 필수아미노산이며,

신경전달물질인 세로토닌^{serotonin}의 직접적인 전구물질이다. 세로토닌은 좋은 기분과 집행 기능을 유지하는 데 중요한 역할을 한다. 과당 흡수 장애가 우울증과 연관이 있는 이유도 이 때문일지 모른다.[25]

장의 내벽은 음식에서 영양소를 흡수하는 데 중요한 장소다. 또 세균이 장 속에 머물며 살 수 있도록 돕는 역할도 한다. 장의 내벽에 구멍이 뚫리는 일은 절대 없어야 하지만, 과당이 농축되면 그런 일이 생길 수도 있다. 이런 현상을 전문적인 용어로 표현하자면 '장의 투과성이 높아지는' 상태다. 장의 투과성이 높아지면 장에 있는 감염성 세균 성분이 내벽 밖으로 유출된다. 세균 성분이 혈류에 스며드는 이런 현상은 염증의 주원인이 되며, 뇌와 신체의 면역 체계가 높은 경계 수준을 유지하게 함으로써 우울증과 불안 같은 증상을 유발하기도 한다(이에 관해서는 7장에서 더 자세히 알아볼 것이다).

달콤한 과일의 씁쓸한 진실

현대인들은 어째서 과일에 자연적으로 들어 있는 당분을 제대로 감당해내지 못하는 걸까? 직관적으로 보면 뭔가 이치에 맞지 않는 기분이다. 하지만 불과 수십 년 전까지만 해도 과일이 귀했으며 정해진 계절에만 한시적으로 구할 수 있는 식품이었다는 걸 생각하면 이해가 갈 것이다.

오늘날 우리가 먹는 음식은 마치 라스베이거스 리조트의 카지노처럼 시간, 장소, 계절의 구분이 따로 없다. 불과 한 세대 만에, 인류는 역사상 그 어느 때보다도 달콤한 과일을 손쉽게 구할 수 있게 됐다. 열대 지방에서 재배한 파인애플, 멕시코에서 키운 베리 종류들, 모로코에서 수확한 대추야자 등 종류도 무궁무진하다. 이런 과일은 유례없이 크기가 크고 단맛이 강하게 품종을 개량한 것들이다.

우리는 과일은 마음껏 먹어도 괜찮다는(심지어 건강에 좋다는) 말을 숱하게 듣지만, 진화적인 관점에서 보았을 때 과일, 그중에서도 특히 오늘날 재배되는 당분이 많은 과일은 몸의 신체대사를 교란시킨다.[26] 당분이 많은 과일 섭취가 필요한 경우는 지방을 축적해서 겨울에 생존할 수 있도록 도울 때뿐이다. 실제로 학자들은 인류의 조상이 초록색 숲에서 빨갛게 익은 과일을 구별해내는 단 한 가지 목적에서 초록색과 빨간색을 구분할 수 있게 된 것이라고 본다. 그러나 오늘날 우리는 365일 내내 당분 함량이 높은 과일을 먹으면서 사실상 사라진 것과 다름없는 혹독한 겨울에 대비하고 있다.

그럼 지나친 과일 섭취는 뇌에 어떤 영향을 미치게될까? 인지력이 건강한 노인을 대상으로 진행한 한 연구에서는 과일을 많이 섭취하는 사람일수록 손상받기 쉬운 뇌의 기억 중추인 해마의 용적이 작았다.[27] 보통 과일을 많이 먹는 사람에게서 건강한 식습관과 관련한 이로움이 더 많이 나타나기 때문에 이는 다소 의외의 결과였다. 이 연구에서 연구원들은 과일이 기억 중추에 아무런 도움을 주지 못한다는 결론을 내렸다. 메이요 클리닉에서 진행한 다른 연구에서도 과일 섭취와 뇌의 겉면에 넓게 자리한 대뇌피질의 용적의 관계를 조사하면서 그와 비슷한 역의 관계를 확인했다.[28] 결국 당분 함량이 높은 과일(예를 들면 무화과, 대추야자, 망고, 바나나, 파인애플 등)을 지나치게 많이 섭취할 경우 가공 탄수화물을 섭취할 때와 비슷한 신진대사 교란이 일어날 수 있다.

 닥터 그레왈의 노트

과일 섭취를 꼭 제한해야 하는 경우

인간은 탄수화물을 받아들이는 내성이 크지만, 당뇨병이 있는 사람이라면 당의 섭취를 엄격히 제한해야 한다. 과일 속의 당분도 예외가 아니다. 나는 당뇨병 환자들에게 과일을 보통 사람의 절반 분량으로 먹도록 조언한다(오렌지 단 한 개를 먹더라도 몇 시간 내에 혈당이 용인할 수 없는 수준까지 치솟을 수 있다). 그렇다고 희망이 절대 없는 건 아니다! 인슐린 감수성이 회복되고 운동 습관이 자리 잡고, 신체 에너지 균형과 신진대사 유연성이 회복되면 가공하지 않은 탄수화물은 다시 섭취해도 좋다.

그렇지만 일부 과일에는 중요한 영양소들이 많이 포함되어 있다. 천연 항산화제가 많으면서도 당분(특히 과당) 함량이 낮은 코코넛, 아보카도, 올리브, 생 카카오 등이 바로 그런 과일이다. 베리 종류도 과당은 적으면서 기억력을 높이고 노화를 방지하는 효과가 뛰어나다. 역사가 깊은 연구 집단인 간호사 건강 연구Nurses' Health Study에서는 여성 간호사 12만 명의 식품 섭취를 조사해서 뇌 스캔 영상을 비교한 결과 베리 종류의 과일을 가장 많이 먹은 사람이 평균 2.5년 젊어 보인다는 사실을 발견했다.[29] 그리고 최근 한 연구에서도 전반적인 과일 섭취와 치매 발병 위험 감소 사이에는 상관관계가 없지만 예외적으로 베리 종류는 긍정적인 관련성이 확인됐다.[30]

식품 회사가 숨기는 불편한 진실

식품 회사들이 정크푸드를 홍보하는 데에는 매년 수조 달러가 쓰인다. 그런데 이 거대 식품 기업들은 단순히 잡지나 TV에 광고를 내보내기만 하는 게 아니라 정크푸드가 사회적인 비만의 확산에 끼치는 영향이 미미하다는 결과를 발표하는 연구들에 정기적으로 자금을 대고 있다. 〈뉴욕타임스〉는 최근 탄산음료업계와 손을 잡은 과학자들이 비만과 제2형 당뇨병이 전 세계적으로 급격히

확산되는 문제를 게으름과 운동 부족 탓으로 돌리고 있다고 폭로했다.[31]

물론 운동도 뇌와 신체의 건강에 꼭 필요한 요소지만, 운동이 체중에 끼치는 영향은 먹는 음식에 비하면 극히 적다는 사실은 이미 여러 연구를 통해 충분히 입증됐다. 운동에 열성인 사람들조차 '뱃살은 부엌에서 생긴다'는 사실을 다들 잘 아는 상황이지 않는가. 미국에서는 사상 처음으로 잘못된 식습관으로 인한 사망자가 흡연으로 인한 사망자 수를 넘어섰다.[32] 의학 학술지 〈서큘레이션 Circulation〉에 실린 최근 통계에 따르면, 첨가당이 함유된 음료 단 한 가지만 따지더라도 그 관련 질병으로 사망한 사람들이 거의 20만 명 가까이 된다. 이는 2015년에 전 세계에서 테러로 목숨을 잃은 사람들의 일곱 배에 이르는 수치다.[33]

흡연 이야기가 나온 김에 잠시 흡연과 폐암의 관련성을 짚고 넘어가자. 흡연이 보편화되었던 20세기 중반을 기준으로, 그 전까지만 해도 폐암은 '아주 드문' 질병이었다. 그럼에도 불구하고 충분한 '증거'가 쌓여서 담배가 폐암 발생률 급증의 주요 원인이라는 사실을 의사들이 확신하기까지는 그로부터 수십 년이 더 필요했다. 심지어 1940년대에는 의사들이 광고에 나와서 버젓이 흡연을 지지했던 민망한 일도 있었다(구글에서 검색하면 지금도 그 광고를 찾아볼 수 있다). 1960년대까지만 해도 미국 의사의 3분의 2가 흡연이 건강에 악영향을 끼치는지 여부가 아직 확인되지 않았다고 믿

었다. 이미 그 20년 전에 흡연이 폐암의 급속한 확산의 주요 원인임이 알려졌음에도 말이다.[34]

인간에게 해가 되는 것이 거의 확실한데, 누군가의 이익과 연관된 어떤 식품의 섭취를 '과학적인 합의'가 나올 때까지 과연 기다릴 필요가 있을까? 다음 장에서 이 시대 최악의 사기에 관해 살펴보면서 각자 질문에 대한 답을 생각해보기 바란다.

○━ 이것만은 꼭 기억하자

- 글리케이션은 당분만 있으면 어떤 단백질에서든 발생할 수 있다. 섬유질을 제외한 모든 탄수화물은 글리케이션을 일으킬 가능성이 있다.
- 글리케이션의 최종 산물인 AGE는 식품을 통해 섭취할 수도 있지만 대부분은 과도한 탄수화물 섭취의 결과로 체내에서 생성된다.
- 과당은 간에 스트레스를 주고 염증과 인슐린 저항을 촉진한다.
- 당분은 신경가소성을 저해하고 인지 기능을 손상시킨다.
- 일부 식품은 식욕을 자극해서 과식을 유발한다. 이런 식품은 기본적으로 우리를 감염과 비만에 빠뜨릴 위험이 있기 때문에 아예 먹지 않는 것이 최선이다.
- 당분 함량이 높은 과일을 섭취할 경우 가공 탄수화물을 섭취할 때

와 비슷한 신진대사 교란이 일어날 수 있다.

♀ 식품업계는 대중의 건강에 관심이 없다.

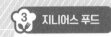

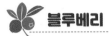 **블루베리**

블루베리에는 플라보노이드flavonoid라는 화합물이 많이 들어 있기 때문에 흔히 먹는 과일과 채소들 중에 항산화력이 가장 높은 편이다. 플라보노이드는 이 책에서 소개하는 '지니어스 푸드'에 많이 들어 있는 폴리페놀 화합물의 일종이다(기억할지 모르겠지만 앞서 엑스트라버진 올리브오일에 든 폴리페놀인 올레오칸탈에 대해 설명했었다).

블루베리에 가장 많이 들어 있는 플라보노이드는 안토시아닌anthocyanin이다. 안토시아닌은 혈액뇌장벽을 통과할 수 있으며, 뇌에서 기억을 다루는 부위의 신호 전달을 활성화한다고 알려져 있다.[1] 놀랍게도 이 이로운 성분은 뇌의 해마에 축적되는데 앞서 설명했듯이 해마는 뇌에서 기억을 담당하는 곳으로, 손상을 입기 쉬운 기관이다. 내 친구이자 신시네티 대학교 의료보건센터에서 인지 노화 연구 프로그램Cognitive Aging Program 책임자로 있는 로버트 크리코리언Robert Krikorian은, 블루베리가 인간의 기억력에 끼치는 영향을 연구하는 대표 학자다. 크리코리언 박사는 블루베리가 인지 기능 향상에 영향을 미친다는 사실을 입증하는 여러 연구 결과를 발표했다. 한 연구에서는 치매에 걸릴 위험이 있는 노령의 피험자들에게 12주 동안 블루베리 건강보조식품을 먹게 했더니 기억력과 기분이 좋아지고 공복 혈당이 낮아졌다.[2]

놀라운 연구 결과는 또 있다. 6년에 걸쳐서 노인 16,010명을 대상으로 진행했던 연구에서 블루베리(그리고 딸기) 섭취가 인지력 저하를 2.5년 늦추는 효과를 보인 것이다![3] 그리고 최근의 한 연구에서 일반적으로 과일의 섭취와 치매 발병률 사이에 아무런 관련성이 없는 것으로 나타났지만 베리류는 인지력 손실을 막아주는 효과가 있었다.[4] 베리의 종류마다 들어 있는 유익한 화합물은 다를지 몰라도 베리는 종류에 관계없이 모두 뇌 건강에 도움이 된다. 여러 가지를 섞어 먹고 싶으면 블랙베리, 빌베리(월귤나무 열매), 라즈베리, 딸기로 대체해도 좋다.

섭취 방법 생 블루베리가 가장 좋지만 냉동 블루베리도 나쁘지 않다. 냉동 블루베리는 생 블루베리보다 가격이 훨씬 저렴하고, 구하기도 쉽다. 다만 꼭 유기농 블루베리를 구입하도록 한다. 블루베리는 스무디(12장의 레시피를 참조하도록 한다)나 샐러드를 만들어도 훌륭하고, 간식으로 그냥 먹어도 좋다.

당신의 뇌에
겨울이 오고 있다

지금까지 속아왔다는 사실을 사람들에게 납득시키기보다, 그냥
속이는 게 더 쉽다.

_출처 미상

이번 장에서는 등 돌린 사랑에 관한 이야기부터 꺼내려고 한다.
탄수화물의 유해성을 여러 차례 강조한 마당에 내가 평생토록 탄
수화물과 사랑에 빠져서 살아왔다고 이야기한다면 아마 잘 믿어지
지 않을 것이다. 그렇지만 사실이다. 살면서 느낀 가장 큰 기쁨을
말해보라고 하면, 나는 분명 갓 구운 레드벨벳 컵케이크를 먹었던
기억을 그런 순간들 중 하나로 꼽을 것이다.

굳이 식품영양학을 전공하지 않았더라도 빵, 케이크 등이 설탕

천재의 식단

과 정제된 흰 밀가루 덩어리라는 것은 잘 알고 있을 것이다. 나 역시 몸에 해로울 것이 분명한 이런 식품들을 멀리하고 대신에 '건강한' 곡물들, 특히 견과류가 들어 있고, 많이 씹어야 하며, 정제되지 않은 식품을 가까이해야 한다는 사실을 어릴 때부터 인지하고 있었다. 물론 자랄 때 베이글, 파스타, 쿠키(특히 바닐라와 초콜릿이 코팅된 것) 등 흰 밀가루로 된 음식을 주로 먹었지만, 가공이 덜 된 식품일수록 몸에 좋다는 건 일찌감치 눈치 챘다. 나는 초등학생 시절부터 이미 집안에서 건강한 음식을 권장하는 운동가가 되어 어머니와 함께 마트에 갈 때면 '심장에 좋다'는 뜻으로 빨간색 로고가 붙은 상품들을 골랐다. 그런 상품들은 대체로 촉감이 거칠고, 몸에 이로울 것 같은 이름을 가진 성분(예를 들면 밀기울)이 더 들었다. 나는 그런 상품들이 영양학적으로 훨씬 큰 가치가 있다고 믿었다. 심지어 '헬스 너트Health Nut'라는 이름이 붙은 빵을 가장 좋아했을 정도였다. 그 빵을 한쪽씩 잘라 먹을 때마다 나와 우리 가족이 건강에 이르는 길에 벽돌을 하나 더 놓은 것 같은 안도감을 느꼈다.

곡물에 대한 그런 인식은 성인이 된 이후에도 계속됐다. 다른 많은 사람들과 마찬가지로 '곡물을 많이 먹을수록 더 건강하다'고 생각했다. 당시 나는 아침에는 무지방 우유와 그래놀라를 한 대접 먹거나 통밀 베이글과 과일 한 조각을 먹었다. 점심으로는 통밀빵으로 만든 샌드위치나 내가 가장 좋아하는 현미밥을 먹었다. 간식으로는 쿠키 한두 개, 통밀 크래커 몇 개, 혹은 말린 과일을 먹었다(여러분이 곧 파악하게 될 혈당의 작용을 그때는 잘 몰랐다. 저녁은 주로 현미밥을 먹었으며, 가끔씩 밥 대신에 통밀가루로 만든 파스타를 한 접시 먹었다. 내가 지켰던 규칙이 하나 있다면, 매 끼니에 곡물을 항상 챙겨 먹었다는 점이었다.

점심을 먹고 나면 반드시 식곤증이 찾아왔고 하루를 보내는 동안 몸의 활력과 식욕이 들쑥날쑥하고 기복이 심했지만, 식습관에 문제가 있을 것이라는 생각은 전혀 하지 못했다. 나는 곡물 중에서도 영양가가 손실되지 않은 통알곡만 먹는, 단 1%에 해당하는 사람이었는데 왜 그런 식습관을 의심했겠는가? 하지만 충격적이게도, 나는 건강적인 측면에서 곡물의 가치를 오해하고 있었다. 그건 다른 모든 사람들도 마찬가지였을 것이다.

지중해식 식단이 각광받는 이유

심장이나 뇌의 건강에 유익하다고 알려진 식단 중에 지중해식 식단이 있다. 지중해식 식단은 안셀 키즈에 의해 처음으로 널리 알려졌다(2장에서 언급했듯이, 지방의 영양학적 가치를 폄하한 그의 주장은 사람들에게 큰 주목을 받았다). 키즈는 장수하는 사람들이 특히 많은 그리스 크레타 섬에서 휴가를 보내면서 그곳에 사는 사람들의 식습관을 영양학 연구의 근간으로 삼았다.

그가 보았던 것처럼 지중해 지역의 식단은 채소와 곡물, 해산물이 중심이었다. 하지만 실제로 그곳 주민들은 고기도 좋아했으며, 특히 지방이 많은 양고기를 즐겨먹었다. 키즈가 이 부분을 간과한 것은 당시가 2차 세계대전을 겪은 직후라 살림이 궁핍했고, 그가 크레타 섬을 방문했던 시기가 사람들이 육류 섭취를 특히 자제하는 사순절 기간이었기 때문이었을 것이다. 어쨌든 이로 인해 지중해식 식단은 안타깝게도 '곡물을 바탕으로 하는' 식단으로 알려지게 되었다.

여러 연구 결과에 따르면 통밀 등의 통알곡을 섭취하는 사람들은 확실히 당뇨, 대장암, 심장병, 뇌질환을 덜 앓는다. 또 현미, 통밀빵, 퀴노아 같은 곡물을 주로 섭취하는 사람들은 곡류 이외의 음식을 먹을 때도 더 건강에 좋은 식품을 선택하는 경향이 있다.[1] 이들은 오메가-3 지방산이 풍부한 자연산 어류와 엑스트라버진 올리브오일, 채소를 더 많이 먹고 서구식 식단의 특징인 가공된 기름이나 정제된 탄수화물은 훨씬 적게 먹는다. 그리고 운동도 더 많이 한다.[2] 결국 넓은 관점에서 바라볼 때에 전체적인 건강 식단에서 곡물이 끼치는 영향을 따로 분리해서 생각하기는 힘들다.

이번 장에서는 주요 호르몬인 인슐린이 뇌 기능에 끼치는 역할을 알아보면서 지중해식 식단이 곡물 '때문'이 아니라 곡물이 들어 있음에도 '불구하고' 건강에 좋다는 사실을 곰곰이 함께 생각해보자.

탄수화물과 인슐린의 관계

흔히들 곡물이 건강에 좋다고 생각하는 이유는 그 안에 든 소량의 비타민과 섬유질 때문이다. 그런데 우리가 보편적으로 섭취하는 곡물류는 사실상 설탕만큼이나 혈당을 급격히 높인다. 곡물을 입에 넣고 씹는 순간, 연결된 고리 구조를 형성하고 있던 녹말 분자가 분해되기 시작하기 때문이다. 인체의 대표적인 열량 전구물질인 포도당은 우리가 계단을 뛰어 올라갈 때 쓰는 다리 근육, 시험 문제를 풀 때 작동하는 뇌, 감기에 걸렸을 때 싸우는 면역 체계에 같은 곳에 열량을 공급한다. 그런데 포도당 분자는 자기 힘만으로는 세포 안으로 통과해 들어갈 수가 없기 때문에 지원 세력이 필요하다. 그때 출동하는 것이 바로 인슐린이다.

인슐린은 혈당 상승을 감지한 췌장이 혈류로 내보내는 호르몬이다. 인슐린이 세포막 표면의 수용체를 활성화하면, 수용체는 마치 중요 행사를 앞두고 레드카펫을 깔듯이 충실하게 준비를 한 뒤에 당 분자를 받아들여서 축적하거나 에너지원으로 바꾼다.

건강할 때는 인슐린이 아주 조금만 있어도 근육, 지방, 간 세포가 반응하지만 인슐린 수용체가 오랜 기간 반복적으로 자극을 받으면 표면에 있는 수용체 수가 차츰 줄고, 결국 시간이 지나면 세포들이 둔감해진다. 그리고 일단 인슐린에 내성이 생기면 췌장은 같은 효과를 내기 위해 더 많은 인슐린을 분비해야 한다. 그러는 동안 혈당은 계속해서 올라가고, 식사와 다음 식사 사이에 혈당이 더 오래도록 높은 상태로 유지되면서 당이 단백질에 들러붙는, 몸에 위해한 글리케이션 과정이 촉진된다.

인슐린 내성(또는 인슐린 저항성)이 생긴 사람들은 이미 엄청나게 많다. 당신도 이미 그중 한 사람일지 모른다. 당뇨병 전증과 제2형 당뇨병을 포함해 혈당 조절에 문제가 생긴 사람이 미국에서만 50%에 이른다. 특히 당뇨병 전증의 경우에는 무려 8,600만 명이나 된다. 인슐린 저항성이 극에 달한 상태인 제2형 당뇨병은 전에는 인슐린이 아주 조금만 있어도 성취할 수 있었던 상황에 막대한 양의 인슐린을 쏟아부어야 할 때 나타난다. 이렇게 되면 인슐린 분비가 최대치에 이르러도 혈당이 떨어지지 않는다.

그렇다면 당뇨병 전증이나 당뇨가 없는, 인구의 나머지 절반은 어떨까? 문제가 없겠거니 생각할지 모르겠지만, 애석하게도 '정상 혈당'인 사람들 사이에도 인슐린 저항성은 놀랄 만큼 흔하게 나타난다. 병리학자 조셉 R. 크래프트Joseph R. Kraft의 연구로 인해 비정상적인 혈당은 사실 만성적으로 높아진 인슐린의 뒤늦은 신호라는 사실이 알려졌다. 만성적으로 인슐린 수치가 높아지면 기억력이 손상되고 향후에 뇌에 여러 문제가 생길 수 있지만, 그런 증상은 수년에서 심지어 수십 년 동안 일반적인 임상진단 지표(예를 들면 공복 혈당이나 앞장에서 설명했던 당화혈색소검사)에서 검출이 안 될 수도 있다.[3]

당뇨가 나타나기까지

건강한 성인은 평균적으로 하루에 인슐린을 25유닛^{unit}(인슐린의 효력을 나타내는 단위─옮긴이) 분비한다. 하지만 내가 정기적으로 진료하는 당뇨병 환자들은 100~150유닛 이상을 매일 투여 받는다. 그 말은 이들이 당뇨 진단을 받기 전, 수년에 걸쳐서 혈당이 슬금슬금 높아져 췌장이 두세 배로 일을 해왔다는 뜻이다.

인슐린 수치가 높아지면

인슐린은 주요한 동화작용호르몬^{anabolic hormon}으로, 성장과 비축에 알맞은 체내 환경을 조성한다. 열두 시간 동안 꼬박 잡초를 뽑거나 먼 거리에 있는 우물에서 물을 길어 와야 하는 경우라면, 이 호르몬이 에너지(당 형태로)와 아미노산을 근육 조직으로 보내는 유용한 역할을 하게 된다. 먹을 것이 귀했던 시절에는 이런 작용이 우리 몸에 유익했고 심지어 목숨을 구하는 역할까지 했지만, 오늘날에는 그저 '쓸모없는' 지방을 비축할 뿐이다. 일반적으로 과체중인 사람들이 인슐린 저항성을 보일 가능성이 높지만, 만성적으로 인슐린 수치가 높은 상태는 마른 사람들에게서도 흔히 나타난다.

사람들은 대부분 몸이 말랐으면 신진대사가 원활하다고 믿기 때문에 그런 상태를 발견하지 못하고 지나칠 때가 많다. 따라서 의료계에는 과체중이 아니면서 대사증후군이 있는 사람들을 지칭하는 '마른 비만'이라는 용어까지 있다. 이처럼 실제로 몸이 말랐더라도 안으로는 '비만'일 수 있다.

인슐린이 높아진 상태에서는 마른 사람이나 비만인 사람 모두, 몸에 저장한 지방을 에너지원으로 발산하는 과정인 '지질분해'가 제대로 이루어지지 못한다. 어떻게 해서 그런 현상이 나타나는 걸까? 인슐린이 지방 세포를 한쪽 방향으로만 흘려보내는 밸브처럼 작용하기 때문이다. 쉽게 말해 인슐린 수치가 높을 때에는 열량이 지방 세포에 들어갈 수는 있지만 나올 수는 없게 된다. 그러면 지방 세포는 에너지 비축량을 늘릴 때에만 활용된다.

평범한 사람은 하루에 탄수화물을 300g 이상 섭취하는데 그 대부분을 시중에서 판매되는 빵, 페이스트리 같은 가공식품, 첨가당이 든 음료수, 통밀로 만든 과자나 쿠키 같은 정제된 탄수화물 형태로 먹게 된다. 그렇게 되면 몸에서는 인슐린이 끊임없이 생성된다. 그런데 인체의 일부 조직(예를 들면 눈의 신경세포나 심장 근육)은 지방을 에너지원으로 사용하도록 진화했기 때문에 에너지원으로 쓸 지방을 얻을 수 없게 되면 심각한 문제가 발생한다.

근래에 발표된 한 연구는 지방이 눈 속 광수용체의 에너지원으로 사용될 수 있다고 밝혔다.[4] 학술지 〈네이처 메디슨Nature Medicine〉

에 실린 이 연구는 광수용체 세포에 지방산이 공급되지 않으면 노인성 황반변성을 초래할 수 있다고 설명했다. 인슐린이 지방산 분비를 억제한다는 사실을 고려하면, 탄수화물 섭취를 줄이는 것(결과적으로 인슐린 분비를 줄이는 것)이 사람들의 건강을 증진시키는 중요한 생활방식의 변화가 될 것이다.[5]

지방이 케톤체[ketone body] 혹은 짧게 줄여 '케톤'이라고 불리는 화학물질로 분해되기만 하면 심지어 뇌도 지방을 에너지원으로 사용할 수 있다. 케톤은 공복에, 탄수화물 함량이 대단히 낮은 식사를 할 때, 케톤을 생성하는 특정 음식을 먹을 때 높아진다. 그리고 격한 운동을 할 때에도 저장된 포도당이 소진된 이후에 케톤이 생성된다. 게다가 케톤은 신호전달 분자로 쓰여 뇌에서 여러 이로운 역할을 하는 것으로 알려져 있다. 그중에는 뇌에서 중요한 단백질인 뇌유래신경영양인자를 활성화하는 능력도 있다. 그러나 만성적으로 인슐린 분비가 높아진 상태에서는 이런 물질대사가 일어나지 않는다. 케톤과 알츠하이머병 분야의 저명한 학자 샘 핸더슨[Sam Henderson]은 "고탄수화물 식단으로 지질 물질대사가 억제되는 것이 현대식 식단의 가장 해로운 측면이다"라는 의견을 밝히기도 했다. 케톤의 잠재적인 치료와 기능 개선 효과에 대해서는 6장에서 더 자세히 다룰 것이다.

그렇다면 이런 지방산이 제 역할을 하게 만드는 방법은 무엇일까? 바로 인슐린을 줄이는 것이다. 실제로 편두통에 케톤이 어떤 효능이 있는가를 연구하는 이탈리아 학자 케루비노 디 로렌조 Cherubino Di Lorenzo는 이런 비유를 들었다. "지방을 활성화하는 과정 은 몸이 스스로 행하는 생화학적 지방흡입술과도 같다."

노화의 연료, 인슐린

탄수화물 섭취량을 급격히 줄이면 거의 모든 사람에게서 곧바로 이로운 효과가 나타난다. 실제로 탄수화물을 아주 적게 먹는 식이 요법을 실천하면 췌장에서 분비하는 인슐린의 총량이 평균적으로 절반가량 감소하고 단 하루 사이에 인슐린 감수성이 개선된다.[6] 그렇게 되면 불룩 튀어나온 뱃살을 없애는 건 물론, 노화도 늦출 수 있다.

대부분 인슐린 분비량이 만성적으로 높아진 상태는 비만과 노 화를 촉진시키는 것으로 여겨지고 있다. MIT와 하버드 대학교 강 사인 조쉬 미틀돌프Josh Mitteldorf는 저서 《노화의 암호 해독Cracking the Aging Code》에서, "파스타를 한 접시 먹을 때마다 우리는 몸에 살 을 찌우고 노화 과정을 서두르라는 메시지를 보낸다"라고 경고했 다. 소금, 설탕, 전분으로 이루어져 있는 가공식품들을 먹으면 쉽 게 열량 과잉 상태가 되는데, 그럴 경우 세포를 복구하는 작업도 중단된다.[7] 넘치는 열량으로 새로운 세포들을 만들면 되는데 낡은 세포를 굳이 복구하는 수고를 왜 하겠는가?

반면 음식의 공급이 부족하다는 사실을 몸이 인식하면 공복 상태가 끝나더라도 세포를 복구하고 회복시키는 활동과 관련한 유전자 경로가 활성화된다.

건강과 장수에 도움이 되는 이런 경로의 대표적인 예로 'FoxO3'가 있는데, FoxO3는 노년까지 몸의 줄기세포 수를 유지하도록 도움을 주는 유전자다.[8] 줄기세포는 대단히 멋진 세포다. 뉴런을 비롯한 여러 세포로 분화되어 노화 과정에서 생기는 손상을 복구하는 데 도움을 줄 수 있기 때문이다.[9] 실제로 FoxO3의 활성화를 촉진하는 유전자를 한 개 가진 사람은 100세까지 살 확률이 보통 사람의 두 배, 두 개 가진 사람은 무려 세 배나 된다고 한다![10] 그런데 반갑게도 우리가 몸의 인슐린 생성을 조절하는 고삐를 바짝 조이기만 해도 이런 이로운 효과를 상당 부분 모방할 수 있다. 그러려면 단기간 절식하고(이에 관해서는 6장에서 설명할 것이다), 소화 흡수가 빠른 당분을 피하고, 덩이줄기 식물과 곡물에 든 밀도 높은 탄수화물을 가끔씩만 먹는 식으로 식단에 변화를 주면 된다.[11] 참고로 아홉 번째 지니어스 푸드로 소개할 자연산 연어에는 FoxO3를 촉진하는 화합물이 들어 있다.

뇌에 불시착한 탄수화물

이 책을 읽는 분들 중에도 인슐린 분비량이 늘었을 때 나타나는 인지적인 변화를 인식하는 사람이 있을지 모른다. 나는 그런 변화를 확실히 느낀다. 탄수화물 함량이 높은 음식을 먹은 직후에 나타나는 가장 대표적인 증상은 식곤증이다. 음식을 먹고 졸음이 오는 이유는 췌장이 본래 먹을 것이 많이 나는 계절에 몸에 지방을 축적해두어서 식량을 구하기 힘든 시기에 살아남도록 돕는 데 맞춰진, 그다지 정교하지 못한 도구이기 때문이다. 췌장은 몸의 순환계에 쌓인 '쓰레기'를 치우면서 바닥에 혈당을 흘리고 다니거나 배고픔, 피로, 브레인 포그를 유발하기도 한다. 낮에 피로와 졸음이 몰려오면 우리는 그런 증상을 해소하기 위해 탄수화물과 당분이 든 간식을 더 찾게 된다.

인슐린이 만성적으로 높아진 상태에서 생기는 이런 문제들은 점심시간이 한참 지나서까지 이어진다. 현재 학계에서는 고인슐린혈증을 만성 질환의 통합적인 원인으로 지목하는 학자들도 있다. 특히 이 증상이 뇌에 끼치는 영향은 큰 우려를 낳고 있다.[12] 그 대표적인 사례는 인슐린의 영향으로 뇌에 침착되는 '아밀로이드 베타'라는 불가사의한 단백질이다.

아밀로이드 베타라는 이름이 귀에 익다면, 아마도 이 단백질이 알츠하이머병의 원인으로 수십 년간 지목되어 왔기 때문일 터다.

알츠하이머병 환자의 뇌를 부검하면, '잘못 접힌' 아밀로이드 단백질 덩어리로 된 플라크가 가득 들어 있다. 이 플라크를 제거하면 알츠하이머병을 치료할 수 있지 않겠느냐는 생각에서 '아밀로이드 가설'이 대두되었지만, 현재까지 임상 실험에서 플라크를 줄이는 실험적인 치료제들은 병의 진전을 막거나 인지력을 개선하는 효과를 내지 못했다. 이제 과학자들은 '뇌가 아밀로이드의 쓰레기 매립지가 되는 결과를 피할 방법은 무엇인가?'를 고민하기 시작했다.

고탄수화물 식사를 자주 하거나 과도한 열량을 섭취해서 인슐린 분비가 지속적으로 높은 상태라면 아밀로이드를 분해하는 능력이 손상된다. 그 부분적인 이유는 최근 집중 조명을 받고 있는 인슐린분해효소IDE: Insulin degrading enzyme라고 불리는 단백질에 있다. 이름에서 알 수 있듯이 인슐린분해효소는 인슐린 호르몬을 분해한다. 하지만 인슐린분해효소는 이런 본업 이외에 아밀로이드 베타를 분해해서 청소하는 임무도 수행한다. 뇌에 인슐린분해효소가 한없이 공급된다면야 두 가지 임무를 모두 유능하게 해내겠지만, 아쉽게도 그 양은 제한적이며, 인슐린분해효소는 아밀로이드보다는 인슐린을 분해하는 임무를 월등하게 선호한다. 그러다 보니 체내에 인슐린이 아주 조금만 있어도 인슐린분해효소의 아밀로이드 분해 활동이 완벽히 차단되는 것이다.[13]

뇌의 정화는 대개 우리가 잠을 자는 동안 이루어진다. 최근 글라이림패틱 시스템glymphatic system이라는 뇌의 메커니즘이 새로이 발견됐는데, 이 시스템은 수면 중에 뇌척수액을 통해서 아밀로이드 단백질과 그 밖의 부산물들을 쓸어버리는 일종의 식기세척기 역할을 한다. 앞서 언급했듯이 인슐린은 우리 몸이 생체 시스템을 돌보고 관리하는 업무에 지장을 초래하며, 그중에는 수면 중에 진행되는 청소 작용도 포함된다. 그래서 뇌를 청소하는 이런 중요한 임무가 가장 잘 이루어지게 하려면, 잠들기 전 두세 시간 동안에는 음식의 섭취를 막아 체내의 인슐린을 줄여야 한다.

혹시 밥풀이 완전히 말라붙은 밥그릇을 식기세척기로 돌렸더니 세척이 끝난 뒤에도 찌꺼기가 그대로 그릇에 눌어붙어 있는 것을 본 적이 있다면, 화학 개념인 '용해성'의 중요성을 잘 알고 있는 것이다. 아밀로이드는 말하자면 뇌에 말라붙은 밥풀찌꺼기와 같다. 들러붙은 찌꺼기가 씻겨 내려가려면 단백질에 용해성이 있어야 한다. 그렇다면 과연 무엇이 아밀로이드를 바짝 말라붙게 만드는 것일까?

고혈당이 우리 몸에 끼치는 해로운 영향은 끝이 없는 듯하다. 당은 주변에 있는 단백질에 제멋대로 붙는데, 아밀로이드 베타도 예외가 아니다. 아밀로이드에 글리케이션이 일어나면 끈적끈적해지고 용해성이 떨어져서, 분해하거나 씻어내기가 힘들어진다.[14] 2015년에 학술지 〈알츠하이머병과 치매Alzheimer's and Dementia〉에서는, 인지 기능이 정상인 피험자들을 관찰했을 때 인슐린 저항성이 높을수록(만성적으로 혈당이 높다는 사실을 드러낸다) 뇌에 플라크가 많이 생겼다고 보고했다.[15] 더 놀라운 사실은 당뇨가 없는 사람들에게서도 이런 관련성이 유효했다는 점이다. 이를 통해 아주 적은 인슐린 저항성만 있어도 아밀로이드가 쌓일 수 있다는 사실을 짐작할 수 있다.

뇌의 기능을 제대로 유지하려면 인슐린 신호가 잘 조절되어야 한다. 따라서 음식을 섭취할 때와 섭취하지 않을 때 사이의 균형이 대단히 중요하다. 우리 몸은 그런 각각의 상황에서 중요한 보수, 유지 임무를 수행하도록 적응해왔다. 그런데 현대에는 배에 음식물을 가득 채우면서 케톤처럼 중요한 성분이 뇌에 공급되지 못하게 돼 뇌의 플라크가 점점 더 많이 쌓이는 것일지도 모른다. 아밀로이드가 치매의 원인이라고 아직 확실히 밝혀진 건 아니지만 나와 이 책의 공저자인 폴 그레왈 박사는 끈적끈적하게 달라붙어 뇌를 망쳐놓는 이 성분을 줄일 수 있는 일이라면 그 어떤 것이든 하라고 말하고 싶다.

뇌의 당뇨

내 어머니에게 치매가 생기기 전까지만 해도 치매라고 하면 형광등을 밝힌 파스텔톤 건물에서 발을 끌면서 느릿느릿 걷고, 엉뚱

한 대화를 나누고, 음식 투정을 하면서 삶의 말년을 보내는, 나와는 거리가 먼 일로 여겼다. 그러다가 어머니가 50대에 치매 진단을 받는 믿기 힘든 경험을 했지만, 그건 내가 뒤이어 관련 자료들을 찾아 읽으면서 느꼈던 충격에 비하면 그저 예고편에 불과했다는 사실을 깨달았다. 알고 보니 치매는, 최초의 증상이 나타난 시점을 기준으로 길게는 30년 전(그보다 더 먼저 시작된다고 주장하는 학자들도 있다)에 시작된다. 그렇다면 어머니가 병을 진단받을 때 이미 나에게도 똑같은 운명이 드리워졌던 것인지도 모른다. 어머니에게 나타난 흉물스런 정신 질환을 겪을 가능성이 내게도 있으니 말이다.

우리는 이미 인슐린이 어떻게 해서 근육, 지방, 간세포에 포도당이 잘 흡수되도록 작용하는지를 알아보았다. 뇌에서는 인슐린이 시냅스 가소성, 장기 기억 저장, 도파민과 세로토닌 같은 신경전달물질의 작용에 영향을 끼치는 신호 전달 분자 역할을 한다.[16] 또 뇌의 기억 중추인 해마처럼 에너지가 많이 필요한 곳에서 뇌세포가 포도당을 처리할 수 있도록 도움을 준다.

생화학 신호가 지나치게 시끄러워지면 세포들은 신호를 듣는 수용체의 능력을 감소시켜서 스스로를 보호한다. 인슐린의 신호를 듣는 능력이 감소되면 기억을 저장하고, 집중하고, 보상감을 느끼고, 밝은 기분을 즐기는 능력, 그리고 집행 기능을 포함한 인지력에 부정적인 영향을 끼칠 수 있다.

제2형 당뇨병이 생기면 인지 기능이 저하된다는 사실은 이미 많은 의학 논문을 통해 널리 알려졌다. 그뿐 아니라 최근에는 당뇨가 없는 사람들에게도 인슐린 저항성이 집행 기능과 서술 기억력(학습을 통하여 얻은 지식을 저장한 뒤 이를 의식적으로 회상할 수 있는 능력—옮긴이) 부진을 낳는다는 연구 결과들이 발표되고 있다. 참고로 서술 기억은 기억력이 좋은 사람의 이미지로 사람들 대부분이 떠올리는 특성이자 누구든 가지고 싶어 하는 능력이다.[17] 당뇨가 없고 건강한 사람들의 인지 기능을 조사했던 사우스캐롤라이나 의과대학교의 한 연구는, 인슐린 수치가 높은 사람들은 처음 조사를 시작한 시점부터 인지 수행력이 나빴을 뿐 아니라 6년 뒤의 추적조사에서도 나머지 사람들보다 인지 기능이 더 많이 떨어졌다는 사실을 밝혀냈다.[18]

그렇다면 어떻게 인슐린 감수성이나 저항성을 측정하고, 그를 통해 뇌의 능력을 조절할 수 있을까? 알아두어야 할 가장 중요한 기준치는 HOMA-IR Homeostatic Model for Insulin Resistance 다. HOMA-IR는 인슐린 저항성을 의미하는 수치로, '현재 수준에서 공복 혈당을 유지하려면 얼마나 많은 인슐린이 필요한가?'라는 질문에 대한 가장 간단한 답이다. 이 검사는 공복 혈당과 공복 인슐린을 측정하는 간단한 검사로 의사들이 쉽게 계산해서 환자들에게 알려줄 수 있다. HOMA-IR를 계산하는 공식은 다음과 같다.

관련 자료들은 일반적으로 이 수치가 2 이하면 정상이라고 보지만 낮으면 낮을수록 좋다(최적의 HOMA-IR는 1 이하다). 반면 2.75 이상이면 인슐린 저항성으로 분류된다. 관련 연구들은 HOMA-IR가 높으면 지금은 물론이고 세월이 흐른 뒤에 인지 수행력이 더 나빠질 수 있다고 분명히 밝힌다.

인슐린 저항성은 알츠하이머병이 있는 사람들에게서 아주 흔히 나타나는 증상이다. 알츠하이머병 환자의 80%가 인슐린 저항성이 있으며, 이들 중에는 제2형 당뇨 증세가 완전히 발현된 경우도 있고 그렇지 않은 경우도 있다.[19] 관찰 연구들은 제2형 당뇨병이 있으면 알츠하이머병이 생길 가능성이 두 배에서 최대 네 배까지 높아진다고 설명한다. 종합해서 계산하면 모든 알츠하이머병 환자의 50%는 고인슐린혈증을 원인으로 볼 수 있으며, 갈수록 많은 연구원들과 의사들이 알츠하이머병을 '제3형 당뇨병'이라고 부르고 있다.

여기서 명심해야 할 것은 인슐린 수치가 당뇨병이나 당뇨병 전증 기준치보다 낮더라도 만성적으로 높으면 뇌의 수행력을 손상시킬 수 있다는 점이다.

알츠하이머병을 예측하는 혈액검사

인슐린 신호에 관여하는 단백질 중에 IRS-1(Insulin receptor substrate 1)이라는 단백질이 있다. IRS-1은 인슐린 감수성의 하락을 가늠할 수 있는 대단히 민감한 지표로 알려져 있다. 대체로 알츠하이머병 환자들은 혈액 속에 활성화된 IRS-1이 적고 비활성화된 개체수가 더 많다. 그래서 미국 국립노화연구소 연구원들은 증상이 나타나기 전에 간단한 피검사로 발병 가능성을 미리 예측할 수 있을지 알아보았다. 이들이 발견한 결과는 대단히 놀라웠다. IRS-1의 비활성화 비율이 높을 경우(뇌의 인슐린 신호가 손상되었음을 의미한다) 알츠하이머병 발병을 100% 정확히 예측할 수 있었다.[20] 더 놀라운 건, 알츠하이머병의 증상이 나타나기 10년 전에도 이미 이 지표의 차이가 명확히 존재했다는 사실이다. 이 결과를 통해 뇌의 인슐린 감수성을 평생 유지하는 것이 알츠하이머병을 예방하기 위한 중요한 조건임을 짐작할 수 있다.

그러면 어떻게 해야 할까? 신진대사를 개선하는 방법들을 일찍부터 시작하기만 한다면 치매의 발병이나 악화를 늦추는 효과가 있다. 신진대사는 수면, 스트레스, 영양 결핍 등 수많은 요소의 영향을 받지만, 그중에서도 저탄수화물 식단은 신진대사를 개선하는 안전하고 효과적인 방법이라는 사실이 50여 건의 무작위 대조군의 연구들로 이미 증명됐다.

혈당에 관한 착각

인슐린의 급상승이 온종일 빈번하게 장시간 나타나는 상황을 최소화하는 것이 우리의 목표라면 고밀도 탄수화물의 총량을 따져보아야 한다. 고밀도 탄수화물에는 당이 첨가된 음료수, 가공식품, 시럽, 페이스트리처럼 쉽게 예측할 수 있는 식품들이 포함된다. 그런데 우리가 흔히 '혈당 지수가 낮다'고 지칭하는 통알곡도 혈당을 급격히 상승시키는 에너지원이어서 혈류 밖으로 이동하려면 반드시 인슐린의 도움을 받아야 한다. 반갑지 않은 소식이지만, 내가 오랜 세월 주식으로 챙겨먹었던 통밀빵은, GI지수와 GL지수가 모두 설탕보다 높다! 통밀로 만든 식품들은 흔히 정제된 탄수화물보다 '몸에 좋다'고들 말하지만, 정확하게 말하자면 '몸에 덜 나쁘다'고 봐야 옳다.

🔍 실천가이드 Q&A

Q. 그렇다면 곡류, 고구마, 바나나를 비롯한 탄수화물 식품들을 절대 먹어서는 안 된다는 뜻인가요?

A. 그렇지는 않습니다. 저탄수화물 식품이 기본 식단이 되어야 하지만, 가끔은 탄수화물 함량이 높은 식사를 하는 것도 여러 호르몬을 최적화하고 운동 능력을 강화하는 데 도움이 될 수 있습니다. 일반적으로

운동 직후가 탄수화물(고구마나 밥 같은 음식)을 섭취하기에 가장 안전한 시기입니다. 격렬한 운동을 하고 나면 근육이 혈액에서 당을 '끌어당기기' 때문이지요. 운동 후 탄수화물 섭취에 관해서는 6장에서 다시 논의하게 됩니다.

다른 문제점도 있다. GI지수는 해당 음식을 별개로 섭취했을 때를 기준으로 하는데, 예를 들어 그냥 빵만 먹었을 때와 샌드위치를 만들어서 지방과 단백질과 함께 섭취했을 때 끼치는 영향은 확연히 다르다. 이미 지금으로부터 한참 전인 1983년에 과학자들은 탄수화물 위주의 식사를 할 때 지방을 함께 섭취하면 혈당의 급상승은 줄고 인슐린 분비량은 증가한다는 사실을 파악했다.[21] 간단히 설명해서 지방이 췌장을 과잉 반응하게 만들어서 혈액 속의 당이 더 적은데도 인슐린을 더 많이 분비하게 만들 수도 있다는 말이다(그런데 실제로는 지방이 혈액 속에 당이 들어오는 것을 지연시키고, 혈당 상승을 연장시킬 뿐이다)![22] 혈당 관리를 중요히 여기는 사람들은 이런 사실을 토대로 탄수화물 중심의 식사에 지방을 더 많이 추가해야 혈당 급상승을 완화할 수 있다고 생각하지만, 이는 잘못된 정보다.

탄수화물 소화 과정에 호르몬과 신진대사가 끼치는 영향을 논하려면 위의 방법과는 다른 계산법이 필요하다. 과학자들은 현재 두 가지 방법을 연구 중인데, 하나는 GL지수이고 다른 하나는 인슐린 AUC^Area-under-the-curve(곡선의 아래쪽 면적)다. GL지수는 근본적으로 해당 음식 1인분 또는 1회분이 얼마나 많은 당을 혈액에 내보내느냐를 고려하며, 인슐린 AUC는 그 음식이(혹은 식사가) 자극하는 인슐린의 총량이 얼마나 되는지를 따진다. 어떤 한 가지 식품이 혈당을 얼마나 빨리 높이는가보다는, 식사를 했을 때 전체적인 영향을 고려하는 것이다. 일부 연구원들은 지방과 탄수화물을 함께 섭취해서 인슐린 수치를 몇 시간 동안이나 높은 상태로 유지시키는 것보다는 탄수화물을 지방 없이 섭취하면 인슐린 분비량을 재빨리 높여서 더 빠른 속도로 처리할 수 있다고 설명한다.

🍴 무엇이 좋은 탄수화물을 해롭게 만들까?

지난 10여 년 동안 건강 분야에서는 저탄수화물과 저지방 사이에 격렬한 논쟁이 오갔다. 일본 오키나와 주민들처럼 고탄수화물 저지방 식단으로 건강하게 사는 사람들도 있는가 하면 아프리카 마사이족처럼 고지방 저탄수화물 식단으로 건강한 삶을 누리는 사람들도 있다. 서로 배치되는 이 두 사례를 어떻게 받아들여야 할까? 일단 우리가 확실히 알고 있는 건, 전 세계 각지에서 토착민들이 '서구식' 식단에 노출될 경우 곧이어 질병이 발생한다는 사실이다.

그렇다면 무엇이 고탄수화물 식단을 갑자기 건강에 해롭게 만드는 것일까? '건강한' 고탄수화물 식단과 몸에 해로운 서구식 식단 사이의 차이를 살펴보면 몇 가지 중요한 사실을 확인할 수 있다.

- 전통적인 고탄수화물 식단은 당 함량이 높지 않다.
- 전통적인 식단에는 '비非세포' 탄수화물(속해 있던 세포에서 떨어져 나온 전분과 당)이 훨씬 적다. 과일 주스와 과일, 발아 곡물로 만든 '이지키얼Ezekiel' 식빵과 곱게 가루를 내서 만든 식빵의 차이를 생각해보면 된다. 최근의 한 연구에서 완벽히 똑같은 식품을 한 무리의 쥐들에게는 가루를 내서 먹이고 다른 무리는 있는 그대로 먹였다. 어느 무리의 쥐들이 살이 더 많이 쪘을까? 가루를 내서 먹인 쥐들이었다. 어떤 영양소든, 식품은 가공 처리 과정을 거치면 그 즉시 신진대사 체계에 더 해로워진다.

중독성 있는 가공식품에 들어 있는 당분과 지방을 함께 섭취했을 때와 당분만을 섭취했을 때 각각 어떤 해로운 영향이 있는지를 알아내기는 힘들다. 실제로 우리 몸이 소량의 당을 지방으로 만들기는 대단히 어렵지만, 탄수화물이 먼저 몸에 들어와 있는 상태에서 그와 함께 섭취하는 지방은 전부 그 즉시 비축되고, 먼저 들어온 탄수화물이 완전히 소진될 때까지 비축된 상태로 남아 있다. 설상가상으로 탄수화물 섭취로 인슐린 분비량이 크게 늘면서 식사 사이의 공복에 지방이 몸의 에너지원으로 쓰이는 것이 저지된다. 그렇게 되면서 갈수록 더 허기가 지고, 신진대사의 유연성이 상실되기 시작한다.

다음 주제로 넘어가기 전에, 인슐린 감수성을 낮춰서 인슐린 수치를 높이고 혈당 조절 능력을 손상시키는 원인에는 '탄수화물 과잉 섭취' 외에도 수많은 요인이 있다는 사실을 알아두어야 한다. 이런 요인으로는 수면 부족, 유전자, 독성 화학물질 노출, 다불포화지방산 기름 섭취로 유발되는 염증 등이 있다. 관련 연구에 따르면, 건강한 사람이 하룻밤을 꼬박 새우면 그다음 날에 인슐린 감수성에 이상이 생겨서 탄수화물을 전혀 섭취하지 않아도 일시적으로 당뇨병 전증이 나타난다고 한다.

만성적인 스트레스도 그런 요인 중 하나로, 인슐린 체계가 제대로 작동하지 못하게 만든다. 스트레스의 원인은 짐작 가능한 것들도 있지만 개중에는 눈치 채기 힘든 요인도 있다. 가령 현대 사회의 주요 문제 중 하나인 소음공해는 낮은 강도의 만성적인 스트레스를 유발해서 신진대사에 영향을 끼칠 수도 있다. 덴마크의 한 연구는 주거지에 인접한 도로의 소음이 10데시벨 높아질 때마다 당뇨병에 걸릴 위험이 8% 증가한다는 사실을 밝히기도 했다.[23] 수면과 스트레스의 문제는 9장에서 다시 논의할 것이다.

글루텐과 신진대사체계, 친구인가 적인가?

글루텐은 밀, 보리, 호밀에 들어 있는 점착성 있는 단백질이다. 식빵, 케이크, 파스타, 피자, 맥주 등에 들어 있으며 부드럽고 쫄깃한 식감으로 입맛을 돋우는 특성이 있다. 그런데 글루텐을 반기는 건 입이 전부일지 모른다. 최근 연구에 따르면 글루텐은 독특한 염증성 문제를 유발해서 인슐린 감수성을 해치고 탄수화물과 관련 없이 체중을 늘게 만들기도 한다. 실제로 글루텐이 첨가된 먹이를 먹은 쥐는 글루텐이 들어있지 않은 똑같은 먹이를 먹은 쥐들보다 체중이 늘었으며 염증 징후도 발견됐다.[24] 인간이 아닌 쥐를 대상으로 한 실험이어서 결과가 선뜻 받아들여지지 않을지 모르지만, 의심을 거두어야 한다. 학술지 〈질병 모델과 메커니즘Disease Models and Mechanisms〉에 실린 글에서, 연구원들은 쥐를 대상으로 한 소화기관 연구 실험의 신뢰성에 의문을 품는 이들에게 이렇게 설명한다. "전반적으로 포유류의 소화관은 대단히 잘 보존되어 있으며, 종 사이에 존재하는 차이점은 먹는 음식이 다르기 때문에 생겼을 가능성이 크다. 인간과 쥐 모두 잡식성이라는 점을 고려할 때 양쪽이 공유하는 유사성은 대단히 크다."[25]

그에 덧붙여 글루텐이 소화관 이외의 부분에까지 영향을 끼친다는 증거 역시 갈수록 늘고 있다. 이에 관해서는 7장에서 자세히 다룰 것이다.

건강한 삶을 위한 기본 원칙

곡물 섭취를 줄이고, 당분을 배제하고, 감자처럼 인슐린을 자극하는 채소 대신 케일 같은 채소를 먹는 등의 긍정적인 변화는 의지력만 있으면 되는 간단한 일처럼 느껴지기도 한다. 그러나 식단은 우리 대부분이 가장 바꾸기 힘든 일 중 하나다. 식사는 오랫동안 쌓인 습관, 사회적인 영향, 문화적인 규범이 모여서 만들어진 것으로, 우리가 원하는 것과 우리 몸이 원하는 것 모두에 영향을 준다.

불과 몇십 년 전만 해도 사람들은 칼로리를 따지거나 비싼 헬스클럽 회원권을 끊지 않아도 적절한 체중을 유지했다. 지금부터 폴 박사와 내가 함께 만든 '건강한 삶을 위한 기본 원칙'을 소개하려고 한다. 이 원칙을 실천하면 당분과 탄수화물 함량이 높은 음식을 피할 수 있으며, 칼로리를 따지거나 음식에 강박적으로 대응하지 않고도 체중을 줄이는 결과까지 기대할 수 있다. 참고로 음식(칼로리) 섭취가 일시적으로 제한되는 시기는 간헐적 단식이라고 불리는 단식 기간 동안뿐이다. 이에 관해서는 6장에서 설명할 것이다.

잠을 충분히 자고, 스트레스를 받았을 때는 명상하기

스트레스와 수면 부족은 자주 과식하는 사람들의 의지를 쉽게 꺾고 만다. 이에 관해서는 9장에서 자세히 다루겠지만, 여기서 우선 중요한 한 가지만 짚고 넘어가려고 한다.

스트레스를 받았을 때 정제 곡물과 당분을 섭취하면 스트레스 호르몬인 코르티솔cortisol과 뇌의 스트레스 반응을 억제할 수 있다.[26] 하지만 그렇게 되면 자연적으로 코르티솔 분비를 조절하는 몸의 능력에 장애가 생긴다. 이는 당분 섭취에 따른 수많은 중독 증상 중 하나다. 그래서 당분 섭취보다는 코르티솔을 자연스럽게 줄일 수 있도록 아침 햇볕을 쬐고, 명상을 하고, 걷거나 달리기 등의 활동을 하는 것이 좋다.

음식과 관련한 환경을 직접 선택하고 조성하기

만일 당신이 과식을 하는 경향이 있거나 설탕 중독이라면 음식 선택에 책임을 지는 시스템을 마련하자. 즉 냉장고와 식품 보관실을 가공하지 않은 건강한 저탄수화물 식품으로 스스로 채워 넣는 것이다. 이때 몸에 좋은 최상의 식품들만 쇼핑 카트에 담아야 한다는 것을 명심하도록 한다.

물론 모든 상황을 통제할 수는 없다. 아무리 세심히 신경을 써서 환경을 조성하더라도, 사무실 책상에 누군가가 컵케이크를 가져다 놓았을 때처럼 의지력을 최대한 발휘해야 하는 순간은 항상 존재한다. 이럴 때는 그 음식의 본질(음식다운 음식이 아니라는 사실)을 머릿속으로 떠올리면 도움이 된다. 그리고 주변 사람들과의 관계에서 생기는 부담에는 긍정적인 방향으로 대응해보자. 계획했던 식이요법에 위배되는 정크푸드를 친구나 동료가 권하면, 찡그린 표정으로 "먹고 싶지만, 그럴 수가 없어"라고 대꾸하기보다는 미소를 지으면서 "나는 괜찮아!"라고 말해보는 건 어떨까?

나만의 '규칙'을 만들기

건강한 삶을 스스로의 정체성으로 받아들이면서, 나는 나 자신과 협상할 필요 없이 그저 미리 정한 규칙을 따르면 된다는 걸 알게 됐다. 예를 들어 밀로 만든 음식을 안 먹기로 결정함으로써 탄수화물 함량이 대단히 높은 불필요하고 영양가가 적은 식품군을 식단에서 퇴출시켰다. 그 밖에도 '평생 따뜻한 보살핌을 받으면서 자란 가축의 붉은 고기만 먹겠다', 혹은 '당이 첨가된 음료수는 절대 마시지 않겠다', 또는 '가능하면 유기농 제품을 구입하겠다' 같은 규칙을 세울 수 있다. 규칙을 적은 종이는 냉장고에 붙여두고 간식을 찾으러 냉장고 앞으로 갈 때마다 상기할 수 있게 만들자.

'적당히'가 아닌 '단호하게' 행동하기

탄수화물 섭취량을 '적당한' 수준으로 맞추어야 한다는 말을 듣고 타협하는 사람들이 많다. 이를 테면 아침에 머핀을 반 개만 먹고, 저녁에 스파게티를 조금만 덜어 먹는 식으로 말이다. 물론 이런 방법은 평소 식단에 비해 탄수화물 섭취량을 줄일 수 있겠지만, 애초에 몸에 필요하지도 않은 포도당이 주성분인 음식을 여전히 지나치게 먹게 될 뿐이다.

텍사스 대학교에서는 최근 이런 부적당한 지침이 우리에게 어떤 영향을 주는지를 연구했는데, 그들은 식단의 다양성이 클수록(즉 사람들이 먹는 음식들 간의 유사성이 적을수록) 식단의 질이 낮고 건강에 더 안 좋다는 사실을 밝혀냈다.[27] 쉽게 설명하자면, '모든 것을 적당히' 먹으라는 지침을 따른 사람들은 채소 같은 건강한 음식은 덜 먹고, 곡물 사료를 먹인 가축의 고기, 디저트, 탄산음료 같이 몸에 안 좋은 음식들을 더 먹었다. 이 연구의 수석 저자인 다리우시 모자파리안Dariush Mozaffarian은, "이런 결과는 현대식 식단에서 '모든 것을 적당히' 먹는 것이 건강한 음식을 적게 먹는 것보다 더 나쁘다는 사실을 보여준다"고 진술했다

'책임친구' 만들기

내가 즐겨보는 TV 애니메이션에 나왔던 용어를 빌려 설명하자면, '책임친구accountabilibuddy', 즉 진척 상황을 보고할 친구가 있으면 새로운 목표를 달성하는 데 상당히 도움이 된다. 각자 먹은 식사 사진을 서로 보내고, 유혹에 넘어갈 것 같을 때 애타는 심정을 담은 문자를 보내고, 격려를 주고받는다. 지원해줄 친구가 주위에 마땅히 없으면 소셜 미디어를 활용한다. 친구나 팔로워들에게 '뇌의 건강을 되찾겠다'는 목표를 알리고, 정기적으로 식사 사진을 포스팅해서 사람들의 격려를 구한다. 고유의 해시태그를 만들어도

좋다. 나는 #FoodIsInformation이라는 해시태그를 쓴다. 나는 이런 해시태그를 활용해서 유전자에 영향을 끼치고 몸의 건강 상태를 완전히 바꾸어놓는 먹거리의 위력을 강조한다. 친구들은 우리의 성공을 응원하고, 우리는 그 친구들에게 건강을 되찾을 수 있는 동기를 불러일으키며 함께 성장한다.

과학은 계속해서 진화하고 있다. 뇌 분야는 특히 더 그렇다. 1장에서 언급했듯이 치매의 가장 흔한 유형인 알츠하이머병에 대해우리가 알고 있는 사실의 90%는 최근 15년 동안에 밝혀졌다. 그러나 인지 능력을 최대한 발전시키는 방법은 말할 것도 없고, 치매 예방법에 관한 연구도 아직 걸음마 단계다. 만약 이 분야가 과학적으로 완전히 확립되기를 기다리고 있다면, 당신은 수년에서길게는 수십 년 동안 아무 대책도 없이 보내게 될지도 모른다.

만성적으로 혈당(그리고 인슐린) 수치가 높아지면 뇌의 건강이 위태로워질 수 있다는 것을 명확히 드러내는 자료는 이미 상당히 많다. 그런 와중에 곡물이 '건강 증진'에 도움이 된다는 주장은 근거도 없이 끊임없이 대두되고 있다.[28] 우리는 이런 잘못된 정보에 이미 너무 깊이 발을 들였다.

사람마다 탄수화물 내성이 다르겠지만, 기본적으로 탄수화물함량이 낮고 미세영양소와 섬유질이 풍부한 음식을 먹어야 한다.미세영양소와 섬유질은 만성적인 염증에 맞설 무기가 되는 성분으로, 7장에서 자세히 설명할 것이다. 탄수화물이 적게 든 식품으로는 아보카도, 아스파라거스, 피망, 브로콜리, 양배추, 콜리플라워, 샐러리, 오이, 케일, 토마토, 가지 등이 있다. 단백질과 그 밖의 영양소로는 자연산 연어, 달걀, 방사해서 키운 닭, 목초사육우를 섭취하도록 한다.

이런 귀중한 영양소를 뇌에 공급하는 것이 다음 장에서 논할 문제로, 우선은 혈관의 맥을 들여다보는 것부터 시작한다. 자 그럼, 다음 여정에 나설 채비를 단단히 해두자!

○━ 이것만은 꼭 기억하자

- 탄수화물 함량이 높은 식품의 섭취를 최소화해 인슐린 수치가 높은 수준으로 지속되는 상태를 줄이자. 그것만이 염증과 지방 축적을 막을 최선의 방법이다.

- 인슐린은 한쪽 방향으로만 열리는 밸브처럼 지방 세포에 작용해 에너지원으로 축적된 열량이 방출되지 못하게 만든다. 뇌를 포함한 체내의 많은 조직은 일단 지방이 케톤이라고 불리는 화합물로 바뀌기만 하면 지방을 흔쾌히 에너지원으로 사용한다.

- 알츠하이머병에 걸린 사람들의 50%는 만성적으로 인슐린 분비량이 높아지면서 병이 진전된다. 인지 기능 손상은 병이 발견되기

천재의 식단

수십 년 전부터 진행되기도 한다.

- 밀을 포함한 곡물은 혈당을 급격히 높이고 인슐린 분비를 자극하며, 미세영양소도 적다. 생물학적으로 인간은 곡물을 반드시 먹어야 할 필요가 없다.

- 탄수화물은 중요한 영양성분이지만 인슐린 조절에 혼란을 일으키는 원인이 되기도 한다.

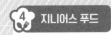

🍫 다크 초콜릿

카카오 열매가 멕시코시티 지역에서 1887년까지 실질적인 통화로 사용될 만큼 귀한 대접을 받았다는 걸 혹시 알고 있는 가? 핀란드인이며 수렵 채집 생활 전문가인 내 친구 테로 이소 카우플리에Tero Isokauppilae에 따르면 카카오는 마그네슘이 가장 풍부한 천연 식품 중 하나라고 한다.

자연 발효 식품인 초콜릿을 섭취해서 얻을 수 있는 이점은 폴리페놀의 일종인 플라보노이드에서 나온다. 코코아의 폴리 페놀은 인지노화 징후를 없애고 인슐린 감수성, 혈관의 기능, 뇌에 들어가는 혈류를 개선하며, 나아가 운동 능력까지 높이는 것으로 알려졌다.[1] 23세에서 98세 사이의 인지력이 건강한 사 람 1,000명 중에 초콜릿을 최소한 일주일에 한 번씩 먹은 사람 은 시공간 기억, 작업 기억, 도형 추리 시험에서 더 좋은 점수 를 받았다.[2] 그렇다면 건강에 좋은 초콜릿을 고르는 방법은 무 엇일까?

우선 영양성분표를 확인해서 '알칼리 처리'를 거치지 않은 코 코아를 사용한 것을 고르자(보통 원재료명을 명시해둔 곳에 표기되어 있다). 알칼리 처리를 거치면 코코아의 식물성 생리활성물질 phytonutrient이 손상되면서, 설탕 덩어리 초코바로 전락하기 때문이다. 설탕의 양도 중요하다. 설탕이 적게 함유된 제품을 고르려면 카카오 함량이 80% 이상인 초콜릿을 선택한다. 그 이하인 제품은 소금, 지방, 설탕, 전분이 많이 포함돼 과식을 조장하는 음식 부류에 든다(밀크 초콜릿과 화이트 초콜릿은 순전히 당분 덩어리다). 카카오 함량이 85%인 양질의 초콜릿을 먹어보면, 큰 초콜릿 한 개를 통째로 다 먹어도 뭔가 부족한 느낌이 드는 것이 아니라 조금만 먹고도 초콜릿을 만족스럽게 즐길 수 있다는 사실을 알게 될 것이다.

그보다 더 좋은 건 집에서 설탕을 전혀 넣지 않고 직접 초콜릿을 만들어서 마음껏 먹는 것이다. 초콜릿 만들기는 생각보다 아주 쉽다. 뒤에 레시피를 소개하는 부분에서 아주 맛있고 건강한 초콜릿 레시피를 소개할 것이다.

섭취 방법 카카오 함량 85%짜리 다크 초콜릿을 매주 한 개씩 섭취한다. 이때 유기농이나 윤리적인 절차에 따라 생산된(공정무역 인증을 받은) 제품을 선택한다.

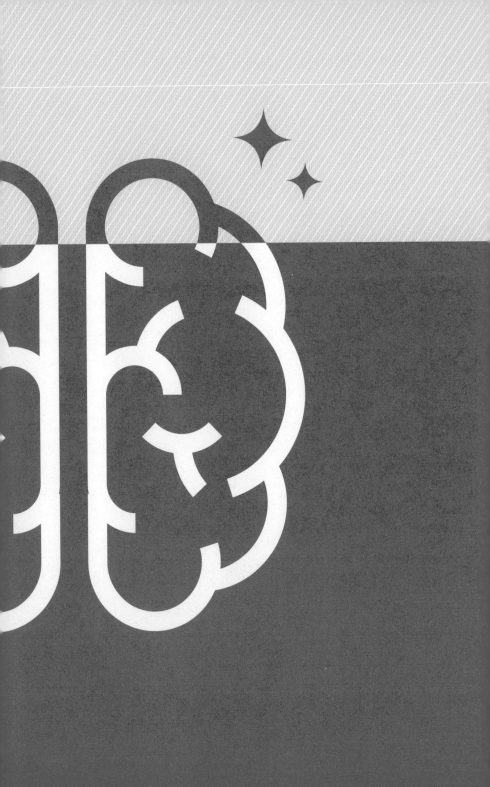

2부

모든 것은 서로 연결되어 있다

Genius Foods

건강한 심장,
건강한 뇌

05

나는 오믈렛을 처음으로 먹었던 때를 어제 일처럼 생생히 기억한다. 내가 7~8세쯤이었는데 어머니는 뉴욕에 있는 아파트 주방에서 달걀을 풀고 계셨다. 외할아버지가 심장병으로 돌아가셨기 때문에 어머니는 심장병을 앓게 될까봐 항상 두려워했다. 내가 자라면서 어머니가 달걀을 드시는 모습을 본 적이 거의 없었던 것은 아마도 그 때문이었을 터다. 콜레스테롤이 많은 달걀노른자는 수십 년 동안 심장병의 주범으로 지목되어 전 국민의 기피 대상이 됐다. 그런데 어느 날 어머니가 맛있는 것을 만들어주겠다며 내게 달걀 요리를 내밀었던 것이다.

어머니는 외할머니에게 받은 아끼는 주물 프라이팬을 불에 올린 다음 불 세기를 조절했다. 그 프라이팬은 옥수수기름이 둘러진 채로 늘 가스레인지 위에 놓여 있었다.* 나는 아일랜드 식탁에 앉아 칼과 포크를 손에 쥐고는 어머니의 요리를 기다렸다. 하지만 생전 처음 맛보는 달걀 요리에 한껏 들떠 있던 내 기분은 어머니의 갑작스런 경고에 일순간 내려앉았다. "달걀을 너무 자주 먹으면 노른자에 있는 지방과 콜레스테롤 때문에 동맥이 막히게 돼!"

몇 년 뒤, 플로리다 남부에서 우리 가족이 휴가를 보낼 때였다. 그곳에서 나는 생전 처음 접한 음식을 또 하나 만났다. 바로 코코넛이었다. 풍성한 식감, 은근한 단맛, 열대 과일의 독특한 향미를 맛보고 나는 그 즉시 코코넛과 사랑에 빠졌다. 열두 살이라는 나름 지긋한 나이였던 나는, 뉴욕 사람들이 플로리다를 그렇게 좋아하는 이유가 코코넛 때문임을 그 순간 이해했다. 하지만 코코넛과의 사랑 역시 "코코넛은 포화지방이 많아서 심장에 안 좋다"는 어머니의 잔소리로 비극적이지만 짧게 끝나버리고 말았다.

눈치 챘겠지만 이번 장에서는 혈관 건강에 관해 자세히 살펴볼 것이다. 이 책의 주제는 뇌의 건강인데 어째서 혈관에 관한 내용을 심도 깊게 다루려는 걸까? 정맥과 동맥은 단순히 심장에만 영

---

* 2장에서 다불포화지방의 취약하고 화학 반응을 일으키기 쉬운 성질에 대해 설명했던 것을 기억하는지 모르겠다. 다불포화지방은 주물 냄비에 잘 들러붙지 않도록 코팅하는 데 유용한데, 코팅막이 형성되는 이유는 이 기름이 산화되어서 철에 쉽게 들러붙기 때문이다. 이는 혈액 안에서 일어나는 것과 완벽히 똑같은 과정이다! 올리브유나 포화지방은 화학적으로 안정되어 있고 쉽게 산화하지 않기 때문에 그런 기름으로는 눌어붙는 것을 방지하는 막을 만들 수가 없다.

향을 끼치는 것이 아니다. 뇌는 약 6,500km로 추정되는 미소혈관계microvasculature를 통해 영양소, 에너지, 산소를 공급받는다. 이 공급망에 문제가 생기면 뇌에 공급되는 혈류량이 줄어들면서 인지력이 손상되고 알츠하이머병과 혈관성 치매에 걸릴 위험이 높아진다. 뿐만 아니라 우리가 일반적으로 노화와 연관 짓는 잠재적인 인지 기능 손실이 발생한다.[1]

드디어 누명을 벗은 콜레스테롤

오늘날에는 역사상 그 어느 때보다도 혈관 건강에 관한 많은 정보를 알 수 있게 되었지만 안타깝게도 많은 의사들이 여전히 '포화지방은 혈관 건강에 적'이라는 시대에 뒤떨어진 조언을 하고 있다. 모든 것이 완벽히 밝혀진 건 아니지만 우리가 주로 먹는 음식 중에 슈퍼 악당이 있으며, 그 악당이 포화지방은 아니라는 사실이 갈수록 분명해지고 있다. 미국 최고의 영양학 전문가이며 소아 식단에 관한 여러 지침서를 공동 저술했던 로널드 크라우스Ronald Krauss 박사는 2010년에 한 메타분석 연구에서 "우리가 섭취하는 포화지방이 관상 동맥성 심장 질환이나 심혈관계 질환의 위험을 높인다고 볼 수 없다"고 결론지었다.[2]

그럼에도 '식단-심장 가설', 즉 콜레스테롤 자체가 심장병을 유발한다는 믿음은 여전히 남아 있다. 이 가설은 플라크가 생기면서 동맥이 딱딱해지고 좁아지는 죽상동맥경화증에 관한 초기의 연구들에서 비롯됐는데, 연구 당시 사체를 해부해보니 플라크들이 콜레스테롤로 채워져 있었던 것이다. 이것이 바로 '지방이 많은 음식을 먹으면 혈관이 막힌다'는 발상의 토대다. 포화지방은 실제로 콜레스테롤 수치를 높이고 콜레스테롤 함량이 높은 음식 또한 당연히 콜레스테롤 수치를 높이기 때문에 이들의 섭취를 줄이는 것이 심혈관계 질환의 예방과 치료의 주요한 초점이 됐다. 하지만 생명은 그렇게 간단하게 작용하지 않는다. 실제 심혈관계 질환에서 콜레스테롤은 대개 무고한 구경꾼에 불과했다. 범죄 현장에 있기는 했지만 콜레스테롤 자체가 악당인 경우는 좀처럼 없었다.

식단-심장 가설의 아버지인 안셀 키즈를 비롯한 많은 식품영양학자들은 하나의 자연 식품을 그 구성요소인 '영양소'로 축소하려고 했다. 하지만 그런 접근 방식을 무조건 탓할 수만은 없다. 비타민 C의 발견으로 괴혈병을 치료했고, 비타민 D의 발견으로 구루병을 예방했던 것처럼 이런 단순한 해법으로 큰 성과를 얻기도 했으니 말이다. '심장마비로 사망한 사람의 동맥에서 콜레스테롤이 발견됐다. 포화지방을 많이 먹으면 혈중 콜레스테롤 수치가 높아진다. 그러므로 포화지방은 혈중 콜레스테롤 수치를 높여서 심장병을 유발한다.'는 식의 이론은 의사들 입장에서도 그럴듯하게 받아들일 정도로 적당히 복잡했고 대중에게 이야기를 전할 수 있을 정도로 적당히 단순했다.

하지만 천연 식품이나 합성 식품으로 뭔가를 만들어보려는 인간의 노력은 음식과 생명이라는 엄청난 복잡성과 상호작용 속에선 잘 통하지 않는다.

2008년 금융위기를 예측하기도 했던 통계학자 나심 탈레브^{Nassim} ^{Taleb}는 이런 거침없는 의견을 제시한다.

> 실험 생물학 연구 대부분은 겉보기로는 '과학적'인 듯하지만, 수학적인 정확성을 요하는 간단한 테스트도 통과하지 못한다. 이는 우리가 보는 것에 어떤 결론을 내릴 수 있고 없는지를 주의 깊게 생각할 필요가 있다는 뜻이다. 차원의 저주(변수가 늘어날수록 추정 정확도가 떨어지는 현상—옮긴이) 때문에 전통적인 과학적 실험 방식을 축소하여 복잡한 체계에 관한 정보를 얻어내기란, 한마디로 불가능하다.

다시 말해서 생물학의 엄청난 복잡성과 우리가 가진 과학적 도구의 한계를 고려할 때 식품에 관한 급격하고 의도적인 변화는 그 어떤 것이든 진지하게 의심해보아야 한다. 미국 정부가 국민 권장 식단에서 지방을 제거했던 일은 바로 이런 덫에 빠져 오류가 있는 과학적 관찰 결과를 성급히 정책에 도입했기 때문이다.

안셀 키즈는 포화지방의 위해성을 증명할 마지막 일격이 되기를 바라면서, 언뜻 보기에 완벽해보이는 연구를 계획했다. 이 연구의 이름은 '미네소타 관상동맥 연구Minnesota Coronary Survey'이며 장기간에 걸쳐 대규모로 이중 맹검(실험의 객관성을 확보하기 위해 진행자와 참여자 모두에게 실험에 관한 정보를 제공하지 않는 것—옮긴이) 무작위 대조군 실험으로 진행됐다. 앞서 2장에서 설명했듯이, 키즈는 역학자였기에 대규모 집단 내의 관련성을 주로 연구했다. 그는 정신병자 보호시설에 있는 9,000여 명을 포함한 많은 사람들을 대상으로 한 이 연구를 통해 포화지방과 심장병 사이에 확고한 인과관계가 있다는 사실을 증명하고자 했다.

키즈와 그의 동료들은 실험 참가자들에게 두 가지 중 하나의 식단을 따르게 했다. 통제 집단은 미국인의 일반적인 식단을 따라서 전체 열량의 18%를 포화지방을 통해 섭취하도록 했고, 나머지는 포화지방을 그 절반만 섭취하고 줄어든 포화지방만큼 부족한 열량은 옥수수기름을 넣은 음식으로 보충했다.

그 결과 5년 동안 옥수수기름을 먹은 집단은 콜레스테롤 수치가 상당히 줄어들었지만 심장병이나 전반적인 사망률에는 전혀 차이가 없었다.[3] 이것은 미국 국민들이 들어왔던 조언과는 크게 모순되는 것이었다. 그런데 이야기는 여기서 끝나지 않는다.

노벨상 수상 경력이 있는 물리학자 막스 플랑크Max Planck는 "과학은 한 번에 하나의 장례식만을 진행한다"라는 말을 한 적이 있다. 이는 과학계의 고압적이고 심한 텃세가 얼마나 뿌리 깊은지를 두고 한 말이다. 미국 국립보건원과 노스캐롤라이나 대학교의 연구원들은 미네소타 관상동맥 연구가 처음 발표되고 거의 30년이 지난 뒤, 안셀 키즈와 가까운 동료이자 논문의 공저자 중 한 명이었으며 지금은 고인이 된 어느 학자의 지하실에서 발표되지 않은 데이터 자료를 발견했다.[4] 그리고 그 자료를 재분석한 결과 옥수수기름 실험 참가자의 혈중 콜레스테롤이 30mg/dl 떨어질 때 사망률이 22% 더 높아졌다는 사실이 밝혀졌다. 또 옥수수기름 섭취 집단은 포화지방 섭취 집단보다 심장병에 걸릴 위험이 5년이라는 기간만 계산했을 때에도 두 배나 높았다. 옥수수기름이 콜레스테롤 수치를 낮추기는 했지만 실제로는 몸에 더 나쁜 결과를 유발했던 것이다!

이런 충격적인 데이터에서 우리가 기억해야 할 점은 옥수수기름이나 다른 가공유, 그리고 당분은 포화지방보다 혈관에 훨씬 더 안 좋은 영향을 줄 수 있다는 사실이다. 의사인 케이트 샤나한Cate Shanahan이 저서 《딥 뉴트리션Deep Nutrition》에서 생생히 묘사했던 것처럼 동맥경화증의 최종 상태는 닭 튀김 껍질 같은 모습이다. 콜레스테롤 수치는 낮을지 몰라도 목숨을 부지하기는 어렵다.

심장 질환의 진짜 범인은?

이제는 진실을 확인할 차례가 됐다. 콜레스테롤은 몸에 꼭 필요한 영양소이며 체내에 존재하는 총 콜레스테롤의 25%는 뇌에서 소비되기 때문에 더더욱 중요하다. 콜레스테롤은 세포막의 주요 구성성분으로 세포의 형태를 유지시키고, 세포 안팎으로 영양소가 원활히 이동할 수 있도록 유동성을 가지며 산화방지제 역할까지 한다. 콜레스테롤은 마이엘린myelin(축삭의 겉을 여러 겹으로 싸고 있는 인지질 성분의 막으로 마이엘린수초라고도 불린다—옮긴이)의 성장에도 꼭 필요하다. 마이엘린은 뇌의 가소성을 유지하고 특히 시냅스 단계에서 신경 자극을 전달하는데, 이 단계에서 콜레스테롤이 공급되지 않으면 시냅스와 수상돌기 가시가 퇴보하게 된다.[5] 뾰족한 나뭇가지 모양의 접점이며 뉴런 간의 의사소통을 촉진하는 수상돌기는 기억을 물리적으로 구현하는 곳으로 알려져 있다.

콜레스테롤이 뇌에 끼치는 역할을 연구하는 세계적인 학자 신연균 박사는 최근 〈미국 국립과학원 저널Proceedings of the National Academy of Sciences〉에 실린 연구에서, 콜레스테롤을 전반적으로 줄이는 약을 사용할 경우(여기서는 스타틴statin이라고 불리는 아주 흔한 종류의 약을 사용했다. 스타틴에 관해서는 이 장의 마지막에 자세히 논할 것이다) 의도치 않은 결과가 뒤따를 수 있다고 경고했다. "뇌에 콜레스테롤이 공급되지 않으면 신경전달물질 분비를 자극하는 시스템에 직접적인 영향을 미친다. 그리고 신경전달물질은 데이터를 처리하고 기억하는 능력(즉 얼마나 똑똑하고 기억력이 좋은가)에 영향을 준다."

대규모 집단을 대상으로 한 연구들은 신 박사의 우려가 사실임

천재의 식단

을 입증했다. 학계에서 칭송받는 '프레이밍햄 심장 연구Framingham Heart Study'는 여러 세대에 걸쳐 진행된 종단 연구로 매사추세츠의 소도시 프레이밍햄 주민의 심장병 발병 위험을 분석했는데, 이 연구에서는 남녀 주민 2,000명을 대상으로 철저한 인지력 검사 또한 실시했다. 그 결과 소위 '정상'인 범위를 넘어선 경우를 포함해 총 콜레스테롤 수치가 높은 축에 드는 사람들이 도형 추리, 주의와 집중, 언어 능력, 집행 기능을 비롯한 인지력 검사에서 더 높은 점수를 받았다.[6] 치매가 없는 노인 185명을 대상으로 한 다른 연구에서는 HDL과 LDL을 합한 총 콜레스테롤과 흔히 '나쁜' 콜레스테롤로 알려진 LDL 콜레스테롤 수치 모두가 보다 나은 기억력과 관련성이 있다는 사실이 밝혀졌다.[7] 심지어 높은 콜레스테롤 수치가 치매 예방에 도움이 될지도 모른다는 주장을 편 경우도 있다.[8]

2만 명을 대상으로 한 최근의 한 연구에서는, 콜레스테롤 억제제(스타틴)를 복용한 사람들은 파킨슨병에 걸릴 위험이 높다는 강력한 증거가 나왔다. 파킨슨병은 퇴행성 신경 질환으로 운동신경에 영향을 준다. 펜실베이니아 주립 허쉬 의과 대학교 신경전문의이자 교수인 쉐메이 황Xuemei Huang은 의료정보 웹사이트 〈메드스케이프Medscape〉와의 인터뷰에서 이렇게 밝혔다. "우리는 높은 콜레스테롤 수치가 파킨슨병에 걸릴 확률을 낮추는 결과와 관련이 있다는 쪽으로 관련 논문들이 무게를 두고 있음을 안다. 따라서 콜레스테롤을 낮추기 위해 스타틴을 사용하면 파킨슨병을 방지하는 효과가 사라질 수도 있다."

콜레스테롤이 체내 기관에서 하는 역할도 뇌에 중요한 영향을 끼친다. 우선 콜레스테롤은 담즙산을 만들 때 필요하다. 담즙산은 뇌를 구성하는 지방과 몸을 보호하는 지용성 영양소를 흡수하기 위해 꼭 필요한 성분이다. 또 테스토스테론, 에스트로겐, 프로게스테론, 코르티솔같이 뇌를 보호하는 많은 호르몬을 합성할 때에도 콜레스테롤이 쓰인다. 콜레스테롤과 햇빛의 자외선 노출이 함께 작용하면 호르몬의 일종인 비타민 D가 형성된다. 비타민 D는 몸속 유전자 약 1,000개의 발현에 관여하는데, 그중 대다수가 건강한 뇌의 기능과 직접적인 연관성이 있다.

 실천가이드 Q&A

Q. 콜레스테롤이 뇌에 좋다면, 더 많이 먹어도 되나요?

A. 콜레스테롤이 들어 있는 음식은 마음껏 먹어도 됩니다. 하지만 뇌에 필요한 콜레스테롤은 자연적으로 생성되기 때문에 일부러 찾아 먹을 필요는 없습니다. 그보다는 체내의 콜레스테롤을 건강하게 유지하고 콜레스테롤 합성에 방해가 될 수 있는 스타틴 계열 약물을 최대한 먹지 않는 것이 중요합니다.

더 이상 달걀노른자를 버리지 말 것

오랜 세월 우리는 지방질의 섭취를 제한해야 한다는 경고를 들어왔다. 하지만 우리가 그렇게 오랫동안 걱정했던 달걀노른자, 새우, 조개 같은 식품은 혈중 콜레스테롤 수치에 끼치는 영향이 아주 미미하다. 음식으로 섭취하는 것보다 훨씬 많은 양의 콜레스테롤이 체내에서 만들어지기 때문이다. 쉽게 말해 보통 사람은 달걀노른자 네 개에 들어 있는 양의 콜레스테롤을 매일 만들어낸다! 그런데도 여전히 달걀노른자 대신 설탕이 든 시리얼, 인스턴트 오트밀 같은 음식이나 달걀흰자로만 오믈렛을 해서 먹으라는 조언이 심심치 않게 들린다. 크레디트 스위스Credit Suisse가 실시한 최근 설문 조사에서 영양학 전문가의 40%, 가정의학과 의사의 70%가 여전히 콜레스테롤이 많이 든 음식이 심장에 안 좋다고 믿는 것으로 나타났다.[9] 조사를 진행했던 연구 저자들은 이렇게 설명했다.

> 콜레스테롤 함량이 높은 식품(예를 들면 달걀)을 먹는 것에 대한 우려는 근거가 전혀 없다. 음식으로 섭취하는 콜레스테롤과 혈중 콜레스테롤 수치에는 기본적으로 연관성이 없다. 이 사실은 이미 30년 전에 알려졌으며, 이후로도 몇 번이고 되풀이해서 증명됐다. 콜레스테롤이 많이 든 음식은 전반적인 건강에 악영향을 끼치지 않으며, 심혈관 질환을 일으키지도 않는다.

식품으로 섭취한 콜레스테롤은 해가 되지 않으며 대부분의 사람들에게는 전혀 문제되지 않는다. 이제는 미국 식품의약국^{FDA}조차 최근에 발표한 미국인 식단 가이드라인에서 콜레스테롤을 '우려되는 영양소' 항목에서 제외함으로써 이 시대에 만연했던 잘못된 믿음의 큰 뿌리를 뽑았다.

앞서 언급했듯이 체내에 순환하는 대부분의 콜레스테롤은 몸에서 만들어진다(대부분을 간에서 만들며 뇌에서도 일부 만들어진다). 그래서 콜레스테롤을 적게 먹으면, 콜레스테롤을 더 많이 만들라는 신호가 간에 전달된다. 문제는 몸에서 만드는 콜레스테롤을 우리가 건강하게 관리하지 못할 경우 그것이 질병과 이어질 수도 있다는 사실이다.

간에서 콜레스테롤이 생성되면 그 대부분은 '버스'를 타고 몸 전체로 수송된다. 이 버스에 비유할 수 있는 것이 바로 저밀도 지질단백질^{low-density lipoprotein}, 즉 LDL 분자다. LDL 콜레스테롤은 흔히 '나쁜 콜레스테롤'로 불리지만, 사실 이 분자는 콜레스테롤 분자가 아니며 당연히 몸에 나쁘지도 않다(최소한 처음 수송될 때에는). LDL 분자는 단백질로 이루어진 매개체로, 콜레스테롤이나 트리글리세리드^{triglyceride} 같은 지용성 분자들이 혈액에 용해되도록 돕는 필수적인 성분이다. 무게로 따졌을 때 피의 92%는 물인 셈인데, 잘 알고 있듯이 기름과 물은 섞이지 않는다. 다시 말해서 지질단백질은 용해력 문제를 해결하기 위한 자연의 해법인 것이다.

방금 설명한 내용은 몸에서 콜레스테롤이 어떻게 만들어지는지를 설명한 아주 기초적인 모델이다. LDL과 질병의 관계를 이해하려면 우선 A와 B라는 두 개의 고속도로를 머릿속에 그려보자. 이두 고속도로를 통해 직장으로 각각 100명씩 출근한다. A고속도로는 그 100명이 각자 차를 운전해서 이동하기 때문에 통행하는 차량이 총 100대다. 반면 B고속도로는 그 100명이 버스 다섯 대에 나눠 타고 지나간다. 따라서 A고속도로에 비해 B고속도로는 교통사고, 연쇄충동, 교통정체 등 문제가 발생할 가능성이 낮다. 당신이라면 출근할 때 어떤 고속도로를 이용하겠는가? 특별히 자신이나 타인을 학대하는 기질이 있는 게 아니라면 분명 B고속도로를고를 것이다.

🍴 진화하는 콜레스테롤 검사법

일반적인 콜레스테롤 검사는 도로에 있는 모든 차량의 무게를 재는 방식으로 도로 상황을 추정하는 것과 마찬가지다. 그렇게 되면 버스 한 대와 자동차 다섯 대의 무게가 같아서 서로 그 둘 사이의 차이를 구별할 수가 없다. 그런데 반갑게도 이제는 도로에 있는 차량의 총 대수를 측정하는 매우 유용한 검사법이 나왔다.

LDL 분자 수는 핵자기공명NMR이라고 불리는 검사로 지질 성분을 확인해서 얻을 수 있다. LDL 분자 수는 LDL 분자의 총 개수, 고속도로의 비유로 따지면 도로에 있는 차량 수를 의미하는 것으로, 연구 결과에 따르면 콜레스테롤의 위험을 더 정확히 예측할 수 있다고 한다. 고속도로 비유에서처럼 LDL 분자의 수도 다른 모든 조건이 동일할 경우, 개수가 적을수록 좋다.

설명했던 대로 B고속도로에서는 콜레스테롤 승객이 모두 버스를 타고 출발한다. 이 버스들은 LDL 분자로, 승객이 많이 탄 덕분에 '크고 복슬복슬'하다. 이 분자는 태워온 승객들을 내려주고 나면 자동차와 비슷한 크기로 줄어들어서 '작고 조밀해진다'. 몸이 건강할 때는 작아진 이 분자들이 간으로 돌아가고 오래지 않아 재생된다. 그러나 두 가지 부적응 사례가 생기면 혈액 속에 작고 조밀한 분자들이 가득 차게 된다. 이런 상태는 체내 재생에 문제가 생겼다는 신호다.

두 가지 부적응 사례 중 첫 번째는 산화되거나(혈류에서 오랜 시간을 보내면서 산화 부산물에 노출되는 경우) 당 분자가 들러붙어서(3장에서 설명했던 글리케이션이 나타나는 경우) LDL 분자가 손상을 입는 것이다. LDL 분자들이 손상되면 수송해야 할 조직(예를 들면 지방이나 근육 세포)과 간의 재생센터 양쪽 모두가 분자를 인식하는 데 어려움을 겪는다. 마치 휘어진 열쇠로 문을 열어보려고 애쓸 때처럼

천재의 식단

LDL 분자가 자리에 들어맞지 않는 것이다. 그렇게 되면 이 손상된 LDL은 혈류 안에 갇히고, 결국에는 동맥의 혈관 벽에 안착한다. 그 결과 총 콜레스테롤 수치가 높아지게 되지만 분자들이 작고 조밀할 경우 총 콜레스테롤 수치는 거의 변화가 없거나 그다지 많이 높아지지 않는다. 콜레스테롤 수치가 높지 않은데도 심장 마비를 일으키는 사람이 그토록 많은 이유가 바로 여기에 있을지 모른다.

두 번째 부적응 사례는 열쇠 구멍 자체가 막혀버린 경우다. 가공이 많이 되었거나 탄수화물 밀도가 높은 식품을 지나치게 많이 섭취하는 등의 이유로 간에 산화 스트레스가 집중되거나 과부하가 걸리면서 일어난다. 기본적으로 간이 탄수화물(혹은 탄수화물과 지방을 함께), 술, 그 밖의 독소를 소화하고 있을 때에는 지질단백질의 재생을 우선하지 않는다. 또 근육 세포처럼 콜레스테롤 공급이 필요한 조직에 이미 영양소가 공급되었으면 지나가는 LDL 분자에게 "고맙지만 지금은 필요 없다"고 반려한다. 둘 중 어느 쪽이든 LDL 분자가 혈류에서 더 오랜 시간을 보내게 되고 그만큼 산화 부산물과의 접촉도 늘어나면서 혈관 벽에 붙을 가능성이 커진다. 이는 고탄수화물 저지방 식이요법을 따랐던 여성들이 총 콜레스테롤이 변하지 않는데도 불구하고 산화 콜레스테롤 수치가 27%나 높아졌다는 최근의 한 연구로 입증됐다.[10]

간의 재생능력을 극대화하는 요령

간의 처리 부담을 완화하면 지질 성분이 더 건강해진다. 특히 유전적으로 초고지방이나 고포화지방 식단에 남달리 반응하는 일부 사람들에게는 더욱 그렇다. 알츠하이머병 발병률이 높아지는 것과 관련 있는 ApoE4 유전자는, 그 유전자를 보유한 사람들 중 약 25%가 포화지방에 대한 과도한 혈액-지질 반응을 촉발한다고(즉 LDL이 높아진다고) 받아들이는 학자도 있다.[11] 이 메커니즘이 완벽히 파악된 것은 아니지만 연구원 중에는 간의 LDL 재생이 감소하면서 LDL이 순환하는 데 시간이 더 걸리고, 더 작아져서, 결국 문제를 일으키는 것이라고 추측하는 사람도 있다. 그렇다면 여기서 간을 LDL 재생의 대가로 만드는 데 도움이 될 몇 가지 요령을 소개해본다.

- 인슐린 감수성을 회복한다. 통밀을 포함한 모든 가공 곡물, 염증을 유발하는 기름 종류, 첨가당, 특히 과일 주스, 아가베, 액상과당을 식단에서 빼고, 탄수화물이 많이 든 채소와 과일의 섭취를 줄인다.
- 엑스트라버진 올리브유를 더 많이 섭취한다. '건강에 좋은' 탄수화물로 구성된 식단에 비해 단일불포화지방이 많은 식단은 지방간 위험을 4.5배 낮췄다. 아보카도와 마카다미아너트, 엑스트라버진 올리브오일은 단일불포화지방의 훌륭한 공급원이다.
- '첨가된' 포화지방의 섭취를 줄인다. 포화지방은 간에 있는 LDL 수용체를 줄이고, LDL을 늘린다.[12] 버터, 코코넛오일을 지나치게

많이 먹는 것은 피하고 목초사육우 같은 건강에 좋은 자연식품을 섭취하자.

- 섬유질이 풍부한 채소를 많이 먹는다. 섬유질은 탄수화물과 지방의 흡수를 모두 늦추어 간이 소화하는 데 쓰는 시간을 늘려준다.
- 술을 줄이거나 아예 마시지 않는다. 맥주 여섯 캔을 마시면, 건강한 젊은 남성이라도 그 즉시 간에 지방이 쌓인다.
- 매주 1~2회 운동을 한 뒤에 저지방 고탄수화물 음식을 먹는다. 일단 인슐린 감수성이 회복되고 나면, 인슐린은 간의 LDL 재생 기능을 '작동' 시키는 데 쓰이기도 한다. 이때 고구마나 현미처럼 과당이 적은 식품을 선택하면 좋다.

독성이 생긴 LDL 분자 중 하나가 혈관 벽을 뚫으면, 부착 분자들이 배출되어 부상 입은 곳을 방어한다. 그리고 시토카인cytokine이라고 불리는 다양한 전前염증성 메신저들이 분비되고, 면역 체계에 비상벨이 울린다. 이렇게 되면 면역 세포들이 전투 현장에 모여들고 서로 들러붙어 '거품세포foam cell'를 만든다. 거품세포 여러 개가 합쳐지면 다른 면역 세포와 마찬가지로 특유의 지방줄무늬를 형성하는데, 이 지방줄무늬는 시간이 흐르면 플라크가 되어서 동맥 벽의 기능 장애를 초래할 수 있다.

LDL 산화 과정은 동맥경화증 발생에 중요한 역할을 하는 것이 분명한데 동맥은 정맥과 달리 압력이 높은 환경에서 산화된 혈액을 수송하기 때문에, 작고 조밀한 LDL 분자가 손상을 입고 혈관 벽에 달라붙기에 알맞은 토대를 제공한다. 많은 사람들은 심장 발작을 최악의 시나리오라고 생각하지만(심장 발작은 심장을 둘러싼 동맥에 플라크가 형성되어 생긴다) 사실 동맥경화는 체내 어디에든 생길 수 있으며 뇌에 산소를 공급하는 미소혈관에도 생긴다. 그것이 바로 혈관성 치매로, 뇌에 아주 경미한 뇌졸중이 많이 발생하는 증상이다.[13] 그리고 혈관성 치매는 알츠하이머병에 이어 가장 흔한 치매 유형이다.

그런데 '나이 든 사람들만' 걸리는 뇌 질환을 남의 일처럼 생각하는 젊은 사람들은 어떨까? 이런 세밀한 배수 설비 과정이 과연 그들의 인지 기능에도 영향을 끼칠 수 있을까? 내 동료이며 코넬대학교 의대와 뉴욕장로병원에서 알츠하이머병 예방클리닉을 운영하는 리차드 아이작슨Richard Isaacson 박사는 작고 조밀한 LDL 분자의 분포가 높은 환자에게 인지력 검사를 실시했는데, 그 결과 사고의 명확성, 집중력, 정신적 유연성 같은 능력의 집행 기능이 기대치보다 낮은 경우를 수없이 목격했다. 정확한 작용 원리는 밝혀지지 않았지만 위에서 이야기한 현상이 어떤 식으로든 영향을 끼친다고 보아도 좋을 듯하다.

뇌에 흘러드는 혈류 증가시키기

뇌는 산소를 대단히 많이 소비한다. 매번 들이쉬고 내쉬는 숨의 25%는 뇌에 필요한 산소를 공급하는 데 투입된다. 그리고 혈중 지질 농도를 건강한 수준으로 유지하면 인지력을 작동시키는 힘 또한 유지시킬 수 있다. 다행히 뇌에 더 많은 건강한 혈류가 유입되게 만드는 방법은 더 있다.

- 다크 초콜릿을 먹는다. 다크 초콜릿에 든 폴리페놀이라는 화합물은 뇌의 관류灌流, 다시 말해 뇌로 들어가는 혈액의 흐름을 증진시킨다는 사실이 입증됐다. 네 번째 지니어스 푸드에서 알아보았듯, 반드시 코코아 함량이 최소 80% 이상인 초콜릿(이상적으로는 85% 이상이다. 코코아 함량이 높다는 건 그만큼 설탕이 덜 들었다는 뜻이다)을 골라 먹고, 항산화 성분의 효력을 축소시키는 알칼리 처리를 거치지 않았는지 확인한다.

- 곡물, 설탕, 녹말을 제거한다. 뇌가 에너지원으로 지방(더 정확하게 말하면 케톤체)을 쓰게 만들면 혈류를 최대 39%까지 늘릴 수 있다.[14] 이에 관해서는 다음 장에서 자세히 다룬다.

- 칼륨을 더 많이 먹는다. 칼륨이 풍부한 식품은 아보카도(아보카도 한 개에는 바나나 한 개보다 칼륨이 두 배 더 많이 들어 있다!), 시금치, 케일, 비트 잎, 근대, 버섯, 그리고 믿기 힘들겠지만 연어다.

- 질산염이 풍부한 음식을 충분히 먹는다. 일산화질소는 혈관과 동

심장병이 장에서 시작된다고?

몸 안 깊숙이 자리한 내장에는 어마어마한 세균이 모여 산다. 이 세균은 대개 친화적이며 겉으로 드러나지 않는 방식으로 우리 삶을 증진하는 데 기여한다. 하지만 우리가 각자의 집(몸)을 관리하는 데 소홀하면 세균 파편이 순환계에 번지면서 심각한 문제가 발생할 수 있다. 실제로 몸에 작고 조밀한 LDL 분자들이 지나치게 많아지는 이유 중 하나가 바로 건강하지 못한 내장 때문이다.[16]

평범한 세균 성분 중에 내독소로 알려진 지질다당류, 즉 LPS^{Lipopolysaccharide}라는 것이 있다. 정상적인 조건에서는 부식성이 강한 염산이 위에서 안전히 유지되는 것과 마찬가지로 내독소도 장 내에서 안전하게 자리한다. 하지만 위장과는 달리 위장 아래쪽은 영양소가 순환계로 활발히 수송되는 장소다. 몸의 순환계는 상당히 까다롭고 조심스러운 체계이지만, 서구식 식단과 생활방식의 영향으로 이런 과정을 제어하는 장벽에 작은 구멍이 많이 생기면서 LPS가 스며들게 된다.

그런 피해에 대처하기 위해 우리 몸이 하는 일 중 하나는 LDL 콜레스테롤 매개체를 보내서 구조하는 것이다. LDL 분자는 LPS-결합 단백질이라고 불리는 결합 지점을 가지고 있어서 이탈한 LPS를 빨아들일 수 있기 때문에 항균 기능을 한다고 알려져 있다.[17] 염증 신호를 통해 LPS가 순환계로 들어왔다는 것이 감지되면 간은 LDL의 생성을 늘린다. LDL은 마치 화재 진압을 위해 나선 소방관처럼 LPS를 감싸서 중성화한다. 그러므로 만성적인 '누수'가 생긴 내장은 LDL의 양을 높이 끌어올린다. 게다가 일단 LDL이 LPS와 결합한 뒤에는 간이 독성 물질을 운반하는 분자를 처리해야 하는데, 내독소는 간의 이런 능력을 저하시켜 이중고에 처하게 만든다. 바로 이런 이유 때문에 갈수록 많은 심장병 전문의들이 심장병이 장에서 기인한다고 믿는다.[18]

LDL 수치를 정상 수준으로 유지하기 위해 장의 건강을 지키는 방법을 몇 가지 소개한다.

* 섬유질을 많이 섭취한다. 시금치나 케일 같은 암녹색채소들은 훌륭한 섬유질 식품이다. 덧붙여 아스파라거스와 아티초크의 일종인 선초크sunchoke, 그리고 마늘, 양파, 그리고 양파의 리크leek와 마늘류도

섬유질이 풍부하다. 소화하는 데 무리가 가지 않도록 적은 양에서 시작한 뒤 차차 늘려나가자.

* 가공하지 않은 프로바이오틱스probiotic(적당량을 섭취했을 때 인체에 이로움을 주는 살아 있는 세균을 총칭하는 말—옮긴이)가 들어 있는 식품을 찾아 먹는다. 김치, 사우어크라우트sauerkraut(양배추를 발효해 만든 독일식 김치—옮긴이), 그리고 내가 개인적으로 가장 좋아하는 발효 음료인 콤부차kombucha 등이 훌륭한 프로바이오틱스 식품이다.

* 폴리페놀을 많이 섭취한다. 폴리페놀은 우리 몸과 장에 사는 미생물에게 직접적으로 유익한 작용을 한다. 폴리페놀이 풍부한 식품으로는 엑스트라버진 올리브오일, 커피, 다크 초콜릿, 베리류 등이 있다. 또 양파는 내장의 보호벽 기능을 강화하는 데 아주 좋다.

* 당의 섭취를 줄인다. 유기농 설탕이든 아가베 시럽이든 액상과당이든 관계없이, 과당은 장의 투과성을 높일 뿐 아니라 LPS가 순환계로 침투해 들어오기 쉽게 만든다(설탕 성분인 수크로오스는 50%가 과당이고 50%가 포도당, 아가베 시럽은 90%가 과당, 액상과당은 55%가 과당이다)[19]. 당분이 적은 천연 과일은 장의 투과성에 맞설 저항력을 키우는 데 도움이 되는 영양소와 섬유질이 많이 들어 있기 때문에 먹어도 좋다.

* 밀과 가공식품을 식단에서 배제한다. 글루텐은 밀에 들어 있는 단백질로 수많은 가공식품에 첨가된다. 그런데 이런 글루텐은 장의 내벽에 생긴 구멍을 넓힐 가능성이 있다. 게다가 섬유질을 적게 섭취하고 가공식품에 흔히 쓰이는 첨가제를 많이 먹을 경우 한층 심각한 악영

향이 생긴다. 이 주제는 7장에서 더 자세히 다루기로 하자.

 닥터 그레왈의 노트

좋은 것, 나쁜 것, 그리고 아주 추한 것

의대에 진학하기 전에는 '좋은 콜레스테롤'과 '나쁜 콜레스테롤' 이야기가 나오면 따분해서 두 눈이 게슴츠레해지고는 했다. 나는 지금도 의사들이 '좋은 콜레스테롤'과 '나쁜 콜레스테롤' 이야기를 꺼내면 여전히 눈을 게슴츠레하게 뜨지만, 예전과는 다른 이유에서다. 인체의 신비로운 세계에서 단순히 '좋다, 나쁘다'는 표현이 얼마나 터무니없는지 알기 때문이다.

앞서 LDL 설명에 공을 들였던 이유가 있다. 다른 모든 조건이 동일할 경우 더 많은 LDL 분자가 혈액 속을 오래 떠다니는 것은 병이 생길 위험이 그만큼 높아진다는 의미이기 때문이다. '좋은 콜레스테롤' 인 HDL 분자는 일종의 청소차 같은 기능을 하므로 건강에 유익하다고 알려져 있다. HDL은 몸 구석구석을 다니며 남아도는 콜레스테롤을 수거해서 간으로 되돌려 보낸다. 그러면 회수된 콜레스테롤은 간에서 담즙으로 바뀌어 배출된다. 사실 LDL/HDL 또는 HDL/트리글리세리드 triglyceride 비율이 낮은 것이 단순히 '나쁜 콜레스테롤'이 많은 것보다 심장병 발병과 더 밀접한 관련이 있다. 흥미롭게도 포화지방은 체내의 LDL 양을 늘리기는 하지만 HDL도 함께 늘려서, 심혈관에 양호한 지질

단백질 비율을 유지한다.

HDL의 다른 기능들은 아직 밝혀지는 중이다. 기본적으로 HDL은 강력한 항산화제와 항염제 역할을 하고, 혈관이 막힘없이 활발히 작동하게 돕는 산화질소의 생성을 촉진해서 혈관 건강을 도모한다.

그렇다면 어떻게 해야 HDL이 더 효과적으로 기능하게 만들 수 있을까? 짐작했을지 모르지만, 바로 저탄수화물 식이요법이다. 미국의 경우 성인 두 명 중 한 명꼴로 대사증후군이 있는데, 이런 사람들은 일반적으로 HDL 수치가 낮고 트리글리세리드 수치는 높으며, 혈압과 혈당이 높고 복부지방이 많다. 이럴 때 저탄수화물 고섬유질 식사를 하면 이 모든 요인을 거꾸로 되돌려 물질대사를 회복할 수 있다. 혈당이 정상보다 아주 약간 높다는 것만으로도 심장 발작과 뇌졸중이 생길 위험이 15% 높아진다는 점을 생각하면 더 이상 고민할 필요가 없다.

골치 아픈 문제, 스타틴

콜레스테롤을 둘러싼 공포가 널리 퍼지면서 나타난 현상 중 하나는 스타틴 종류의 콜레스테롤 억제제 처방이 급증했다는 점이다. 스타틴은 전 세계에서 가장 많이 처방되는 계열의 약이 되었으며 약 2,000만 명의 미국인이 스타틴을 복용하고 있는 것으로 알

천재의 식단

려져 있다. 그중 가장 많이 팔리는 약은 로수바스타틴^{rosuvastatin}으로, 미국 내 약 판매량 순위에서 자주 1위에 오른다.

내 어머니는 인지력 감퇴 징후가 나타나기 한참 전부터 이 계열의 약을 복용했다. 어머니가 다니던 병원의 의사가 정상보다 높아진 콜레스테롤 수치를 관리해야 한다고 판단하면서 내린 결정이었다(어머니가 심장 발작이나 뇌졸중을 겪은 적은 없었다). 내가 로스앤젤레스에 살던 시절이라서 약을 먹기 시작했다는 소식을 전화로 전해 들었는데, 그때 나는 이 약이 크게 위험하지는 않으며 '나이가 드는' 과정에서 예사로 거치는 과정이겠거니 생각했다. 게다가 의사가 직접 처방한 약이니 무엇보다 안전하다 믿었다.

그런데 앞에서 언급했던 것처럼 나중에 알고 보니 스타틴은 자동차 안전띠처럼 큰 해가 따르지 않는 보호수단이 아니었다. 스타틴을 복용하면 우리가 모르는 의도치 않은 부작용이 흔히 생긴다.

정신과 의사이자 내 친구인 켈리 브로건^{Kelly Brogan}은 이를 부작용이 아니라 "효과"라고 잘라 말한다. 앞서 들었듯이 콜레스테롤은 면역 작용, 호르몬 합성, 뇌 기능 향상 등 많은 중요한 기능을 한다. 관련 증거에 따르면 스타틴은 총 LDL 수치를 감소시키기는 하지만, 쉽게 산성화되기 때문에 가장 위험한 '작은 LDL'을 줄이는 데에는 별로 도움이 되지 않는다. 스타틴이 간에서 생성되는 LDL의 양을 줄이기는 해도 근본적인 LDL 재생 문제는 해결하지 못하기 때문이다. 일부 연구에서는 스타틴이 작고 조밀한 LDL의 비율을 오히려 높일 수도 있다는 사실까지 증명되고 있다.[20] 그러나 많은 의사들은 처방전을 쓰기 전에 LDL의 유형을 구분하지 않는다.

앞서 등장했던 신연균 교수는 콜레스테롤을 낮추는 약물이 뇌의 콜레스테롤 생성까지 줄일 수 있음을 입증한 학자 중 한 사람이다. 아이오와 주립대학교에서 발행한 글에서 그는 "간의 콜레스테롤 합성을 저해하는 약을 복용해서 콜레스테롤을 낮추려고 하면 그 약은 뇌로도 이동한다. 그리고 뇌에 필요한 콜레스테롤의 합성을 줄인다"라고 말했다. 뇌의 대부분은 지방으로 만들어지기 때문에 지방과 친화성이 큰 스타틴은 뇌에 침입하기가 더 쉽다. 아토르바스타틴atorvastatin, 로바스타틴lovastatin, 심바스타틴simvastatin은 지방 친화성이 있으며, 혈액−뇌 장벽을 더 쉽게 건너다닐 수 있다. 친유성 있는 이런 약이 인지적인 부작용을 초래하고 극단적인 경우에는 치매와 비슷한 상태에 이르게 만든다고 보고한 연구들은 수없이 많다(참고로 내 어머니에게 인지적인 이상 징후가 처음 발생했을 때 복용한 약은 로바스타틴이었다).[21] 반면에 프라바스타틴pravastatin, 로수바스타틴rosuvastatin, 플로바스타틴fluvastatin은 친수성(물 친화성)이 있는 약으로 조금 더 '안전한' 선택일지 모른다.

스타틴은 뇌의 대사에 중요한 영양소인 코엔자민Q10CoQ10도 낮춘다. 다음 장에서 설명하겠지만 뇌의 물질대사는 지극히 중요하며 이런 물질대사가 감소하는 현상은 알츠하이머병의 잠복기에 가장 먼저 나타나는 특징적인 증상이다. 코엔자민Q10은 지용성 항산화물질로 산화 스트레스를 억제하는 데에도 도움이 된다. 스타틴을 복용해서 코엔자민Q10이 줄어드는 결과는 산소와 다불포화 지방이 풍부한 지방에는 안 좋은 소식이 될 수도 있다.[22]

 닥터 그레왈의 노트

우리가 스타틴에 진저리를 치는 이유

스타틴을 맨 처음에 개발하게 된 이론적 배경이자 그 효용성을 뒷받침하는 가장 유력한 근거는 2차적인 피해 예방이었다. 즉 스타틴은 심장 발작을 한 번 겪은 사람의 재발을 예방하려는 목적에서 개발된 약이다. 하지만 이제는 심장에 문제가 없어도(혹은 그런 경험이 전혀 없어도) 고콜레스테롤혈증hypercholesterolemia이라 불리는 콜레스테롤 수치가 높아지는 '질병'을 진단받은 사람들에게 이 약이 쓰인다. 여기서 중요한 점은 콜레스테롤 수치가 높아서 스타틴을 복용하는 사람들 대부분은 생명에 지장이 없다는 사실이다. '일부' 환자들에게 분명히 도움을 주긴 하지만 그런 '한 사람'의 환자를 위해서 유익함은 전혀 없고 부작용만 있는 이 약을 잠재적으로 건강에 전혀 문제가 없는 수백 명의 사람들에게 처방하고 있는 것이다.

약의 전반적인 효용을 측정하는 방법 중 하나는 NNTNumber needed to treat(1명의 치료 효과를 올리기 위해 필요한 치료 환자 수)를 확인하는 것이다. 자동차 안전띠를 예로 들어 생각해보자. 요즘에는 예방을 위해 사람들 대다수가 안전띠를 착용한다. 그 효과를 입증하는 증거가 이미 무수히 나와 있으며, 심각한 부작용 위험은 '제로'에 가깝다. 한 사람의 목숨을 살리기 위해 많은 사람들이 안전띠를 매야 하기 때문에 NNT가 대단히 크지만, 안전띠를 맨다고 딱히 피해가 생기는 건 아니어서 별 문제가 되지 않는다. 하지만 스타틴은 그렇지 않다. 스타틴은 근육통, 기억력 감퇴, 대사성 장애를 유발하고 당뇨와 파킨슨병에 걸릴 위험을 높인다.

특별히 심장병이 발견되지는 않았지만 위험군에 속하는 성인이 스타틴을 복용할 때의 NNT는 어떻게 될까? 관련 연구들은 심장 발작이나 뇌졸중을 겪을 한 사람을 위해 사망률에 아무런 영향이 없는 약 100~150명이 약을 먹어야 한다고 본다. 다시 말해 대상자 100명 중 99명은 스타틴을 먹어서 얻는 이득이 아무것도 없다. 딱히 비용이 들지 않고 부작용도 거의 없다시피 한 자동차 안전띠 같다면야 그 99명에게 약을 추가 처방하더라도 타당하게 받아들일 수 있다. 하지만 이 경우는 NNT의 역의 개념인 NNH^Number needed to harm(한 명의 치료 효과를 올리기 위해 피해를 입는 환자 수)를 따져 보아야 한다. 스타틴을 복용했을 때, 근질환에 대한 NNH는 무려 9로, 복용 환자들 열 명 중 한 명이 근질환 부작용 위험에 처하게 된다. 뿐만 아니라 당뇨병에 대한 NNH는 약 2500이다.

'스타틴을 복용해야 할까?'라는 질문에 맞거나 틀린 답이 따로 있는 건 아니다. 그렇다고는 해도, 어떤 약을 먹고 왜 먹어야 하는지에 대해서 환자와 의사가 관련 사실을 충분히 인식한 상태에서 대화를 나누고 결정해야 한다(애석하게도 대부분의 의사들은 환자들과 심도 깊은 대화를 나누기에는 시간이 너무 부족하다. 그래서 어쩔 수 없이 지름길을 선택하고, 결국에는 대부분이 과잉 치료나 일률적인 기준을 적용할 수밖에 없다).

나는 1차 의료기관 의사로서 스타틴을 아주 신중하게 사용한다. 주로 2차적인 예방, 즉 심장 발작을 겪은 적이 있는 사람에게만 처방하거나 때로는 그런 사람에게조차 쓰지 않는다. 그 대신 전체적인 위험을 줄이기 위한 방법을 환자와 의논하는데(이 책에 나오는 권고사항 중 여러 가지가 포함된다), 그 기본은 역시 식이요법과 운동이다.

스타틴은 제2형 당뇨병의 발병 위험을 거의 두 배 가까이 높임으로써 뇌에 직간접적인 영향을 끼치기도 한다. 2015년에 발표된 한 연구 결과가 이를 입증했다. 연구 대상자들은 스타틴을 복용 중인 환자 3,982명과 복용하지 않는 환자 2만 1,988명으로, 모두 동일한 수준의 당뇨 위험 인자를 보유한 사람들이었다. 연구를 시작한 시점에서는 모든 대상자들의 물질대사가 정상이었지만 10년 뒤에 조사했을 때는 스타틴을 복용한 집단은 당뇨병 발병률이 두 배가 더 높았으며 과체중이 된 사람도 더 많았다.[23] 앞서 살펴보았듯 제2형 당뇨병은 알츠하이머병에 걸릴 위험을 최대 네 배 높이고, 심장 질환을 비롯한 다른 만성 질환도 훨씬 많이 초래한다.[24]

이쯤 되면 슬슬 이런 생각이 들지 모르겠다. 스타틴을 처방받는 사람들이 그렇게 많은데, 이것이 대형 제약회사들의 배를 불리는 것 말고 과연 누군가에게든 도움이 되기는 하는 걸까? 물론 있긴 하다. 심혈관 질환을 앓는 사람들에게는 스타틴이 콜레스테롤을 조절하는 효과 외에 항염 작용도 한다. 염증은 심혈관 질환뿐 아니라 뇌에도 중요한 위험 요인이니 스타틴이 아주 조금이나마 득이 될 수도 있다. 하지만 식생활과 생활방식으로도 충분히 염증을 조절할 수 있는데, 굳이 무엇 때문에 그 모든 부작용을 감수하면서까지 이 약을 복용해야 할까?

여기서 살펴본 내용을 통해서 스타틴을 복용 중인 사람은 물론이고 그렇지 않은 사람들도 우리 인간의 몸의 체계가 얼마나 복잡하게 연결되어 있는가를 이해하게 되었기를 바란다. 현재 다니는 병원 의사가 검사 결과 '콜레스테롤 수치가 높다'는 이유로 스타틴을 처방할지도 모르지만 약은 홀로 작용하는 것이 아니다.

그러니 스타틴을 복용하는 대신 탄수화물과 다불포화지방 섭취를 줄이고(그리고 내가 어릴 때 몸에 나쁘다고 들었던 코코넛과 오믈렛은 마음껏 먹어도 좋다) 콜레스테롤이 몸에서 중요한 여러 가지 역할을 계속해나가도록 내버려두자. 다음 장에서는 우주에서 가장 진보한 하이브리드 기술 활용법을 다룰 것이다. 물론 자동차 이야기를 하는 것은 당연히 아니다.

🔑 이것만은 꼭 기억하자

● 콜레스테롤은 뇌와 신체 기능 최적화에 꼭 필요한 성분이지만, 수송 수단인 LDL 분자는 서구식 식단으로 인한 폐해에 매우 취약하다.

● 설탕, 정제 탄수화물, 그리고 장에 손상을 입힐 가능성이 있는 만성 스트레스, 섬유질 결핍 식단을 피하자. 이런 것들은 건강한 LDL 분자를 해롭게 만든다. LDL 분자에 몸을 실은 승객인 콜레스테롤은 그저 무고한 주변인인 경우가 많다.

● LDL의 손상은 재생이 잘 안 되는데, 간의 처리 부담을 완화하면 LDL을 더 효과적으로 재생할 수 있다. 그러면 LDL이 작고 조밀한 분자가 되어 동맥에 플라크를 형성하는 것을 방지할 수 있다.

● 스타틴은 신중히 접근해야 할 약물이다. 약 복용을 시작하기로 결정했다면 담당 의사와 꼭 상의하도록 한다.

🥚 달걀

장기간에 걸쳐 진행한 최근 연구들에서 달걀을 많이 먹더라도 심혈관 질환이나 알츠하이머병의 위험을 높이지는 않는다는 사실이 상세히 밝혀졌다. 대사증후군이 있는 남녀를 대상으로 했던 한 연구를 보자. 매일 달걀(노른자와 흰자 모두)을 세 개씩 먹고 탄수화물 섭취는 줄이는 식이요법을 따른 집단은, 그와 동일한 식단에서 달걀흰자만 섭취했던 집단보다 인슐린 저항성이 줄고, HDL이 높아지고, LDL 분자의 크기가 커졌다고 밝혔다.[1]

뇌를 포함한 신경 조직은 세포 분열 시 가장 먼저 발달하는 조직 중 하나다. 그러므로 본질적으로 달걀노른자에는 건강한 뇌를 만드는 데 필요한 모든 성분이 들어 있다. 달걀에는 비타민 A, 비타민 B12, 비타민 E, 셀레늄, 아연 등 인체에 필요한 거의 모든 비타민과 미네랄이 조금씩 다 들어 있다. 또 콜린choline(학습과 기억에 필요한 신경전달물질인 아세틸콜린과 세포막에 필요한 중요한 성분), 뇌를 보호하고 신경처리속도를 높이는 루테인과 제아잔틴도 풍부하게 들어 있다. 터프츠 대학교에서 진행한 한 연구에서 피험자들에게 하루에 달걀노른자를 1.3개씩 4.5주 동안 먹게 했더니, 혈중 제아잔틴이 114~142%, 루테인이 28~50% 상승했다. 정말 놀랍지 않은가![2]

시중에 나와 있는 달걀 종류가 너무 많아서 어떤 것을 구입하면 좋을지 혼란스러울 때가 있다. 달걀을 선택하는 데 도움이 될 간단한 기준을 소개하면 다음과 같다.

자연방사 목초란 > 오메가-3 첨가란 > 방사란 > 일반란

종류에 관계없이 달걀은 저탄수화물이며, 값이 싸고, 영양가가 높은 식품이다(형편상 일반 달걀을 사먹더라도 말이다). 무엇보다도 달걀노른자는 빠뜨리지 않고 꼭 먹도록 하자!

섭취 방법 신선한 달걀을 자유롭게 조리해서 먹으면 된다. 스크램블, 수란, 달걀프라이(기름은 버터나 코코넛오일을 쓰자), 반숙 등 어떤 것이든 좋다. 달걀노른자에 들어 있는 영양가 높은 지방과 콜레스테롤은 산화에 취약하기 때문에, 노른자를 완전히 익히는 것보다는 물처럼 흐르거나 크림 같은 상태로 먹는 것을 추천한다. 따라서 달걀로 스크램블과 오믈렛을 만들 때는 약한 불에서 부드러운 질감이 되도록 익힌다.

06

뇌에 연료 공급하기

지금까지 860억 개 뇌세포 세포막의 수용력을 최대로 높이는 데 우리가 먹는 음식이 어떤 도움이 되는지를 살펴보았다. 또 세포에 건강한 혈액과 영양소를 공급하는 방법, 인슐린 신호를 잘 조절하고 혈당을 낮추어야 하는 이유도 알아보았다. 이번에는 세포의 '엔진', 즉 에너지를 공급하는 세포기관인 '미토콘드리아'에 대해서 이야기 나눠보도록 하자.

인간의 뇌가 제대로 작동하려면 연료가 어마어마하게 많이 필요하다. 용적으로 따지면 몸 전체의 2~3%에 불과하지만 기초대사량의 20~25%를 차지하니 말이다. 이 말은 우리가 들이쉬는 산소와 먹는 음식의 4분의 1은 뇌에서 일어나는 수많은 대사 작용에 공급할 에너지를 만드는 데 사용되고 있다는 뜻이다. 시험 공부를 하든, 발표 준비를 하든, 아니면 휴대폰으로 좋아하는 앱을 검색하며 시간을 보내든, 뇌에서는 마라톤을 달릴 때의 다리 근육과 동일한 속도로 연료가 소모된다.[1]

그런데 놀라운 점은 우리가 맞은 대부분의 건강상 위기가 연료 부족 때문에 생긴 게 아니라는 사실이다. 오히려 뇌에는 연료가 과잉 공급되고 있다. 역사상 처음으로, 지구에 사는 사람들 중에 체중 미달인 사람보다 비만인 사람이 더 많아졌다.[2] 그렇다면 인지력 문제의 진짜 원인은 과연 무엇일까?

뇌에 상한 먹이를 주지 말라

20세기 중반 즈음, 석유를 정유해서 만드는 휘발유는 대다수 자동차의 연료가 됐다. 그로부터 수십 년이 흐른 오늘날에야 우리는 석유에 탐닉한 것이 옳지 않은 선택이었음을 깨닫게 됐다. 그런 깨달음을 얻은 건 환경과 인간의 건강에 돌이킬 수 없을지 모르는 피해가 초래된 뒤의 일이었다.

우리 뇌의 연료가 되는 주요 에너지원인 포도당은 여러 측면에서 휘발유와 비슷한 구석이 있다. 먼저 포도당은 음식으로 섭취하는 탄수화물을 통해 혈액으로 들어온다. 갓 구운 발효 빵이든, 타지 않게 구운 감자든, 달콤한 파인애플 한 조각이든, 모두 포도당이다(정확히 말해 파인애플은 포도당과 과당이 섞여 있다). 탄수화물을 자주 먹으면 포도당이 뇌의 주요 에너지원이 된다. 미토콘드리아는 산소가 포함된 복잡한 연소를 통해 이런 당분으로부터 에너지를 얻는다. 이 과정은 '산소성 대사'라고 불리며 이 대사 과정이 없으면 생명을 유지할 수가 없다. 그런데 휘발유를 쓰면 배기가스가 나오듯 이런 연소 과정에는 부산물이 생성된다.

포도당 대사의 부산물 중 하나는 '활성산소' 혹은 '자유라디칼'이라 불리는 화합물이다. 2장에서 설명했듯이 이는 손상된 좀비 분자다. 여러분이 지금 이 글을 읽는 순간에도 몸과 머릿속에서는 미토콘드리아가 포도당과 산소를 에너지로 바꾸고, 그 과정에서 폐기물을 남기고 있다.

자유라디칼이 꼭 나쁘기만 한 건 아니다. 운동을 하는 중에는 일시적으로 자유라디칼이 급증하는데, 이때 자유라디칼이 강력한 신호 체계로 작용해서 해독 작업에 나서도록 강력히 유도한다(더 자세한 내용은 10장에서 다룬다). 우리 몸의 상태가 아주 좋을 때는 이 화합물을 처리할 능력이 충분하다. 하지만 자유라디칼이 과잉 생성되는 상태가 지속되면 우리가 가진 능력으로는 이들을 효과적으로 처리할 수 없게 되고, 노화 관련 증상을 부르는 위해한 작용이 촉발된다. 뇌에 산화 스트레스가 걷잡을 수 없이 퍼지면 병이 생기기 쉬운 환경이 조성되어 뇌전증, 알츠하이머병, 파킨슨병, 다발성경화증, 자폐증, 심지어 우울증까지 나타날 수 있다.[3]

천재의 식단

그렇기 때문에 더 깨끗하고 효율적이며 더 오래 지속가능한 '대체 연료'를 공급하는 게 중요하다. 그리고 이미 과학자들이 1960년대 중반에 고대인의 삶을 연구하며 모든 사람들의 몸속에 숨겨져 있던 연료의 원천을 발견했다.

뇌가 스스로를 청소할 수 있다면

거의 모든 종교에는 금식을 하는 의식이 있다. 이슬람교에서는 라마단Ramadān(이슬람력의 9월—옮긴이) 한 달 동안, 유대교에서는 속죄일Yom Kippur(유대력의 정월에 해당하는 티슈리월 10일로, 태양력으로는 9월이나 10월에 해당함—옮긴이)에 금식을 한다. 기독교에서는 신약성경 사도행전에 "믿음이 있는 사람들은 중요한 결정을 내리기 전에 금식해야 한다"라는 구절이 있다. 실제로 이런 금식에는 심리적, 생리적 효과가 존재한다.

우리가 식사를 통해 얻은 열량을 완전히 소비하면, 뇌는 대체 연료를 구하기 위해 가장 먼저 간에 도움을 요청한다. 간이 몸에서 맡고 있는 중요한 역할은 수백 가지가 넘는다. 다시 말해 끝도 없이 많은 중요한 화학물질과 연료를 챙기고, 실어 나르고, 저장하고, 처리하는 '다목적 하이테크 제조 공장'을 떠올리면 된다. 간은 그 외에도 글리코겐glycogen이라는 몸에 저장된 당 분자에 작은 완충 장치를 제공하는 중요한 역할도 한다.

혈당이 떨어지기 시작하면 간은 포도당을 혈류로 방출한다. 간의 저장 능력은 상당히 제한적이어서 포도당 100g 정도만을 저장할 수 있다. 이 포도당의 예비 자원은 활동량에 따라 차이는 있지만 대략 열두 시간 정도를 버틸 수 있을 뿐이다.

간에 저장된 포도당이 다 떨어지면 뇌는 굶주린 식인동물처럼 먹을거리를 찾는 데 혈안이 된다. 이런 상태가 바로 사람들 대부분이 경험하는 배가 고프면서 화가 나는 상태로, 영어로는 헝그리와 앵그리를 합해 '행그리Hangry'라는 애정 어린 이름으로 불리기도 한다. 이런 상태가 되면 간은 글루코네오제네시스gluconeogenesis, 즉 '포도당 신생합성' 과정을 촉발한다.

자연 최고의 재생 공장인 간은 일석이조의 효과를 노린다. 몸에 당이 떨어지면, 오래되고 닳아서 못쓰게 된 단백질을 끌어모아 그것들을 아미노산 성분으로 분해한 뒤에 태운다.[4] 이렇게 되면 뇌는 에너지를 공급받고, 몸은 깨끗해진다. 인체가 세포를 회생시키기 위한 수단으로 '집 안 청소'를 하는 이러한 능력은 '자가 포식'이라고 불리며, 수명 연장을 연구하는 학자들 사이에서 최근 상당히 관심 있게 다뤄지고 있다.

규칙적인 간격을 두고 배를 가득 채우고 비운다면, 자가 포식 작용은 날마다 일어난다. 그러나 생물학적인 견제와 균형의 체계가 확고하지 못할 경우 순식간에 감당 못할 지경에 이르기도 한다. 그러면 주요 단백질 저장소에 해당하는 이두박근이나 대퇴 사두근, 그리고 절대 침범해서는 안 되는 둔근Gluteal muscles 같은 골격근이 포도당 신생합성의 목표물이 될 수도 있다.

근육이 분해되는 것은 굶주린 수렵채집인들이 바라는 바는 당연히 아니었을 터다. 기근이 든 시기에는 근육을 분해하는 방법으로는 시간을 별로 벌지 못한다. 뇌의 대사에 필요한 에너지를 단백질로만 채운다면, 비참한 하루하루를 보내다가 결국 10일 정도가 지나면 사망에 이를 것이다.[5] 그래서 이를 방지하기 위해 음식을 먹지 못하는 시기에는 '성장 호르몬' 분비량이 급격히 증가한다. 성장 호르몬은 많은 역할을 하는데, 성인의 경우에는 음식이 체내에 공급되지 않는 시기에 제지방lean mass(체중에서 체지방을 뺀 것—옮긴이)을 보존하는 것이다. 즉 단백질이 포도당으로 분해되는 것을 막는 임무다. 금식한 지 24시간이 지나면 성장 호르몬은 최대 2,000%까지 치솟아서(더 자세한 내용은 9장에서 설명할 것이다) 몸의 근육이 분해되는 것을 막고 대신 지방을 태우는 과정을 활성화하라는 신호를 보낸다.

반면 지방은 연료로 쓰이기 위해 존재한다. 지방은 우리 몸의 장작과 같은데, 지방 1파운드(약 450g)에는 뇌에 공급할 수 있는 열량 3,000kcal 이상이 들어 있다.

피부 밑과 허리 주위에 쌓인 지방이 음식을 먹지 않는 기간에 분해되면, 지방산이 혈류로 방출되어서 간에서 케톤체 혹은 케톤이라고 불리는 에너지원으로 바뀐다. 케톤은 뇌세포들이 쉽게 가져다 쓸 수 있고, 뇌 에너지 필요량의 최대 60%까지 공급할 수 있다. 케톤 연구의 선구자인 리처드 비치Richard Veech는 2004년에 발표한 한 연구에서, "케톤체는 '슈퍼 연료'라는 직함을 받을 만하다"라고 설명했다. 그가 왜 그렇게 말했는지는 곧이어 살펴볼 것이다.

우리 몸의 오염을 막는 무공해 연료

포도당과 다르게 케톤은 '무공해 연료'로 분류된다. 에너지로 전환되는 과정에서 좀비 분자(자유라디칼)가 포도당보다 덜 생기기 때문이다.[6] 또 케톤이 자유라디칼을 무력화하는 가장 강력한 물질인 글루타티온 같은 천연 항산화물질의 효용을 급격히 증가시키는 것으로 밝혀지면서 노화 방지 효과도 얻을 수 있다.[7]

건강과 장수를 도모하는 케톤의 효험은 여기서 끝이 아니다. 뇌에 케톤이 있으면 우울감이 감소하고 학습 효과도 증진될 뿐 아니라 성장 호르몬인 뇌유래신경영양인자를 증진시키는 유전 경로가 활성화되는 것으로 알려졌다.[8] 덧붙여 앞에서 언급했듯이 케톤은 뇌의 혈류량을 최대 39%까지 증가시킴으로써 혈액 공급에도 이로운 영향을 끼친다.[9]

🍴 갓난아기가 **통통한 이유**

막 엄마 뱃속에서 태어난 갓난아기를 본 적이 있다면 잘 알겠지만, 아기들은 체구가 통통하고 귀엽다. 이때 아기의 살은 대부분이 지방이다. 갓 태어난 포유동물 대부분은 체지방이 체중의 2~3%밖에 안 되는 반면, 갓난아기는 무려 15%에 가깝다. 왜 그런 걸까? 바로 인간이 미숙한 상태로 태어나기 때문이다.

엄마 자궁에서 막 나온 아기는 신체적으로 무력하고 뇌가 덜 발달된 상태다. 대부분의 동물들과는 달리 인간은 삶을 살아가는 데 필요한 본능을 모두 갖추지 않은 채로 태어난다. 아기가 갓 태어난 침팬지와 비슷한 인지 발달 단계로 태어나려면 임신 기간이 적어도 두 배는 되어야 했을 것이다(여성들 입장에서는 절대 달가운 소식일 리 없다). 이 때문에 인간의 뇌는 자궁 안에서 완성되는 것이 아니라 태어난 뒤 눈으로 보고 귀로 들으며 성장한다. 뇌가 급속하게 성장하는 출생 후 3개월 동안 물질대사의 90% 가까이를 처리하는 체지방이 뇌를 위한 중요한 케톤 보유고 역할을 한다.[10] 이제는 아기의 통통한 살이 그저 꼬집으라고 있는 게 아니라 뇌를 위해서라는 것을 여러분도 이해할 것이다.

현대인들의 식단에 탄수화물이 늘어남에 따라 이렇게 중요한 케톤이 생성될 기회가 거의 제한되고 있는 실정이다.[11] 탄수화물이 많은 음식은 췌장에서 인슐린 반응을 일으키고, 케톤의 활동은 인슐린이 높아질 때마다 매번 서서히 멈추기 때문이다. 반면에 금식을 하거나 탄수화물이 아주 적은 식사를 해서 인슐린을 억제하면 케톤체 생성이 촉진된다. 이런 두 가지 케톤 생성 경로에 대해 자세히 알아보자.

우리가 몰랐던 간헐적 단식의 '핵심 포인트'

현대인들은 대부분의 시간을 뭔가를 먹으면서 보내기 때문에 배가 비어 있을 틈이 거의 없다. 우리는 흔히 잠에서 깬 순간부터 잠자리에 들 때까지 먹는다. 그러나 인류 역사의 대부분은 이런 식습관과는 거리가 멀었다. 요즘은 단식이 종교적인 관행이나 다이어트를 위한 칼로리 제한처럼 신중하게 선택해서 실천하는 행위가 되었지만, 농경사회가 태동하기 전 인류의 조상들은 식량의 수급에 따라 단식을 자주 경험했다. 이 때문에 우리의 뇌는 몸에 영양분이 공급되었을 때와 공급되지 않았을 때를 오가는 동안 각 상황에 훌륭히 적응하도록 조성됐다.

우리는 정기적으로 음식 섭취를 제한함으로써 케톤이 생성되도록 만들 수 있다. 단식을 하는 방법은 여러 가지가 있다. 음식을 마지막으로 섭취한 뒤로부터 열여섯 시간이 지날 때까지 아무것도 먹지 않는 방법이 가장 일반적인 '16:8' 단식으로, 열여섯 시간 동안은 음식 섭취를 제한하고 나머지 여덟 시간 동안 음식을 먹는 식이요법이다. 이 방식은 인슐린을 줄이고 비축된 지방을 분해하는 등 단식의 이로운 효과를 볼 수 있다. 다만 여성의 경우 처음에는 열여섯 시간이 아니라 열두 시간 혹은 열네 시간 금식에서 시작하도록 권한다. 여성 호르몬 체계가 영양분 부족 신호에 더 민감하게 작용해서 생식력을 낮추는 등의 부정적인 영향이 생길 수도 있기 때문이다.

금식을 실천하는 가장 쉬운 방법 중 하나는 아침을 거르는 일이다. 시리얼 회사들은 아침 식사가 중요하다고 강조하겠지만 사실 아침은 불필요한 식사다. 밤 동안 금식했던 상태를 잠에서 깬 이후까지 유지하면 잠에서 깬 후 30~45분 뒤에 가장 많이 분비되는 호르몬인 코르티솔을 더 유용하게 활용할 수 있다. 코르티솔은 저장되어 있던 지방산, 포도당, 단백질을 동원해서 연료로 쓸 수 있게 돕는다. 그래서 저녁을 거르는 것에 비해 아침을 건너뛰는 것이 더 이로울 수 있다. 이에 관해서는 9장에서 다시 설명할 것이다.

만약 아침을 거를 수 없는 형편이라면 최근 발표된 루이지애나 주립 대학교의 한 연구에서 증명되었듯이 저녁을 조금 일찍 먹는 것도 좋다. 이 연구에 참가한 피험자는 모두 과체중으로, 대부분이 오전 8시에서 오후 8시 사이에 식사를 해왔던 사람들이었다. 피험자에게 오후 2시 이후로 아무것도 먹지 않도록 지시했더니 그들에게서 포도당이 아닌 지방(즉 케톤) 연소가 증가했다. 또 탄수화물에서 지방으로 혹은 지방에서 탄수화물로 전환하는 능력인 대사 유연성도 향상됐다. 이런 결과는 저녁을 가볍게 혹은 일찍 먹거나 아니면 일주일에 한두 번씩 완전히 굶으면 지방을 태우는 과정을 촉발할 수 있음을 알려준다.

그 밖에 격일 단식(16:8과 비슷한 유형의 간헐적 단식)과 주기적으로 극소량의 음식만 섭취하는 시간 제한 식사법TRF: Time-restricted feeding 등이 있다. 섭취하는 총 칼로리를 800~1100kal로 제한하는 초저열량 다이어트는 어떤 탄수화물을 섭취했는지에 관계없이 몸은 비축된 열량을 방출함으로써 에너지 결핍에 대응한다는 발상에서 나온 방법이다. 발터 롱고 교수가 '단식 모방fasting-mimicking 다이어트' 라고 이름 붙인 이런 식이요법을 따르면 노화, 당뇨, 암, 퇴행성 신경 질환, 심혈관 질환 등의 위험을 상당 부분 낮출 수 있다.[12]

지금까지 알려진 다양한 방법 중에 어떤 종류의 단식법을 따라야 할까? 남녀 가릴 것 없이 대부분의 사람들은 잠자리에 들기 두세 시간 전부터는 아무것도 먹지 말고, 잠에서 깬 뒤에 한두 시간 (혹은 그 이상) 동안 먹지 않으면 케톤 생성을 최적화할 수 있다.

🍴 근육(그리고 뇌)을 만드는 성분

연간 매출이 수십억 달러에 이르는 건강보조식품 시장에서 크레아틴Creatin은 그 효험이 뚜렷하게 밝혀진 몇 안 되는 건강보조식품 중 하나로 큰 주목을 받고 있다. 크레아틴은 붉은 살 고기와 생선에 들어 있

천재의 식단

는 성분으로(익히지 않은 고기 450g에는 크레아틴이 2.5g 들어 있다), 건강보조식품으로 섭취하면 근력이 크게 향상된다.

ATP^{Adenosine triphosphate}(아데노신 3인산)는 흔히 세포의 에너지 화폐로 불리며, 근육이 수축할 때 쓰인다. 강렬한 운동 중에 어떤 세포에 의해 ATP가 사용되면, 크레아틴은 이를 재생해서 새로운 ATP를 만드는 에너지 저장고 역할을 한다. 즉 크레아틴을 보조제로 섭취하면 근육의 세포 에너지 비축량이 증가되고, 결과적으로 에너지를 더 많이 보충할 수 있게 된다. 이때 포도당이나 산소는 따로 필요하지 않다.

크레아틴은 헬스클럽에서 근력 운동을 할 때만 도움이 되는 것은 아니다. 뇌에도 꼭 필요한 성분이다. 크레아틴은 고에너지 완충제 역할을 함으로써 ATP가 재빨리 재생될 수 있도록 돕는다. 정신력이 요구되는 활동을 할 때 ATP의 사용량은 그대로 유지되지만 크레아틴 수치는 뇌의 에너지 수요를 지원하면서 떨어진다. 그래서 뇌 크레아틴 수치가 높으면 보통 기억력이 더 좋다.[13]

채식주의자들은 고기나 생선을 먹지 않기 때문에 음식을 통해 섭취하는 크레아틴이 부족하다. 그래서 혈중 크레아틴 수치가 육식을 하는 사람들보다 낮다.[14] 체내에서도 크레아틴이 만들어지기는 하지만 크레아틴을 만들다 보면 몸의 대사 체계에 스트레스를 주게 되어, 심장 질환과 알츠하이머병의 위험을 높이는 요소인 호모시스테인^{homocystein}이라고 불리는 문제가 많은 아미노산의 수치를 높인다.[15] 실제로 채식주의자들이 크레아틴 건강보조식품을 섭취했을 때(하루에 20g씩 5일 동안) 인지 기능이 향상됐다는 보고도 있었다.[16] 그런데 크레아틴을 복용해서 효과를 기대할 수 있는 사람은 비단 고기를 잘 안 먹는 사람뿐만이 아니다. 크레아틴을 만들고 뇌에 공급하는 능력은 나이가 들면서 조금씩 쇠퇴한다.[17] 채식주의자가 아닌 노인을 대상으로 했던 한 연구에서는 크레아틴 건강보조제를 먹은 사람의 인지력이 향상되는 놀라운 결과가 나타났다.[18] 그리고 마지막으로 알츠하이머병과 관련성이 있는 ApoE4 유전자를 보유한 사람들은 뇌의 크레아틴 수치가 낮았다.[19] 인지 기능 쇠퇴의 위험이 있거나 이미 그런 증상을 겪고 있는 이들은 크레아틴의 신경 보호 작용과 에너지를 유지하는 기능에서 이로운 효과를 얻을 수 있을지 모른다. 참고로 크레아틴 영양제를 먹기 전에(특히 신장 관련 문제가 있을 경우) 반드시 담당 의사와 상의하도록 한다.

케톤을 생성하는 식이요법

케톤Ketogenic 생성 식이요법은 시간 제한 식사법을 따르거나 열량 섭취를 줄이지 않고도 케톤 생성을 급격히 증가시킬 최고의 수단이다. 이 식이요법은 탄수화물의 섭취를 극단적으로 제한해서 인슐린 분비를 최소화하는 방법으로 열량의 60~80%를 지방에서, 15~35%는 단백질에서, 약 5%를 탄수화물에서 얻는다.[20] 케톤 생성 식이요법을 따르는 사람들은 달콤한 과일, 곡물, 전분이 많은 채소 등의 탄수화물의 밀도가 높은 식품은 모두 금해야 한다.

🍴 케톤 생성 식이요법에서 단백질의 비중이 낮은 까닭

사람들이 흔히 생각하는 것과는 달리 케톤 생성 식이요법에서 단백질 비율은 그다지 높지 않다. 근육을 유지하는 데 필요한 양 이상으로 단백질을 섭취하면 잉여 단백질이 포도당 신생합성 과정을 통해 포도당으로 바뀔 수 있기 때문이다. 또 음식으로 섭취한 단백질은 인슐린 분비를 자극한다(물론 그 정도는 탄수화물보다는 훨씬 약하다).

참고로 인슐린은 단백질의 아미노산을 골격근 조직으로 보내서 복구 작업에 도움을 주는데, 인슐린의 이런 작용은 예를 들면 저항력 운동처럼 근육-단백질 합성을 촉진하는 과정에 유익하다.

케톤 생성 식이요법은 특히 뇌전증 환자의 발작을 급격히 감소시키고 뇌의 염증을 가라앉히는 효과가 있어서 뇌전증의 유력한 치료법으로 80년 넘게 사용되어 왔다. 그 효력이 워낙 강력하고 안전성이 높다 보니, 이 식이요법은 현재 다른 수많은 신경 질환의 치료법으로도 검토되고 있다. 편두통, 우울증, 알츠하이머병, 파킨슨병, 루게릭병 등은 모두 뇌의 과도한 염증과 관련이 있는 질환이다.[21] 이론적으로 케톤은 이런 모든 증상의 치료뿐 아니라 예방에까지 도움을 줄 수 있다. 실제 연구에서도 케톤 생성 식이요법이 초기 알츠하이머병 환자들의 기억력을 향상시키는 효과가 있음이 밝혀졌다.[22]

결국 신경 질환을 치료하든, 제2형 당뇨병 환자의 물질대사를 재설정하든(식이요법을 시작한 지 하루만 지나도 평균적으로 몸을 순환하는 인슐린 양이 반으로 줄고 포도당 조절 능력이 개선된다), 몸에 축적된 지방을 줄이려는 목적에 사용하든, 케톤 생성 식이요법에는 상당한 잠재력이 있어 현재 관련 연구들이 활발히 진행되고 있다.[23]

뇌를 바꾸는 지니어스 플랜

이 책의 11장에서 제시할 '지니어스 플랜'은 케톤 생성 식이요법에서 파생된 식이요법이다. 지니어스 플랜은 저탄수화물 식사와 간헐적인 단식을 결합해서 뇌에 공급되는 케톤의 양을 늘린다. 하지만 신경학 관련 논문들에서 설명하는 케톤 생성 식이요법과는 몇 가지 중요한 차이점이 있다.

우선 일반적인 케톤 생성 식이요법은 현재 급성장 중인 과학 연구 분야이자 우리가 다음 장에서 다룰 마이크로바이옴microbiome(미생물과 생태계의 합성어로, 주로 장내 미생물군을 의미한다 - 옮긴이)을 고

천재의 식단

려하지 않는다. 마이크로바이옴으로 유익한 효과를 얻으려면 섬유질이 많은 여러 종류의 야채를 풍부하게 섭취해야 한다. 비록 야채에 소량의 탄수화물이 들어 있더라도 말이다. 그래서 지니어스 플랜은 이런 야채들을 식단에 포함시킨다. 야채에는 우리가 놓칠 수 없는 중요한 비타민과 미네랄도 많이 들어 있다.

또 하나의 핵심적인 차이점은 지방의 종류다. 전문 서적과 논문에서 제시하는 케톤 생성 식이요법은 단순히 섭취해야 할 지방의 양을 따진다. 반면 지니어스 플랜은 오메가-3 지방산과 오메가-6 지방산의 적정 비율을 고려하고 식단을 그에 맞게 조절한다.

그리고 뇌 건강을 도모하는 모든 치료법이나 예방 요법에서와 마찬가지로 지니어스 플랜도 운동의 중요성을 고려한다. 장기간 케톤 생성 식이요법을 따르다보면 케톤이 과잉 생성되어 '만성 케톤증'이 생길 수 있는데 그렇게 되면 고강도 운동으로 근력을 키우거나 근육의 양을 늘리기 어려워질 수도 있다. 근육을 보존하는 것은 나이가 들수록 꼭 필요한 일이며 뇌의 기능 개선과도 직접적으로 관련이 있다.[24] 일반적인 케톤 생성 식이요법에서는 운동 이후의 탄수화물 섭취를 일절 권장하지 않지만, 지니어스 플랜에서는 일단 대사 유연성이 회복되었다면 운동 능력, 물질대사, 호르몬, 지방질을 최적의 범위 내에서 유지시키기 위해 운동 직후에 탄수화물을 섭취하는 것을 일부 허용한다. 전반적인 식단을 유지하면서 아주 가끔씩 탄수화물 식사를 포함시키는 방법에 대해서는

11장 후반부에서 구체적으로 설명할 것이다.

🍴 운동 후 탄수화물 섭취, 괜찮을까?

탄수화물은 '나쁜 것'이 아니라 그저 오늘날 지독히 오용되고 있어서 문제가 될 뿐이다. 탄수화물을 먹으려면 시간을 잘 맞춰서, 신진대사 자극이 몸의 기능적인 목적에 부합하도록 해야 한다. 탄수화물을 섭취하는 최선의 시나리오는 격렬한 운동을 한 차례 한 뒤에 근육 조직을 저장된 당으로 채우는 것이다. 운동 후에는 일반적으로 근육이 혈중의 당분을 흡수하는 스펀지 같은 역할을 하도록 만든다. 바로 GLUT4^{Glucose Transporter Type 4} 수용체 덕분이다. 포도당의 수송 경로인 이 수용체들은 근육 세포막 표면 밑에 숨어 있다가, 근육 세포막이 수축되기 시작하면 표면으로 떠오른다. 2장에서 신경전달물질 수용체들이 어떻게 표면으로 떠오르는지 설명했던 것을 기억할 것이다. 여기서도 그와 똑같은 실속 있는 경제적인 메커니즘이 작용한다.

GLUT4 수용체는 일단 세포 표면에 떠오르면 수도꼭지처럼 바뀌어서 당이 세포에 쏟아져 들어가게 한다. 이 말은 동일한 양의 탄수화물을 운동 후에 섭취하면, 안전하게 나누어서 처리하는 데 보통 때보다 인슐린이 덜 필요하다는 뜻이다. 이 사실은 탄수화물이 지방으로 비축될 가능성이 적고, 지방을 태우는 상태로 더 빨리 돌아갈 수 있다는 의미다. 그러므로 탄수화물을 무조건 기피할 필요는 없다!

생체 시계를 거꾸로 돌려라

간헐적 단식은 말할 것도 없고, 저탄수화물 식이요법을 시작하는 것만으로도 주눅이 들지 모른다. 나도 경험해봤기 때문에 잘 안다. 어릴 때 어머니는 유대교 속죄일이면 내게 단식을 시켜보려고 애를 쓰셨지만 모두 헛일이었다. 나는 그런 전통이 의미 없는 마조히즘에서 나온 것이라고 생각했다. 내 입장에서 밥을 못 먹는 것은 치과에 가서 교정기를 단단히 조이는 것보다 더 끔찍하고 고통스러운 일이었다. 하지만 지금은 음식을 먹지 않은 채로 오랜 시간 쉽게 버틸 수 있다.

 탄수화물을 줄일 때는 소금을 먹어라

저탄수화물 식이요법을 시작할 때 흔히들 간과하는 요소가 있다. 바로 인슐린 수치를 낮추다 보면(물론 인슐린을 낮추는 건 바람직한 일이다) 그 과정에 나트륨이 고갈될 수 있다는 점이다. 나트륨은 여러 가지 일을 하지만, 그중에서도 특히 비타민 C를 뇌로 운반해서, 좋은 기분을 유지하고 기억력을 향상시키도록 돕는다.

심혈관을 연구하는 과학자이자 나트륨 전문가인 제임스 디니콜란토니오James DiNicolantonio에 따르면, 탄수화물 섭취를 제한하기 시작한 첫 주에는 좋은 컨디션을 유지하기 위해(개인마다 차이가 있겠지만) 나트륨을 평소보다 최대 2g 더, 다시 말해 소금 한 티스푼을 더 섭취하는 것이 좋다고 이야기한다.

이런 말을 듣고 이렇게 말하는 사람들도 있을지 모른다. "제가 다니는 병원 의사 선생님은 혈압 때문에 저염식을 해야 한다고 하셨는걸요!" 인슐린과 당은 혈압에 소금보다도 해로운 영향을 끼칠 수 있다. 인슐린과 당은 투쟁-도피 반응(긴박한 위협 앞에서 자동적으로 나타나는 생리적 각성 상태—옮긴이)을 자극하는데, 그런 반응은 혈압을 높이며 몸이 나트륨을 더 많이 보유하게 만든다.

뇌에 포도당이 끊임없이 공급되는 상태가 만성적으로 이어지면 중독이 생긴다. 탄수화물 공급이 갑자기 중단되면 두통이나 피로감이 몰려오는 것도 이 때문이다. 나 또한 피자와 페이스트리를 즐겨 먹던 10대 초반에 그런 경험을 한 적이 있다. 그렇지만 주기적으로 금식과 저탄수화물 식단을 병행하면 물질대사를 '초기 설정'으로 되돌릴 수 있다. 이것이 바로 '건강한 물질대사'라는 성배다.

잠시 뒤 대사 유연성에 이르는 7단계를 소개할 텐데, 이 모든 과정은 뇌가 지방에서 얻은 케톤을 에너지원으로 사용하도록 적응시키는 데 맞춰진다. 이는 단식을 할 때 나타나는 일련의 반응과 비슷하다. 뇌가 케톤을 연료로 쓰는 데 필요한 효소를 상향 조절하는

천재의 식단

3~7일 동안은 화가 나거나 머리가 아픈 증상이 나타날 수도 있다.

각 단계별로 제시된 시간은 케톤이 조절되지 않은 상태에서 출발했을 때를 기준으로 추산한 것이다.

1단계. 가장 나중에 섭취했던 탄수화물이 소진된다. (4~12시간)

2단계. 몸에 저장된 탄수화물이 모두 소진된다. 체격에 따라 차이는 있지만, 간은 탄수화물 100g 정도를 글리코겐 형태로 저장한다. (12~18시간)

3단계. 근육을 보존하기 위해 아미노산 분해가 감소된다. (20~36시간)

4단계. 포도당 신생합성을 위해 아미노산이 분해된다. (24~72시간 이상)

5단계. 케톤의 생성과 활용이 증가한다. (48~72시간 이상)

6단계. 뇌에서 케톤을 태우는 효소들이 상향 조절된다. 이 과정은 최대 일주일이 걸린다. 그러나 고강도 운동, 탄수화물이 적은 식이요법, 혹은 잠시 뒤에 설명할 MCT^{Medium Chain Triglyceride}(중간 사슬 중성지방)의 도움으로 저장된 탄수화물을 더 빨리 소진시키면 기간을 단축시킬 수 있다. (1~7일)

7단계. 대사 유연성 상태에 진입한다. 이 단계에서는 지방에 적당한 상태를 흐트러뜨리지 않으면서 가끔씩(운동 중이나 운동이 끝난 직후) 탄수화물 음식을 섭취할 수 있다.

음식으로부터의 진정한 자유를 경험하는 열쇠는 포도당에 대한 의존을 끊고 인류의 조상들이 잘 알고 있었던 것 같은 대사 유연성을 재확립하는 데 있다. 저탄수화물 식단을 시작하고 며칠이 지나면 탄수화물 음식을 먹고 싶은 간절한 마음과 배고픔이 조금씩 줄어들고 결국에는 사라진다. 다음과 같은 증상들은 몸의 지방 영양소 파이프라인이 제대로 작동하고 있다는 신호다.

* 음식을 먹지 않고도 오랜 시간을 버틸 수 있고, 누군가를 때리고 싶을 만큼 예민해졌던 기분이 가라앉는다.
* 식사 사이에 탄수화물 식품이나 당분이 든 간식이 간절히 먹고 싶어지지 않는다.
* 정신이 또렷하고 명확하며, 기분과 에너지 수준이 안정적이다.
* 격한 운동을 하고 난 뒤를 제외하면 딱히 배고픔이나 피로를 느끼지 않는다.

➕ 닥터 그레왈의 노트

여성의 초저탄수화물 식이요법

일반적으로 탄수화물이 적은 식단이 바람직하다고 생각하지만, 탄수화물을 용인하는 능력에는 유전이나 성별에 따른 차이가 상당히 크다는 점을 기억해야 한다. 특히 여성은 초저탄수화물, 케톤 생성 식이요법을 하면 체중 감량이 중단되고 기분이 우울해지고 생리주기가 불순해지는 경우도 있다. 개인별 적정 탄수화물 섭취량과 섭취 시기에 대해서는 11장에서 다시 논할 것이다.

노화하는 뇌를 구조할 구명보트

케톤 생성 상태에 진입하는 법을 이해했으니, 이제는 케톤에 어떤 다른 장점이 있는지 조금 더 알아보자. 포도당 대신 케톤을 태울 때의 이로운 점은 단순히 무공해 연료라는 사실에 그치지 않는다. 그러나 어떤 사람들은 케톤을 에너지원으로 공급했을 때 뇌 기능이 개선되는 경우가 있는데, 이들은 유전적으로 뇌에 포도당을 효과적으로 처리해내는 능력이 없다.

이런 유형의 대표적인 예는 알츠하이머병의 위험성을 높이는 유전자로 가장 잘 알려진 ApoE4 대립유전자를 보유한 사람들이다. 이 유전자의 보유 갯수에 관계없이 전체 인구의 4분의 1 이상이 이 유전자를 가지고 있으며 이들은 연령에 상관없이 뇌의 포도당 물질대사가 비정상적으로 낮다고 보고되어 왔다.[25]

ApoE4 유전자를 가진 사람은 대립유전자가 한 개, 혹은 두 개인지에 따라서 알츠하이머병의 발병 위험이 두 배에서 최대 열두 배까지 높아진다. 그러나 위험이 높아질뿐 ApoE4 유전자 보유자들 중 상당수는 평생 알츠하이머병에 걸리지 않는다. 더 이상한 점은, 알츠하이머병이 있는 환자들 중 상당수는 ApoE4 유전자를 전혀 보유하고 있지 않다는 점이며, ApoE4 유전자를 보유하지 않았지만 알츠하이머병에 걸린 사람들도 결국에는 ApoE4 유전자 보유자와 똑같이 뇌의 포도당 대사가 감소하는 결과에 이른다는 사실이다. 이런 역설적인 결과를 마주하다보니 'ApoE4 유전자와 알츠하이머병 사이의 우려되는 관계는 우리가 어쩔 수 없이 받아들여왔던 식습관에 따른 또 다른 증상이 아닐까?'라는 의문을 품게 된다.

ApoE4 유전자는 비교적 오랜 역사를 가진 '원시' 유전자로 분류된다. 농업에 더 오랜 기간 노출되어 곡물이나 전분을 더 쉽게 구할 수 있었던 사람들에게는 ApoE4 유전자가 발현되는 빈도가 더 낮다. 이 말인즉 현대식 식단이 이 유전자 보유자들을 도태시켰을 가능성을 암시한다.[26] 오늘날 세계에서 산업화가 덜 된 지역을 살펴보더라도 이 추측이 맞아떨어진다. 예를 들어 식습관이 산업화되지 않은 나이지리아의 요루바족 중에는 ApoE4 유전자를 가진 사람이 꽤 많지만, 알츠하이머병의 위험을 높이는 것과는 관련이 없다.[27] 요루바족은 1인당 당 섭취량이 미국인의 3분의 1 이하이며, GI 지수가 낮은 탄수화물을 주로 섭취한다.[28] 이와 같은 사실이 여러분에게는 어떤 의미가 있을까? 만약 당신이 알츠하이머병 위험 유전자를 가지고 태어났다면(통계적으로 이 책을 읽는 사람들의 4분의 1은 이에 해당한다), 당신의 뇌는 당과 탄수화물 섭취가 많은 '농업 이후' 시대의 식단에 적합하지 않은 조건을 가지고 있을지도 모른다.

앞서 언급한 것처럼 기억력이 나빠졌음이 겉으로 드러나기 훨씬 전부터 누구든 포도당에서 에너지를 얻는 데 문제를 겪을 수 있다. ApoE4 유전자를 보유했는지 여부 이외에도 그런 포도당 대사 문제가 생기는 것은 제2형 당뇨병을 유발하는 현대식 식단과 삶의 스트레스 때문인지도 모른다.[29] 실제로 한 흥미로운 연구에서는, 인지 능력에 이상이 없는 성인의 인슐린 저항성 수치를 통해 뇌의 포도당 대사 저하를 예측할 수 있었다. 이 연구를 발표한 연구원들은 학술지 〈생리학 리뷰Physiological Reviews〉에서 이렇게 밝혔다. "그럼에도 불구하고 알츠하이머병의 특징인 포도당 대사 저하와 뇌 조직의 감소는 인슐린 저항성이라는 비교적 덜 위중한 문제와 밀접한 상관관계가 있었다."

 알츠하이머를 대사 질환으로 취급하기

내 친구이자 알츠하이머병 예방 전문가 리차드 아이작슨은 "알츠하이머병에 걸린 어떤 사람을 보았다면, 알츠하이머병의 한 가지 사례를 본 것에 불과하다"라고 설명한다. 알츠하이머병이 상당히 복잡한 질병이라는 사실과 증상이 발현되기 한참 전에 이미 뇌에서 병이 진행된다는 점은, 어째서 알츠하이머병 신약의 임상실험 실패율이 99.6%인지, 왜 지금껏 알츠하이머병에서 완치된 사람이 없는지를 해명해준다.

미국 버크노화연구소Buck Institute for Research on Aging에서는 최근 알츠하이머병 환자를 포함해서 다양한 수준의 인지 손상을 겪고 있는 환자 열 명 중 아홉 명이 증상을 '역전시킬' 수 있었다고 보고했다. 연구소가 계획한 프로그램에 참여한 환자들은 혈당과 인슐린 수치를 줄이고, '저곡물' 식이요법을 실천해서 케톤 생성을 자극하도록 조언 받았다.[30] 동시에 대사 건강에 영향을 끼친다고 알려진 다른 요인들, 예를 들면 영양소 결핍, 수면 문제, 운동 부족을 초래하는 생활방식에 대책을 세웠다. 그렇게 해서 총 36가지 '맞춤형 처방'을 각 환자들에게 전달했는데, 그 처방 중 대다수는 이 책에서 제시하는 권고사항과 비슷했다.

6개월이 지난 뒤, 환자 대부분이 생각하고 기억하는 능력에서 개선 증세를 보였다. 또 인지 기능 저하가 심각해서 일을 할 수 없었던 사람이 다시 직업 활동에 나설 수 있었고, 뇌 스캔을 통해 확인한 결과 어떤 환자는 취약한 부위인 해마가 무려 10% 가까이 새로 생겼다!

그렇다면 알츠하이머병의 경우에도 증세를 '역전시킬' 수 있는 가능성이 있지 않을까? 이 연구를 바탕으로 그런 결론을 내릴 수 있다면 좋겠지만 사실 그 프로그램 참가자 중 알츠하이머병을 실제로 앓고 있는 사람은 극히 소수였다. 따라서 위와 같은 질문의 답을 구하려면, 더 많은 수의 환자를 대상으로 보다 철저한 과학적 검증이 필요할 터다.

이 모든 사실을 고려하면 신경 병리학자 수잔 델라몬테Suzanne de la Monte가 이끄는 브라운 대학교 연구팀이 알츠하이머병에 '제3형 당뇨병'이라는 이름을 붙인 것도 충분히 수긍이 간다. 의학 논문에 널리 인용되는 이 개념은, 알츠하이머병을 근본적으로 물질대사에서 발생한 문제로 받아들인다.

그러나 오해하지 않도록 하자. 뇌에 에너지가 결핍되는 것은 분명히 좋지 않은 현상이다. 사람들이 흔히 나이 탓으로 돌리는 '건망증'은 뇌에 연료 공급이 제대로 안 되고 있다는 초기 신호 중 하나일 수 있다. 좋은 소식은 뇌에 케톤을 공급하면 산화 스트레스와 염증을 줄이는 것 이외에 노년에 이른 뒤에도 뇌에 지속적으로 전력을 공급하는 데 도움이 될 수 있다는 사실이다. 케톤에서 에너지를 얻는 뇌의 능력은 포도당을 이용할 때와는 달리, 나이, ApoE4 유전자, 심지어 알츠하이머병에까지 영향을 받지 않는 것으로 나타났기 때문이다.[31]

뿐만 아니라 케톤 생성 식이요법은 세포의 발전소에 비유할 수 있는 뇌의 미토콘드리아의 양을 늘리면서 결과적으로 대사 효율성을 높이는 것으로 확인됐다(그렇지 않을 경우 대사 효율성은 나이가 들면서 서서히 감소하며 신경 질환이 있을 경우에는 더 급격히 나빠진다).[32]

케톤을 음식으로 섭취할 수는 없을까?

앞서 슬쩍 언급하고 넘어갔던, 케톤을 공급하는 다른 방법이 있다. 바로 케톤을 만드는 특정 식품을 섭취하는 것이다. MCT[Medium-chain triglyceride](중간 사슬 중성지방)라고 불리는 흔치 않은 식이 지방이 바로 이에 해당한다. MCT는 코코넛오일, 팜오일, 산양유, 사람의 모유에 많이 들어 있으며, 몸에 아주 독특하고도 중요한 작용을 한다. MCT를 섭취하면 지방이 곧바로 간으로 이동해서[*] 케톤으로 전환된다. MCT에는 혈중 케톤의 양을 밤이든 낮이든, 공복이든 음식을 먹었든 관계없이 높일 수 있는 놀라운 능력이 있다.[33]

일반적으로 코코넛오일 한 큰술[tbs]에는 지방이 14g 들어 있는데, 그중 62~70%가 순수한 MCT이며, MCT 성분 중 대부분은 라우르산[lauric acid]이다. 코코넛오일에는 라우르산 외에도 카프르산[capric acid]과 카프릴산[caprylic acid] 같은 지방산들도 들어 있어서 케톤 생성이 더욱 촉진된다. 그중에서도 특히 카프릴산의 효과가 큰데, 카프릴산은 약에 내성이 있는 뇌전증을 치료하는 데 도움을 주는 주요 지방산이다.[34] 이 지방산들을 따로 분리해서 MCT 오일을 만드

---

[*] 대부분의 지방(예를 들면 올리브오일이나 목초사육우의 고기로 만든 패티)은 섭취 후에 바로 림프샘으로 들어가서 온몸 전체에 퍼진다.

천재의 식단

는 경우가 많아서 MCT 오일은 거의 100%에 가까운 케톤 생성 식품이다.

 실천가이드 Q&A

Q. 케톤 보조식품이나 MCT 오일은 지방을 더 많이 태우는 데 도움이 될까요?

A. MCT 오일과 케톤 보조식품은 인지 기능 개선에 정말 많은 도움을 줄 수 있는 성분이지만 사람들한테 대개 체중 감량을 위한 수단으로 알려져 있습니다. 그런데 사실 체중 감량에는 이런 보조식품들이 그다지 적절하지 못합니다. 체내에서 합성된 케톤은 지방을 태우면서 생기는 부산물입니다. 체내에서 만들어지는 케톤 이외에 별도로 케톤을 섭취할 경우 또 다른 에너지원을 공급하는 꼴이라 몸에 있는 지방을 태울 기회를 방해하게 됩니다. 그래서 체중 감량을 위해서는 식품으로 섭취하기보다는 체내에서 합성하는 것이 더 의미 있다고 봅니다.

알츠하이머병이나 다른 퇴행성 신경 질환이 있는 사람들에게는 MCT 오일이 특히 이로울 수 있다. 알츠하이머병이 생기면 단 음식을 좋아하는 쪽으로 식성이 바뀐다.[35] 이런 현상은 대사 질환을 앓으면서 에너지원이 부족해진 뇌가 재빨리 소화할 수 있는 탄수화물 형태인 당분을 얻으려고 보내는 구원 요청이다. 그런데 공교롭게도 당분이야말로 인슐린을 급격히 높이고, 염증을 유발하고, 케톤 생성을 방해하는 식품이다. 이럴 때 코코넛이나 MCT 오일을 건강보조식품으로 챙겨 먹으면 탄수화물 섭취로 인해 생기는 문제를 줄일 수 있다.

MCT 오일을 파스타나 시리얼을 먹을 때 뿌려서 먹으면 금상첨화가 아닐까 생각하는 사람들도 있을지 모르겠다. 하지만 애석하게도 고탄수화물 다이어트를 하면서 체내의 케톤 양을 인위적으로 높이면 인슐린 과잉에 이르고 만다. 즉 공복이 아닌 상태에서 MCT 오일 제품을 섭취한다면 이미 꽉 차 있는 컵에 물을 들이 붓는 격이다.

꼭 기억하자. 몸이 스스로 축적한 지방을 가져다가 그 지방을 에너지원으로 사용할 수 있게 만드는 이른바 '생리적 지방 흡입술'은 지방을 더 많이 먹었을 때가 아니라 인슐린을 충분히 낮추었을 때 일어난다. 몸과 뇌에게 지방을 태울 기회를 주면 몸의 생리작용이 크게 보답할 것이다.

이제 우리 몸속에 있는 '잊힌 기관'과 그 기관이 뇌의 건강한 기능에 기여하는 역할에 대해 알아보자.

🍴 코코넛오일의 개척자

나는 코코넛오일이 많이 알려져 있지 않던 초창기에 코코넛오일의 효능을 시험했던 메리 뉴포트Mary Newport와 개인적으로 친분을 맺게 됐다. 그녀의 남편인 스티브는 알츠하이머병을 진단 받으면서, 취미활동을 포함한 일상생활 대부분을 수행하기 힘든 상태가 됐다. 의학적으로 가능한 모든 방법을 시도해도 별다른 효과를 얻지 못하자 메리는 뭔가 다른 좋은 방법이 없는지 찾기 시작했다.

그러던 중에 그녀는 MCT의 일종인 카프릴산으로 만든 새로운 '건강기능식품'이 개발 중이라는 소식을 언론을 통해 접한다. 언론 보도에는 뇌에 케톤을 공급했을 때 실험했던 알츠하이머병 환자들 절반에서 기억력과 인지력 개선 효과가 있었다는 설명이 있었다. 남편의 뇌가 하루가 다르게 피폐해지는 것을 보면서, 메리는 필사적인 마음으로 그 실험적인 기능식품을 구해보려고 했지만, FDA의 승인이 나지 않아서 1년을 더 기다려야만 하는 상황이었다. 그때 그녀는 어떤 깨달음을 얻게 된다.

메리 뉴포트는 소아과 중에서도 특히 신생아와 관련된 분야를 전공한 의사였다. 그래서 MCT에 대해서는 익히 알고 있었다. 모유의 주요 성분인 MCT는 1970~80년대부터 조산아들의 체중을 늘리는 데 흔히 사용됐기 때문이었다. 이후 MCT 오일과 코코넛오일은 사실상 모든 아기 분유에 첨가되어 왔다. 의사로서 관련 지식이 있었던 메리는 그 건강기능식품이 시장에 나올 때까지 무작정 기다리기보다는 남편인 스티브에게 코코넛오일을 먹여도 되겠다는 사실을 깨닫는다.

메리는 개발 중이었던 그 건강기능식품에 든 MCT 함량과 비슷하게 양을 계산해서, 스티브에게 코코넛오일을 매일 2큰술(2tbs) 남짓 먹였다. 그런 뒤 치매에 걸린 가족이 있는 사람들이라면 모두 익히 알고 있을, '시계 그리기' 인지 기능 검사를 시행했다. 일정량의 코코넛오일을 매일 복용하기 시작한 2주 후, 스티브가 그린 시계 그림은 놀라울 정도로 개선됐다. 그때부터 메리는 코코넛오일을 요리에 활용하는 동시에 기회가 있을 때마다 스티브에게 먹였다. 그리고 스티브의 시계 그림은 맨 처음보다 계속해서 발전했다.

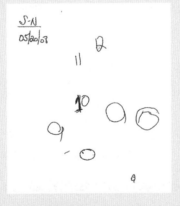

코코넛오일을 먹기 1일 전

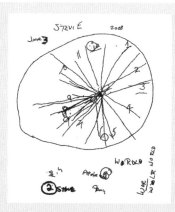

코코넛오일을 먹기 시작한 지 14일째

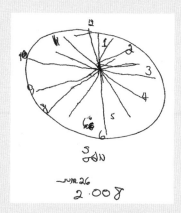

코코넛오일을 먹기 시작한 지 37일째

그 이듬해까지 메리는 스티브가 먹는 코코넛오일 양을 서서히 늘려서 나중에는 코코넛오일 열한 숟가락과 MCT 오일을 함께 먹였다(MCT 오일은 섭취량을 급격히 늘리면 설사를 유발할 수 있다). 메리는 이로 인해 스티브의 기억력이 개선되고, 인지력 검사 점수도 향상되었으며 일상적인 일을 수행하는 능력도 상당 부분 회복되어서, 발병 후 2~3년밖에 안 지났을 시점으로 돌아갔다고 이야기한다(처음 코코넛오일을 먹을 때 스티브 는 알츠하이머병을 앓은 지 7년이나 지난 뒤였다). 또한 코코넛오일을 거른 날 이 두 번 있었는데, 그때마다 인지력이 두드러지게 퇴보됐다고 한다. 이는 코코넛오일이 스티브의 인지력 개선의 원인이었음을 증명하는 신호다. 메리는 스티브에게 코코넛오일을 거의 10년 가까이 지속적으 로 먹였으며, 덧붙여 지금 이 책에서 권하는 것과 비슷한 식단과 생활 방식의 변화를 실천했다.

스티브는 결국 알츠하이머병과의 싸움에서 패하고 2015년에 세상 을 떴다. 하지만 코코넛오일의 효능을 공개적으로 알리는 메리의 활동 을 통해 그의 이야기는 계속해서 전해지고 있다.

○━ 이것만은 꼭 기억하자

- 케톤은 뇌의 산화 스트레스를 줄이고 신경가소성과 관계된 유전
  자를 상향 조절하는 능력이 있는 '슈퍼 연료'로 알려져 있다.

- 뇌가 포도당을 에너지원으로 제대로 사용하지 못할 때 케톤이 대
  체 연료가 될 수 있다.

- 사람들은 흔히 지방을 더 많이 먹어야 케톤이 생긴다고 잘못 알고
  있다. 실제로는 단식이나 저탄수화물 식이요법으로 인슐린을 감소
  시켜야 케톤이 생성된다.

- 대사 유연성은 꾸준한 케톤 생성보다 더 큰 목표다. 대사 유연성
  이 있으면 장이 건강해지고, 운동 기능을 유지하기 위해 때때로
  탄수화물 연료를 채우는 즐거움을 누릴 수 있으며, 만일 케톤증이
  생기더라도 가볍게 넘길 수 있다. 그리고 그런 경우에도 지방을
  에너지원으로 사용하는 몸의 상태가 흐트러지지 않는다.

- 탄수화물을 과도하게 섭취하면서 MCT 오일로 케톤 수치를 높이
  면 이로운 생리작용을 거의 기대할 수 없게 된다.

목초사육우

오늘날 정육업계의 환경은 변명의 여지가 없을 정도로 형편 없다. 가령 소고기 생산업자들은 저질의 곡물과 비정상적인 먹 이와 항생제를 잔뜩 주면서 가축을 길러낸다. 이렇게 공장식으로 사육된 소고기는, 목장에서 자연적인 습성에 따라 풀을 뜯어 먹으며 행복하게 지내다가 농부들이 즐겨 쓰는 표현처럼 그저 '운 나쁜 하루'를 보냈을 뿐인 건강한 소에서 얻은 소고기와는 하늘과 땅 차이다.

육류의 영양적 가치를 둘러싼 논쟁은 주로 단백질에 치중되지만, 나는 인간의 인지 기능에 중요한 역할을 하는 다른 영양소들로 논의의 폭을 넓혀야 한다고 생각한다. 예를 들어 목초사육우는 철분과 아연 같은 필수 미네랄이 몸에서 쉽게 흡수해서 활용할 수 있는 형태로 존재한다(다시 말해 시금치에 든 철분이나 콩류에 든 아연과는 다르다).[1] 또 오메가-3 지방산, 비타민 B_{12}, 비타민 E, 크레아틴 같은 영양소까지 들어 있다. 연구원들은 인간의 뇌가 지금과 같은 인지력이 강한 뇌로 진화할 수 있었던 요인은 익힌 고기에서 나오는 고열량 에너지와 이런 영양소 덕분이었다고 믿는다. 이런 미세영양소의 결핍은 낮은 지능, 자폐, 우울, 치매 같은 뇌 관련 질환과 관련이 있다.

　호주 디킨 대학교의 펠리스 젝카Felice Jacka 박사만큼 음식과 정신 건강과의 연관 관계를 잘 아는 사람도 드물 것이다. 나는 그녀를 직접 만나는 소중한 기회를 얻은 적이 있다. 2017년에 그녀는 건강한 음식의 항우울성 효과를 입증하는 무작위 대조군 실험을 세계 최초로 진행했다(자세한 내용은 8장에서 설명할 것이다). 그리고 이에 앞서 그녀는 호주 정부 권고 식단에 나오는 것처럼 매주 소고기를 3~4인분 섭취하지 않는 여성들은 우울증이나 불안 장애, 조울증에 걸릴 확률이 고기를 그만큼 섭취하는 사람들보다 두 배는 높다는 사실을 발견했다.[2] 또 소고기를 아예 안 먹는 것보다는 조금이라도 먹는 것이 낫지만, 권장량보다 더 먹는 것이 꼭 좋지만은 않다는 사실을 확인했다. 다시 말하지만 호주에서는 기본적으로 젖소들을 방목해서 키운다(중요하게 짚고 넘어갈 대목이다).

　그렇다면 어린아이들의 인지 기능에는 고기가 어떤 영향을 끼칠까? 음식 배달 애플리케이션 같은 것은 생각할 수도 없는 세계 여러 지역에서는 영양 결핍으로 건강에 위협을 받는 이들이 여전히 많다. UCLA의 공중보건대학교 교수인 샬롯 뉴먼 Charlotte Neumann은 그런 지역 중 하나인 케냐에서 고기를 더 많이 섭취하는 아이들이 실제로 신체, 인지, 행동 측면에서 대체로 더 뛰어나다는 사실을 관찰한다. 그래서 뉴먼 박사는 만일 고기 섭취가 두뇌 개발과 관련이 있다면 과연 어떤 식으로 영향이 나타날지 알아보기 위해 다음과 같이 실험을 설계했다.

그녀는 케냐 학교 열두 곳에 다니는 아이들을 네 그룹으로 나누었다. 그중 한 그룹은 통제 집단 역할을 하고, 나머지 세 그룹의 아이들에게는 옥수수, 콩, 채소로 만든 죽을 매일 아침으로 제공했다. 그리고 이 세 그룹 중에 1번 그룹은 우유를, 2번 그룹은 곱게 간 소고기를 함께 먹이고, 3번 그룹은 오로지 죽만 먹였다. 모든 그룹에 동일한 열량이 공급되도록 했으며, 실험은 2년 동안 진행됐다.

분석 결과 고기를 먹은 아이들은 평범한 죽만 먹거나 죽과 우유를 먹었던 다른 두 그룹의 아이들보다 근육량이 늘었으며, 심장 관련 문제가 덜 발생했다.[3] 또 놀이터에서 놀 때 더 자신감 있는 태도를 보여서 정신 건강도 개선되었음을 짐작할 수 있었다. 인지 수행력도 더 뛰어났다. 모든 그룹에서 아이들의 인지력이 발달했지만, 특히 고기를 먹은 그룹은 수학과 언어 과목에서 급격한 향상을 나타냈다. 이와 관련해 뉴먼과 그 동료들은 이렇게 설명한다.

고기를 먹었던 그룹에서 나타난 인지 수행력과 운동 능력, 리더십, 진취성은 육류에 풍부하게 들어 있는 비타민 B12, 그리고 철분, 아연을 더 많이 얻을 수 있었던 결과와 관련이 있을 것으로 추정된다. 고기는 섬유질과 피틴산이 많은 식물성 식품에 들어 있는 철분과 아연의 흡수를 돕는다. 고기에는 고유의 미세영양소와 그 밖의 성분들, 그리고 양질의 단백질이 들어 있기 때문에, 학습과 관련이 깊은 정보 처리 속도 향상 같은 특정 메커니즘이 촉진되는 것인지도 모른다.

이 연구가 아이들을 대상으로 시행되었지만, 인간의 뇌는 평생에 걸쳐서 지속적으로 변한다는 사실을 우리는 알고 있다. 따라서 뇌에 필요한 영양소를 제대로 공급하는 것이 최우선이 되어야 한다. 그렇지만 고기가 몸에 안 좋다고 잘라 말할 사람들도 분명 많을 것이다. 그런 입장에 대해서 나는 칼 세이건Carl Sagan의 말을 빌려, "특별한 주장에는 특별한 증거가 필요하다"고 이야기하고 싶다. 300만 년도 더 전부터 초기 인류가 동물을 도살했던 증거에서 알 수 있듯이 육류와 그 영양소들은 인간의 뇌 진화에 필수적인 부분이었다.[4] 오늘날 인류는 윤리관에 따라 각자 먹을 음식을 고르는 사치를 누리고 있지만, 인류의 조상에게는 그런 특권이 없었다. 그들은 신선한 고기에 들어 있는 영양분으로 생명을 유지할 기회를 흘려보내지 않았을 것이다. 제대로 된 환경에서 제대로 된 먹이를 먹이며 키운 동물에서 얻은 영양소마저 우리 몸에 나쁘다고 생각할 수 있으나 이특별한 주장을 뒷받침할 적절한 증거는 없다.

내 어머니가 평생 붉은 살 고기를 절제했던 것이 기억 손실과 우울증에 어떤 영향을 끼쳤는지 정확히 알 수 없지만 고기를 먹지 않았던 것이 어머니를 보호하지 못했던 것만큼은 분명하다.

구입 방법 좋은 환경에서 100% 풀을 먹여서 키운 소고기를 고른다. 근처 농장에서 키운 유기농 육류면 더 이상적이다. 참고로 유기농 소고기는 별도로 '100% 목초를 먹여 키운 소'라고 명확히 기재한 경우를 제외하고는 모두 유기농 곡물을 먹여 키운 소다. 목초사육우는 갈아 놓은 고기가 썰어 놓은 고기보다 값이 보통 저렴하다. 목초사육우를 집 근처에서 구하기 힘들다면 유기농 식품을 판매하는 통신 판매서비스를 이용하는 것도 좋은 방법이다.

섭취 방법 목초사육우에는 다불포화지방의 산화를 방지하는 비타민 E가 곡물사육우보다 세 배나 많이 들어 있지만, 그래도 가능한 저온에서 요리할 것을 권한다. 헤테로사이클릭아민Heterocyclic Amine 같은 독성 화합물 생성을 줄일 수 있도록 마늘이나 양파 등과 함께 익히면 좋다.[5] 장에서 산화된 물질을 중성화할 수 있게 항상 케일, 시금치, 방울양배추 같은 섬유질 많은 야채를 곁들여 먹고, 감자처럼 전분이 많은 야채나 곡류, 탄수화물의 밀도가 높은 식품과는 함께 먹지 않도록 한다.

추가적으로 내장과 뼈를 우려낸 육수를 마시면 더욱 좋다. 뼈와 내장에는 근육질 고기에 들어 있지 않은 콜라겐collagen 같은 중요한 영양소가 풍부하다. 콜라겐에는 현대식 식단에서 놓치기 쉬운 중요한 아미노산이 들어 있다. 그중 하나인 글리신glycine은 수면의 질을 높이고, 심적 안정과 집행 기능에 중요한 세로토닌 분비를 늘리기도 한다.[6]

장의 느낌에
귀 기울이기

빨리 가고 싶으면 혼자 가라. 멀리 가고 싶으면 함께 가라.

_아프리카 속담

우리 몸속에 온갖 종류의 세균이 수조 마리 살고 있다는 것을 생각하면 얼른 욕실로 달려가 샤워를 하고 싶다고 생각할지 모르겠다. 절대적으로 혐오감을 불러일으키는 이 사실은 기회만 있으면 어떻게든 항균 비누와 소독제를 판매하려고 하는 문화 탓인지도 모른다. 하지만 세균에 관해 우리가 지금껏 들었던 사실은 거짓에 가깝다. 세균이 없다면 인간이 생존하지 못했을 테니 말이다.

앞에서 살펴보았듯 미토콘드리아는 포도당(또는 지방 대사의 부산물인 케톤)에 산소를 결합해서 에너지를 만드는 세포 기관이다. 그

천재의 식단

런데 이 중요한 세포 기관이 항상 우리에게 도움이 되는 쪽으로만 작용하는 건 아니다. 관련 이론에 따르면 미토콘드리아는 한때 세상에 떠돌던 세균으로 존재했다. 그러다 어느 순간 한 미토콘드리아가 다른 세균에 에워싸였다. 훨씬 큰 그 숙주 세포는 미토콘드리아를 소화하는 대신 이 새로운 친구의 에너지 생성 능력을 생존에 활용하게 됐다. 15억 년 전 지구에 갈수록 산소가 많아지는 상황에서 그런 활용 능력은 큰 이점으로 작용했다. 그 보답으로 미토콘드리아는 외부 요소들로부터 보호를 받고 뭐든지 마음껏 먹는 무제한 뷔페를 즐길 수 있었지만 결코 그 관계에서 벗어날 수 없었다. 이것은 마치 스톡홀름 증후군(인질로 잡힌 사람이 인질범의 심리에 정신적으로 동조하는 증세 - 옮긴이)과도 같았다.

시간이 지나면서 미토콘드리아와 숙주 세포는 서로 의지하는 동반자 관계를 형성하게 되고 인간과 같은 다세포 조직의 근원인 복잡한 진핵 세포로 탄생하게 된다. 이토록 긴 세월이 지난 뒤에도, 미토콘드리아가 여전히 세포 안에서 증식하고 완전히 독립된 고유의 DNA를 가지고 독신자처럼 살아가는 것은 대단히 놀라운 일이다.

세균이 없으면 인간은 아무것도 할 수 없었을 것이다. 피부, 귀언저리, 머리카락, 입, 생식기, 내장 등 인체의 각 기관에는 특유의 환경에 맞춰서 사는 고유의 미생물들이 있는데, 가령 장의 미생물은 주로 산소 없이 사는 세균들로 구성된다. 만약 장에 사는 미생물을 신선한 공기를 좋아하는 얼굴 위 미생물들 옆에 가져다 놓으면 그 즉시 사멸할 것이다. 폐나 젖샘처럼 한때는 균이 살지 못한다고 생각했던 신체 기관도 미생물들을 위한 고급 모임 장소임이 이제는 밝혀졌다.[1]

이런 모든 단순한 단세포 조직을 종합한 유전체를 지칭하는 총칭은 6장에서 잠시 언급했듯이 '마이크로바이옴Microbiome'이다. 그리고 이러한 마이크로바이옴은 개개인의 환경에 따라 다른 양상을 보인다. 강아지나 어린 아기가 있는지, 도시에 사는지 시골에 사는지에 따라 당신이 사는 집의 마이크로바이옴과 이웃집의 마이크로바이옴이 극적으로 차이가 나기도 한다. 심지어 각 도시별로 나름의 특성이 담긴 마이크로바이옴이 있다.[2] 예컨대 로스앤젤레스의 마이크로바이옴은 뉴욕과는 다르다.

우리 몸의 외부도 온통 미생물이 감싸고 있지만, 우리 몸에 있는 미생물 세포는 대부분이 장 안에서 산다. 이것이 우리 각자의 장 마이크로바이옴이다. 장 미생물의 수는 약 30조 개로, 인간의 DNA에 들어 있는 세포 수와 거의 비슷하다. 그런데 그에 못지않게 놀라운 것은 이 세균들의 무게만 따지더라도 1kg 전후로, 거의 뇌의 무게에 맞먹는다는 사실이다!

대변 1g 안에는 미생물 1,000억 마리가 들어 있다. 인간의 대변 단 1g 안에 든 미생물 수가 전 세계 인구의 열네 배 가까이 되는 것이다! 또 우리가 화장실에서 변을 볼 때마다 대장에 있는 세균의 3분의 1이 배설된다. 그렇다고 걱정할 필요는 없다. 대장 세균은 하루 만에 원래대로 다시 채워지니 말이다.[3] 세균의 DNA 길이는 보통 1~10메가베이스megabase이며, 정보량으로는 100만 바이트다. 이런 세균에 담긴 유전 물질의 총량을 가늠할 때, 대변 단 1g에 10만 테라바이트TB에 해당하는 용량의 데이터가 담길 수 있다는 사실을 생각해보라! 우리는 USB 메모리 스틱이 대단하다고 생각해왔지만, 세균의 놀라운 정보 저장 능력에 비하면 전혀 상대가 안 될 정도로 미미하다.[4]

머리를 써야 하는 활동 일부를 스마트폰에 맡기듯이(가령 전화번호를 기억할 필요가 없어져서 그만큼의 지적 능력을 다른 일에 활용할 수 있다), 인간은 마이크로바이옴에도 많은 서비스를 위탁한다. 마이크로바이옴이 이런 서비스를 제공할 수 있는 것은 인간 게놈이 유전자 2만 3,000개로 구성되는 데 비해 마이크로바이옴에는 그보다 100배 가까이 복잡한 유전 물질이 담겨 있기 때문이다. 그 안에는 면역 체계를 훈련시키고 음식에서 에너지를 추출하고 비타민

같이 중요한 화학물질을 합성하는 등 다양한 기능 수행 능력이 들어 있다.

쉽게 짐작하기 어려울지 모르지만, 뇌와 장은 아주 긴밀한 관계에 있다. 마이크로바이옴은 혈류로 방출하는 미주신경을 통해 뇌와 의사소통을 함으로써 우리의 기분과 행동에 영향을 끼친다. 과학자들은 마이크로바이옴을 역할에 비해 인정받지 못한다는 뜻에서 '잊힌 기관'이라고 부르는데, 이들이 이렇게 부르는 데는 그럴만한 이유가 있다.

장 속 세균에게 프리바이오틱을 먹이로!

나의 존재가 두 다리를 가진 정교한 소화관쯤이라고 생각하는 사람은 별로 없겠지만 엄밀히 말하자면 그것이 인간의 기본이다. 실제로 인간의 거의 모든 특성은 에너지를 음식의 형태로 확보하는 데 도움이 되는 쪽으로 진화했다.

소화관이라고 알려진 길고 구불구불한 관을 의미하는 용어인 장은, 입에서 시작해 지금 당신이 생각하는 '그곳'에서 끝난다. 장의 건강과 기능은 사실 이야기 나누기에 편한 주제는 아니다. 장에서 나는 모든 이상한 소리들은 불편한 증상의 원인일 때가 많고, 배변 활동에 대해서는 굳이 떠올리고 싶지 않을 테니 말이다. 또 장은 우리와 음식 사이의 관계를 중재하는데, 체중 조절에 신경을 쓸 때는 그 과정이 왜곡되거나 혼란스러워질 수 있다.

우리의 소화 여정은 입에서 시작해서 식도를 지나 위, 다음으로 소장, 마지막으로 대장(혹은 결장)에 이른다. 미국이나 중국처럼 땅 덩어리가 큰 나라를 여행한 적이 있는가? 북쪽에서 출발해 따뜻한 남쪽으로 향할수록 달라지는 자연환경을 만날 수 있게 된다. 마찬가지로 소화관의 각 부위에는 고유의 기후가 형성되어 있다. 남쪽 지방에 내려가 보면 식물, 나뭇잎, 새, 곤충이 북쪽과는 많이 다르다는 느낌을 갖게 된다. 그런 차이는 기온, 계절 변화 등 수많은 요인들에 가장 잘 맞는 쪽으로 자연적으로 선택되어 온 결과다.

즉 위장은 저마다 다른 기후를 가지고 있으며 미생물들도 이 사실을 잘 인식하고 있다. 위는 산성이 너무 강해서 미생물군이 살 수가 없다(위산 분비를 막는 약을 주기적으로 먹지 않는 한은 말이다). 그리고 영양소 흡수가 활발히 진행되는 부위인 소장은 너무 변덕스럽다. 그렇지만 이와 같은 여정의 초기 단계에도 미생물들은 존재한다. 위와 소장의 내용물 1g에는 대략 1,000개에서 1억 개의 세균이 있다. 만약 소장 내에 세균이 지나치게 많아지면 장이 팽창하거나 복통이 생기고, 심할 경우 영양소 결핍에 이를 수 있다. 일단 대장까지 내려가면 세균들에게 가장 적합한 환경이 되어 미생물 분포가 1g당 100억 개까지 급증한다.

대장에 세균들이 이토록 많은 것은, 대장에는 '세입자', 즉 세균이 생명을 건강히 유지하는 데 필요한 자원이 풍부하기 때문이다. 사실 장 마이크로바이옴은 '식탁을 함께하다'는 뜻의 라틴어 'commensalis'에서 유래된 'commensal(공생)'을 하는 세균이라는 뜻의 '공생균'으로 구성된다. 이런 이름이 생긴 것은 우리가 음식을 먹을 때마다 30조 마리의 순종적인 세균이 얌전히 기다리고 있기 때문이다. 그렇다면 세균은 과연 무엇을 먹을까?

만약 공생균을 패밀리 레스토랑에 보낸다면 주 메뉴는 완전히 무시하고 무작정 샐러드 바로 직행했을 것이다. 이들이 좋아하는 먹거리인 식물성 섬유질을 찾을 수 있는 곳이기 때문이다. 이런 섬유질에는(우리가 직접 분해할 수 없기 때문에) 소화되지 않은 채로 위와 소장을 통과해 내려가는 일종의 탄수화물이 들어 있다. 그 섬유질이 완전히 대장까지 내려가면 미생물은 근사한 생일파티에 빗댈 수 있는 시간을 맞게 된다.

🍴 육류와 마이크로바이옴

몇 년 전에 발표된 한 연구가 건강에 관심이 많은 육식주의자들의 등골을 서늘하게 한 적이 있다. 연구원들은 쥐 실험에서, 장에 사는 일부 세균이 붉은 살 고기에 들어 있는 아미노산 카르니틴을 섭취하면서 결과적으로 트리메틸아민산화물TMAO: Trimethylamine-N-oxide이라는 화합물 수치를 높인다는 사실을 발견했다.[5] 트리메틸아민산화물은 동맥에 플라크가 침착되는 죽상동맥경화증을 일으키는 것으로 알려져 있다. 사람들이 그 사실에 두려움을 느꼈던 이유는 육류가 심장병을 일으킬 가능성이 새로이 발견되었기 때문이었다.

그러나 그 연구를 면밀히 조사한 결과 몇 가지 중요한 세부 사실이 확인됐다. 첫 번째로 실험쥐에게 먹인 카르니틴의 용량이 아주 높았다. 이것이 마이크로바이옴을 변형시키면서, 트리메틸아민산화물을 만드는 세균이 대장에서 경쟁 우위를 차지하게 된 것이다. 두 번째로 마이크로바이옴 전문가 제프 리치Jeff Leach가 밝힌 바에 따르면, 저곡물 채식 식단은 카르니틴을 좋아하는 장의 균주를 도태시키는 것으로 나타났다.[6] 추가 실험에서 연구원들은 채식주의자 한 사람을 설득해 스테이크 고기 약 300g을 먹게 했는데, 관찰 결과 트리메틸아민산화물 수치는 전혀 변화가 없었다. 비록 단 한 사람을 대상으로 했지만, 이 실험에서 마이크로바이옴의 전반적인 구성이 섭취하는 음식 하나하나보다 더 중요하다는 사실을 어느 정도 짐작할 수 있다. 그럼, 이런 우려를 피할 합당한 방법이 있을까? 물론이다. 육류가 트리메틸아민산화물을 생성시킬 기회를 만들지 않도록 고기를 먹을 때 채소를 충분히 섭취하면 된다. 이때 주의할 점은 곡물은 먹지 않아야 한다!

앞에서 말했듯이 미생물이 좋아하는 먹이는 단 한 가지, '섬유질'이다. 그중에서도 특히 '프리바이오틱prebiotic(장내 유익한 박테리아의 생장을 돕는 난소화성 성분으로써 프로바이오틱스의 영양원이 되어 장내 환경을 개선하는 데 도움을 주는 물질이다. 대부분 식이섬유 형태로 존재한다—옮긴이)'이라는 섬유질을 좋아한다. 그 섬유질에는 수용성 식이섬유와 '저항성 전분'이라고 불리는 소화 불가능한 전분이 포함된다.

이렇게 되면 식성이 너무 까다로운 것 아니냐고 세균 친구들에게 핀잔을 주고 싶지만, 그 전에 무려 수십만 년 동안 인류가 섬유질이 풍부한 음식을 먹어왔음을 기억해야 한다. 실제로 과학자들은 과거 인류가 섬유질을 매일 약 150g씩 섭취했을 것으로 추정한다. 오늘날의 열 배가 넘는 수치다. 오메가-3 지방산과 다른 필수 영양소들의 섭취가 부족한 것과 마찬가지로 서구식 식단에는 프리바이오틱 섬유질이 크게 부족하다. 이어서 살펴보겠지만 스탠퍼드 대학교의 저명한 미생물학자인 저스틴 소넨버그Justin Sonnenburg와 에리카 소넨버그Erica Sonnenburg가 이름 붙인 'MACMicrobiota-accessible carbohydrates(미생물이 이용할 수 있는 탄수화물—옮긴이)' 섬유질이 식단에서 사라져가면서 심각한 건강 문제들이 발생하고 있다. 그런데 장이 좋아하는 탄수화물을 늘리는 방법은 꽤 간단하다. 프리바이오틱 섬유질이 풍부한 식품은 흔히 찾아볼 수 있기 때문이다. 몇 가지 예를 들면 베리류, 리크, 케일, 선초크, 아보카도, 시금치, 루콜라, 마늘, 양파, 커피, 치커리 뿌리, 덜 익은 바나나, 생 견과류, 회향, 오크라, 피망, 브로콜리, 무, 다크초콜릿, 새싹채소 등이다.

몸에 이로운 섬유질을 어디서 구할 수 있는지 알아보았으니, 이제부터는 이런 영양소가 기분, 인지력, 노년의 건강에 어떤 영향을 미치는지 살펴보자.

청춘의 샘

섬유질을 섭취함으로써 얻을 수 있는 이점에는 어떤 것이 있을까? 가장 대표적인 것은 세균의 대사 작용을 통해 섬유질이 '짧은사슬지방산SCFA: Short chain fatty acid'이라고 불리는 물질로 바뀌는 현상이다.[7] 이 부류의 지방산에는 낙산염butyrate, 아세트산염acetate, 프로피온산propionate 등이 있으며 이런 지방산들은 건강을 증진하는 여러 작용에 관여한다.

짧은사슬지방산 중에서 가장 많이 연구되는 것은 낙산염이다. 목초로 키운 소의 고기나 유제품에도 소량의 낙산염이 들어 있지만, 세균이 섬유질을 먹을 때 그보다 훨씬 많은 양이 생성된다. 낙산염은 뇌의 신경가소성을 직접적으로 높이고 퇴행성 신경 질환의 진전을 늦추는 뇌유래신경영양인자인 BDNF 수치를 높인다.[8] 우리가 건강하게 늙기 위해 꼭 필요한 물질인 셈이다.

그 외에 낙산염의 가장 중요한 효력을 꼽자면 바로 염증을 줄이는 작용이다. 일반적으로 섬유질을 많이 먹을수록 미생물군은 '염증 제거 낙산염 공장'에 가까운 형태로 바뀐다.[9] 인지 기능의 측면에서 볼 때, 염증이 줄어든다는 건 사고가 명확해지고 기억력과 집중력이 향상된다는 뜻이다.[10] 다시 말해 염증을 줄이는 조치는 사고력과 행동력을 최적화할 비법이 되는 건 물론이고, 더 나아가 세월의 흐름으로부터 스스로를 지킬 수단이 되기도 한다.[11]

장수의 문제를 논할 때 특히 관심을 기울여야 할 부분은 '건강수명healthspan'이다. 단순히 생존 기간을 따지는 일반적인 수명과 달리 건강수명은 삶의 가치를 따진다. 건강수명이 더 길다는 것은 신체적인 불편이 적고, 인지 기능이 원활하고, 기분이 좋고, 만성 질병 없이 오래 산다는 뜻이다. 오늘날에는 평균수명은 늘지만 건강수명은 그렇지 못한, 병든 채로 그저 더 오래 살기만 하는 일이 늘어나고 있다.[12]

하지만 예외적인 사례도 있다. 어떤 사람들은 삶이 끝나는 순간까지 활력 있게 건강한 생활을 유지하기도 한다. 10년 동안 성인 1,600명 이상을 관찰한 한 연구에서 섬유질을 많이 먹은 사람들은 적게 먹은 사람보다 고혈압, 당뇨, 치매, 우울증과 같은 질병 없이 살 확률이 80%나 높다는 결과가 나왔다.[13] 실제로 섬유질 섭취는 건강한 노화를 결정짓는 가장 중요한 요인으로, 당분 섭취를 포함한 다른 어떤 변수보다도 관련성이 컸다. 그런데 이것이 전부가 아니다.

🍴 분변 미생물군 이식(FMT)

어떤 사람의 변에 들어 있는 성분을 다른 사람에게 이식한다는 건 그다지 유쾌한 생각은 아니지만, 잠시 당신이 클로스트리듐 디피실C.-difficile균에 감염되었다고 상상해보자. 병원성이며 항생제 내성이 있는 이 세균은 심한 설사와 장염의 원인으로, 매년 50만 명이 이 균에 감염되고 3만 명이 목숨을 잃는다. 이 균에 항생제를 사용하면 건강한 장의 미생물이 심하게 훼손되면서, 장을 완전히 감염시킬 수 있기 때문에 상당히 위험하다.

2013년에 과학자들은 그런 감염에 걸린 사람에게 건강한 사람의 미생물군을 이식해서 클로스트리듐 디피실을 자연적으로 퇴치할 수 있는지 알아보고자 했다. 그래서 건강한 사람의 대변을 균에 감염된 환자의 소화관에 이식했는데, 시험 결과 90% 이상의 성공을 거둔 것으로 나타났다.

분변 미생물군 이식FMT:Fecal microbita translation 절차에는 일반적으로 대장 내시경과 관장같이 환자의 불편을 초래하는 외과적 시술이 필요하고, 심지어 건강한 분변을 몸에 넣기 위해 코에 관을 삽입해야 한다. 하지만 최근에는 과학자들이 이식 방법을 개선해서 냉동 알약을 사용할 수 있게 됐는데, 이 방법은 기존의 이식 기술만큼 안전하고 효과적인 것으로 밝혀졌다. 앞으로 관련 기술이 더 많이 발전되기를 기대해본다.

면역 체계가 내 몸을 공격한다고?

면역 체계가 자기 몸의 일부를 공격하는 자가면역은 셀리악병 celiac disease(만성 소화장애증—옮긴이), 다발성 경화증, 제1형 당뇨병, 하시모토 갑상선염을 비롯한 수많은 흔한 질병의 원인으로 꼽힌다. 자가면역은 왜 생기며, 어째서 점점 더 늘어나는 추세일까? 식습관과 생활방식이 자가면역에 어떤 영향을 끼치는지를 알아보려면 이 역동적인 체계가 삶의 전반에 걸쳐 어떻게 '단련' 되는지를 먼저 이해해야 한다.

가장 먼저 대장의 횡단면을 머릿속에 그려보자. 가장 안쪽에 있는 세포가 상피조직으로, 실제 물질 작용이 벌어지는 장소다. 이 단세포막으로 된 두꺼운 장벽이 내강lumen이라고 불리는 대장 안쪽 공간과 순환계를 가르는 역할을 한다. 폐에 들어찬 공기가 몸이 아닌 것과 마찬가지로 내강 안의 내용물이 신체의 일부는 아니기 때문에, 과학자들은 내강을 숙주를 둘러싼 환경의 일부로 본다. 사실 장은 신체에서 가장 넓은 영역으로 그 면적이 피부보다도 넓다. 몸에서 소화관 전체를 들어낸 다음 꼬인 부분을 풀어서 바닥에 펼쳐 놓으면 작은 아파트 바닥에 가득 찰 정도다.

그러다 보니 인체의 면역 세포 대다수는 소화 체계에서 일어나는 활동에 온 신경을 기울이고 있다. 구석기 시대 선조들은 생명을 앗아갈 수도 있는 병원균을 삼킬 위험에 늘 노출되어 있었다.

이런 환경은 초기 인류에 엄청난 압박을 주었고 병원균에 감염되는 등의 대치 상황이 발생하면, 민첩하고 강력하게 면역 반응을 일으킬 수 있어야 했다.

그렇다면 외부에서 들어온 균이 내장에 가득 차 있으니, 뱃속에서는 우리가 관여할 수 없는 전쟁이 진행되고 있는 것일까? 꼭 그렇지는 않다. 건강한 면역 체계는 스포츠 경기장에 있는 보안 요원처럼 입장권을 들고 있는 수천 명의 관람객을 능숙하게 검색하면서 비우호적인 관람객의 침범을 알린다. 그러므로 인간의 내장과 그 속에 거주하는 미생물들은 몸의 면역 체계의 '훈련 캠프' 기능을 한다.

면역 체계가 기대 수준에 도달하지 못하게 되면 침입자를 가려내는 임무를 능숙히 처리하지 못할 뿐 아니라 실수로 자기 몸의 세포를 공격하기도 한다. 장에 머무르는 다양한 종류의 세균들은 면역 체계 보안 요원들에게 누구를 눈여겨봐야 하는지 뿐만 아니라 내성의 중요성도 가르치기 때문이다. 건강한 장에는 수십만 가지 종류의 균이 존재하지만, 그런 다양한 목소리는 건강한 면역 체계에 이롭게 작용한다. 실제로 프로바이오틱스가 이로운 작용을 하는 것은 그런 측면이 반영된 결과이기도 하다. 프로바이오틱스는 대개 마이크로바이옴에 살지 않는 종류의 균들로 구성되며, 보안 요원들이 경계 임무를 게을리하지는 않는지 살피기 위해 근처를 지나간다.

면역 체계가 실수로 숙주를 공격하면 알레르기나 자가면역 같은 문제들이 발생하는데, 그 이유를 밝히려는 과학자들의 관심은 마이크로바이옴에 집중됐다. 그러면서 그들은 지나치게 위생적인 생활환경과 항생제 남용, 섬유질 섭취 부족 등의 이유와 더불어 마이크로바이옴의 발달을 덜 중요하게 여기는 분위기까지 형성되면서 면역 체계가 비정상적으로 기능하게 됐다는 의견을 내놓았다. 실제로 앞선 요인들 모두는 자가면역을 심화시킬 가능성이 충분하다고 알려져 있다.

너무 깨끗해서 걸리는 병

지난 수십 년 동안 우리가 먹는 음식 이외에 바뀐 것이 또 있다. 바로 균이 없는 환경에서 살게 됐다는 점이다. 혹시 있을지 모를 바이러스나 병원성 세균을 없애는 데 몰두하다 보니, 우리는 떠돌이 세균과 긍정적인 상호작용을 나눌 바람직한 기회를 근본적으로 차단해버렸다.

한 연구에서는 병원균 노출과 감염률이 줄어들면, 자가면역과 알레르기 질환이 늘어난다는 사실이 확인됐다. 이 두 수치가 인과관계로 엮여 있다고 보는 것이 '위생 가설hygiene hypothesis'의 기본 발상이다. 위생 가설에 따르면, 전염성 물질(특히 인간과 어울려 진화한 것들)은 면역 관련 질병으로부터 우리들을 보호한다. 오늘날 이런 병원균들이 사라지면서 면역 체계가 약해졌고, 결국 제1형 당뇨병, 다발성 경화증, 셀리악병과

같은 질병이 생기기 쉬운 환경이 조성됐다.[14]

당뇨병, 비만, 그리고 알츠하이머병은 모두 만성적으로 염증이 심화되면서(이른바 면역 체계가 엉망이 되면서) 생긴다는 특징이 있는데, 이 원인을 인간이 너무 깨끗한 환경에서 살게 된 탓으로 돌리더라도 비약은 아니다. 최근의 한 연구에서 국민의 위생 상태와 알츠하이머병 발병률의 상관관계를 조사한 적이 있다. 연구원들은 공중위생과 깨끗한 식수를 측정의 기준으로 삼았는데, 분석 결과 위생과 알츠하이머병 사이에는 완벽한 선형 상관관계가 성립해서 위생 상태가 높으면 알츠하이머병의 발생률도 그만큼 높다는 놀라운 사실이 확인됐다.

요즘에는 면역 체계에 문제가 생긴 사람들이 꽤 많다. 글루텐과 관련한 반응은 면역 체계에 혼란이 생겼을 때 어떻게 자가면역 반응이 나타나는지를 완벽히 보여준다. 글루텐의 주요 단백질 중 하나인 글리아딘gliadin은 면역 세포의 미생물과 아주 비슷하게 생겨서 글리아딘이 장에 나타나면 면역 체계는 항체를 보내서 항원을 수색하게 한다. 항체의 이런 활동은 경기장을 지키는 보안 요원에 빗댈 수 있는 신체적인 속성이다. 그런데 글리아딘 같은 이물질이 자기 세포에 있는 반점과 신경 쓰일 정도로 비슷해 보일 수도 있다는 데에서 문제가 시작된다. 이런 현상은 '분자구조의 유사성

molecular mimicry'이라고 불리는데, 이는 아마도 병원균이 숙주의 환경에 더 잘 적응하려고 생기는 현상으로 추측된다(병원균에게도 생존 욕구가 있다!). 다시 말해 몸의 면역 체계가 항원에 맞는 항체를 만들 때 자신의 신체 조직이 아군의 총에 맞아 쓰러질 가능성도 있다는 의미다.

이런 현상은 트랜스글루타미나아제transglutaminase라고 불리는 효소 집단에서도 자주 나타난다. 몸 전체에 분포하는 이 효소는 몸의 건강을 유지하는 데 아주 중요하다. 실제로 이 효소가 제 기능을 못할 경우 알츠하이머병, 파킨슨병, 루게릭병의 발병을 의심할 수 있다.[15] 이 효소들이 특히 집중 분포된 기관은 갑상샘인데, 갑상샘은 하시모토 갑상선염과 그레이브스병 같은 자가면역 질환이 있을 경우 공격을 받는다. 안타깝게도 트랜스글루타미나아제는 글리아딘 항원과 아주 비슷한 분자적 특징을 나타낸다. 예민한 사람은 글루텐을 먹으면 몸이 글리아딘만 공격하는 것이 아니라 트랜스글루타미나아제까지 공격할 수 있다.

글루텐이 모든 사람의 면역 체계에 반란을 일으킨다고는 말할 수 없지만 최근의 한 연구는 자가면역 갑상샘 질환이 있는 환자들에게서 셀리악병이 발병할 확률이 건강한 통제 집단보다 두 배에서 다섯 배까지 높았다고 밝혔다.[16] 실제로 제1형 당뇨병과 다발성 경화증 같은 자가면역증은 셀리악병과 함께 나타나는 경우가 많다. 이 사실에서 건강하지 못한 장이 겉보기에 관련이 없어 보이

천재의 식단

는 다양한 병의 매개체임을 짐작할 수 있다. 이런 증상들 모두가 뇌가 공격의 위험에 놓여 있다는 징후가 될 수 있다. 최근 연구에서 자가면역 질환이 있는 사람은 치매가 생길 가능성이 더 높다는 사실이 밝혀졌다.[17] 이런 질병들은 처음에는 명확한 증상이 잘 나타나지 않는다는 사실을 염두에 두어야 한다. 그리고 갑상샘 질환과 셀리악병이 함께 있는 사람들에게는 특별한 위장 증상이 나타나지 않기 때문에 주의가 필요하다.[18]

단순히 글루텐 섭취를 제한하는 '글루텐-프리gluten-free 다이어트'로는 이런 면역 체계 교란을 방지하거나 중지할 수 없기 때문에, 섬유질을 반드시 더 많이 챙겨 먹어야 한다. 섬유질은 면역계의 혼란으로부터 우리를 직접적으로 보호하고 자신의 신체 조직과 나머지 요소들을 더 잘 구별할 수 있게 돕는 핵심적인 역할을 한다. 이런 중요한 능력이 망가지면 면역 체계는 결국 자신의 몸을 공격하고, 자가면역증에 이를 수 있다.

배 속이 편안해야 뇌가 즐겁다

앞에서 설명했듯이 대장은 소화관에 있는 세균 대다수가 사는 곳으로 두 가지 중요한 기능을 한다. 하나는 순환계에 속하지 않는 병원균과 세균들이 들어오지 못하게 막는 것이고, 다른 하나는 소장에서 흡수되지 않은 잔여 영양소와 수분을 흡수할 수 있게 하는 것이다. 이런 물리적인 장벽은 몸에 '내재된innate' 면역 체계의 일부를 형성한다.

'내재 면역계'는 염증과 자가면역을 중간에서 조정하는 중요한 역할을 한다. 내재 면역계는 마이크로바이옴과 면역 세포들, 즉 '적응adaptive 면역계'가 서로 뒤엉키지 않도록 도우면서 숙주와 미생물 사이에 상호작용을 조절하고 적절한 면역 기능을 꾸준히 유지시킨다. 다시 스포츠 경기장으로 비유하자면, 내재 면역계는 경기가 계획대로 진행되도록 해서 그곳에 온 모든 사람들이 즐거운 시간을 보낼 수 있도록 신경 쓴다. 보안 요원은 안전하게 맡은 일을 해내고, 구경하러 온 팬들은 핫도그를 먹으면서 자기 팀을 응원하고, 선수는 최선을 다해 경기에 임할 수 있도록 만들어주는 것이 바로 이 물리적인 장벽 덕분이다.

장의 표면인 상피조직 세포는 도개교 같은 치밀 이음부tight junction 가 단단히 감싸고 있다. 이 이음부는 거의 대부분 닫힌 상태로 있지만 소장이 해가 될 가능성이 있는 세균에 노출될 경우 이음부가 느슨해지면서 수분과 면역 세포가 장의 내강으로 빠져나온다. 이렇게 되면 문제를 일으키는 성분을 배출하기 위해 설사가 나오게 되는데, 이는 심각한 감염에 대처하기 위한 결정적인 방어책이다.[19] 그런데 현대 생활의 일부 요소가 이런 장벽의 투과성을 높이면서 장의 내용물이 장 내벽 깊숙이 침투하게 된다. 이런 현상은

천재의 식단

자가면역의 원인으로 지목되는 '분자구조의 유사성'을 촉발할 가능성도 있다.

장벽의 투과성을 과도하게 높이는 물질 중 하나가 바로 밀, 호밀, 보리, 여러 가공식품에 들어 있는 글루텐이다. 글루텐은 우리가 먹는 다른 단백질, 예를 들면 닭가슴살 같은 식품과는 달리, 인간이 완벽히 소화할 수가 없다. 대부분의 단백질은 소화 과정에서 아미노산으로 분해되지만, 글루텐은 펩타이드peptide라고 불리는 큰 덩어리로만 쪼개질 수 있다. 이런 덩어리들은 침입자인 세균과 비슷하게 생겼기 때문에, 내재 면역계의 반응을 촉발해서 장의 투과성을 더 높일 수 있는 것으로 밝혀졌다.

이런 반응의 중심에는 '조눌린zonulin'이라는 또 다른 단백질이 존재한다. 조눌린은 글루텐이 있을 때 장에서 생성되는 단백질이다.[20] 조눌린은 상피세포들 간에 있는 치밀 이음부를 느슨하게 해 장벽의 투과성을 높인다. 이런 '과過투과성'은 셀리악병이 있는 사람에게 특히 심하게 나타나는데 셀리악병 환자에게 이런 반응이 오랜 기간 지속될 경우 소장 벽에 손상이 생긴다.

장의 투과성이 높아짐으로써 초래되는 위험 중 하나는, LPSLipoplysaccharide(지질다당류)라고도 알려진 세균의 내독소가 순환계 안으로 넘어오는 현상이다. 앞장에서 언급했듯 지질다당류는 평소에 대장의 안전한 정착지 내에 머무르는 특정 세균의 세포막을 구성하는 일종의 분자다. 순환계에 누수가 생기면, 내독소가 급성 염증성 반응을 유발하면서 세균이 침입했다는 신호를 보낸다. 이렇게 되면 짜증이 나고 식욕이 사라지며 사람들과 어울리고 싶은 마음이 들지 않는 동시에 집중이 잘 안 되고 최근에 있었던 일을 기억하기 힘들어지기도 한다.[21] 이런 증상은 '질병 행동sickness behavior'이라고 불리며, 심리학에서는 이런 행동 방식이 자극에 따른 반응으로 생존에 도움이 되는 생체적인 적응 전략이라고 본다.

질병 행동의 극단적인 방식으로 심각한 우울증이 나타나기도 한다. 우울증은 심장병, 관절염, 당뇨병, 암 같은 염증성 질환을 앓는 사람들에게서 가장 흔하게 동반된다. 이런 증상들이 뇌와는 아무런 관련이 없어 보이지만 혈중 염증성 지표와 우울증의 위험은 명확한 관련이 있다(이런 지표가 높을수록 우울증이 더 심하다).[22] 이처럼 전 세계적으로 3억 5,000만 명 이상에 영향을 끼치는 우울증을 새로운 관점에서 바라보기 시작하면서 기존의 전형적인 치료 방식에 도전하는 완전히 새로운 이론이 제기됐다. 바로 우울증의 '염증성 사이토카인The inflammatory cytokine model of depression' 모델이다.[23] 우울증과 염증으로 생기는 증상을 연구하는 과학자들이 그런 상태를 유발하기 위해 실험실 동물에게 흔히 주입하는 물질이 무엇인지 아는가? 바로 세균성 LPS다.

그렇다면 식단에서 밀을 제외하면 뇌 기능을 개선하는 효과가 나타날까? 최근 콜롬비아 대학교 연구원들이 바로 이런 궁금증을 가지고 밀 음식을 먹고 나면 무기력해지고 인지력이 감퇴되는 증상이 있는 사람들에게 밀, 호밀, 보리를 제외한 식단을 따르게 하고 6개월 뒤에 변화를 살폈다. 그 결과 면역 반응과 장 세포 손상 증상이 사라졌다. 또 소화관의 증상과 인지 기능 모두에 상당한 개선 효과가 있었다.[24] 밀에 민감한 증상이 과연 존재하는가 여부에 대한 의료계에서의 논쟁이 계속되던 와중, 이 연구는 셀리악병이 없는 사람들에게서 나타나는 밀에 대한 민감한 반응을 객관적인 수치로 증명한 최초의 사례 중 하나가 되었다.

🍴 프로바이오틱스는 어떻게 작용할까?

요즘 들어 프로바이오틱스 성분을 첨가한 음식이 유행하고 있는 것 같지만, 프로바이오틱스는 결코 새롭게 발견된 성분이 아니다. 인간은 이미 수천 년 동안 음식을 발효시키고, 살아 있는 세균을 음식의 부패 방지에 활용해왔다. 요구르트는 물론이고 일본의 낫토, 한국의 김치, 독일의 사우어크라우트sauerkraut 등이 모두 발효 식품이다.

많은 이들은 프로바이오틱스가 장에 머무르기 때문에 몸에 이롭다고 생각하지만, 사실 우리가 섭취하는 프로바이오틱스의 대부분은 그저 장에 잠깐 들러서 장에 영구적으로 거주하는 세균들, 즉 면역세포들과 우호적인 교류를 나누는 것이 전부다.[25] 면역 체계는 미생물이 화목한 조화를 이룬 상태에서 최적의 기능을 하는데, 바로 프로바이오틱스가 물질 대사 과정을 거치는 면역 체계를 '튜닝'해서 이 관계를 촉진하는 것이다. 프로바이오틱스는 장벽을 강화하고 장 상피세포 사이에 있는 치밀 이음부에 새는 곳을 메운다. 그렇게 하면 감염의 주요한 선동자인 내독소가 순환계에 유출되는 것을 방지할 수 있다. 프로바이오틱스에 항염 효과가 있는 것은 이 두 가지 효과가 복합적으로 작용하기 때문이다. 그에 따른 부수적인 효과도 상당히 많은데, 그런 효과는 발효 음식을 더 많이 먹는 사람이 더 건강하다는 의견을 뒷받침한다.

물론 프로바이오틱스 보조제를 먹는 것만으로 나쁜 식습관으로 생긴 피해를 100% 바로잡을 수는 없다. 하지만 김치, 콤부차, 케피어같이 프로바이오틱스가 풍부한 음식을 먹으면 이 책에서 설명한 고섬유질 저탄수화물 식단의 효과를 더욱 강화할 수 있다. 12장에서 양질의 프로바이오틱스 건강보조식품을 고르는 법을 소개할 예정이니, 혹시라도 건강보조식품을 먹기로 결정했다면 그 내용을 참고하도록 한다.

인체를 지키는 대단한 장의 장벽에 관한 설명을 마치기 전에, 장의 투과성을 높일 수 있는 요인 몇 가지를 소개하겠다.

* 술: 술을 마시지 않는 건강한 사람이 단 한 차례 보드카를 폭음하면 혈중 내독소와 염증성 시토카인 수치가 급격히 높아진다.[26] 이런 현상은 부분적으로는 만성적인 음주가 간과 다른 기관에 끼치는 해로

움을 부분적으로 설명할 수 있다.[27]

* 과당: 천연 과일 속의 과당은 섬유질과 식물 화학물질이 함께 들어 있지만, 그런 성분 없이 과당만 따로 있을 경우 장의 투과성을 높일 수 있다. 음료수의 첨가당으로 흔히 사용되는 액상과당이나 아가베 시럽은 특히 좋지 않다.

* 만성 스트레스: 많은 사람 앞에서 이야기하는 일이 쉬운 사람은 별로 없을 것이다. 실제로 연설을 할 때 일시적으로 장의 투과성을 높인다는 사실이 증명됐다. 이를 통해 만성 스트레스가 우리 건강에 영향을 끼치는 새로운 경로를 짐작할 수 있다.

* 과도한 운동: 마라톤같이 극도로 높은 지구력을 필요로 하는 운동선수들은 장의 투과성이 높아질 수 있다.[28] 10장에서 장시간의 격렬한 심장 강화 운동은 불필요하다는 새로운 연구 내용을 소개할 것이다.

* 당분과 섭취한 지방: 동물 실험에서 흔히 고지방 식이요법은 당분과 함께 제공된 장의 투과성을 높이고 염증을 유발하는 것으로 확인됐다.[29]

* 가공식품 첨가제: 이에 관해서는 잠시 뒤에 자세히 설명할 것이다.

이런 자극 요인 중 어떤 것이든 내독소를 순환계 안으로 흘러 들게 할 수 있다. 역으로 퀘르세틴(양파, 케이퍼, 블루베리, 홍차에 들어 있는 폴리페놀)을 비롯한 다양한 식물성 화합물과 아미노산의 일종인 L–글루타민은 장의 투과성을 낮추고 장벽의 기능을 개선한다고 알려져 있다.[30] 그리고 아직 그 가치를 제대로 인정받지 못하고 있는 섬유질은 점막mucosa이라는 점액질 구조로 된 중요한 조직에 영향을 끼치는 경이로운 존재다.

놀라운 조직, 점막

다행히도 상피세포층은 날마다 맞닥뜨리는 독성 물질과 미생물의 가차 없는 공격에 혼자 힘으로만 맞서는 게 아니다.

상피세포와 수조 개의 마이크로바이옴 미생물 세포 사이에, 점막이라고 알려진 점액질이 있다. 점막은 뮤신mucin이라는 일종의 탄수화물로 구성된다. 점액은 상피세포에 의해 만들어지며, 미생물군집이 실제로 활동하는 곳이다. 점액은 세균이 그 위에서 증식할 수 있는 부드러운 해먹 역할을 할 뿐 아니라 그 자체가 상피세포를 보호하는 '비무장지대'가 된다.

건강하고 튼튼한 점액층을 유지하는 것은 뇌를 비롯한 신체의 염증을 최소화할 수 있는 방법이다. 점막에 관한 과학적 연구는 아직 발전하는 중이지만, 점막을 튼튼히 하는 한 가지 전략만큼은 의심의 여지가 없다. 바로 프리바이오틱 섬유질을 꾸준히 섭취하는 것이다. 이런 섬유질은 낙산염을 만드는 세균들의 먹이가 되고, 낙산염은 점액을 만드는 세포에 영양을 공급하기 때문에, 결과적으로 보호 기능을 강화할 수 있다.[31] 반대로 저섬유질 식단은 장의 세균을 굶주리게 하여 결국 자포자기한 세균이 점액층을 소멸시키게 만든다.

앞서 언급했듯이 적은 양의 글루텐을 가끔씩 먹는 건 큰 문제를 일으키지 않지만 빵, 파스타, 기타 가공식품 같은 글루텐의 비중은 높고 섬유질의 비중은 적은 서구식 식단은 장벽을 자극하는 요인이 될 수 있다. 특히 가공식품에는 유화제 성분이 많이 들어 있는데, 이런 유화제들은 불용성 식품을 풍미 있는 혼합물로 만들고 부드러운 질감을 내기 위해 샐러드드레싱, 아이스크림, 너트 밀크, 커피 크리머 등에 흔히 쓰인다. 동물 실험에서는 유화제를 아주 조금만 첨가하더라도 점막이 손실되고 장 세균과 장 세포 사이의 평균 거리가 절반이 넘게 줄어드는 등 장 미생물군에 엄청난 변화가 나타나는 것으로 드러났다.

염증이 진행되려면 복싱에서의 '원투 펀치' 같은 연차 공격이 있어야 하는 것인지 모른다. 우선 장의 보호막이 침식되고, 그 다음에 장벽 내에서 반응이 나타난다. 점막이 손상되면 장 세균들은(낙산염을 만드는 유익한 균과 병원균 양쪽 모두) 장벽을 뚫고 들어올 수 있다. 유화제 관련 실험에서 생긴 현상이 바로 이것이다.[32]

주목해야 할 사실은, 수많은 이들의 장을 손상시키고 염증을 일으키는 요인이 글루텐이나 최근에 큰 논란을 일으켰던 식물성 단백질인 렉틴lectin 같은 특정 단백질에 국한되지 않는다는 점이다. 섬유질 섭취를 줄이고 유화제를 넣어 만든 가공식품을 먹는 것만으로도 장내 마이크로바이옴을 변화시키고, 점액질을 없애고, 몇몇 단백질의 악영향에 노출될 가능성은 더 높아질 수 있다.

뇌를 조종하는 장 속 세균들

장 속 환경은 다양한 인종이 모여 사는 거대하고 복잡한 도시와 비슷한 모습을 가지고 있다. 짧은사슬지방산이나 낙산염을 만드는 이로운 세균도 있고, 실제로 병을 유발할 수 있는 골칫덩이 세균도 있다(이런 균들은 공동체 집단의 통제 하에 있다).

🍴 프로바이오틱스의 강력한 효력

인식 체계의 대전환을 받아들일 준비가 되었는가? 최근 프로바이오틱스가 우울증이나 불안, 심지어 치매를 앓는 사람에게 효과가 있다는 사실을 분명히 밝힌 흥미로운 연구들이 하나둘 발표되고 있다.

네덜란드의 라이덴 뇌와 인지 연구소Leiden Institute of Brain and Cognition에서 진행한 소규모 연구에서, 장 세균의 다양성을 증진하기 위해 프로바이오틱스 보조식품을 먹은 여성이 플라세보를 먹은 사람들보다 우울한 일에 덜 예민하게 반응한 것으로 나타났다. 슬픈 생각에 크게 좌우되지 않는 것은 심적으로 아주 건강하다는 신호다. 마음이 건강한 사람은 슬픈 생각을 들여다보고 그냥 지나치는 데 비해, 우울증이 있는 사람은 슬픈 생각이 들면 티끌 하나 없는 맑은 하늘을 구름 잔뜩 낀 하늘로 받아들인다.

그렇다면 콤부차, 요구르트, 사우어크라우트, 김치 같은 발효 식품을 더 많이 먹을 경우 불안한 마음을 가라앉히는 데 도움이 될까? 한 연구에 따르면 발효 식품을 더 많이 섭취한 학생이 사회적 불안을 덜 느꼈다. 그런 효과는 신경과민인 사람에게 특히 크게 나타났다. 윌리엄 앤 메리 대학교와 메릴랜드 대학교가 공동 진행한 이 연구에서 담당 연구원은 다음과 같이 밝혔다. "발효 식품에 들어 있는 프로바이오틱스가 장의 환경을 우호적으로 바꾸었는데, 그런 장의 변화가 사회적 불안에 영향을 주었을 가능성이 크다."

이란의 한 놀라운 연구는 프로바이오틱스가 알츠하이머병이 심해진 환자의 인지 기능을 증진할 수 있다고 밝혔다. 연구원들은 치매 증상이 아주 심각한 환자에게 가장 일반적인 프로바이오틱스 종류인 젖산균과 비피더스균을 고용량으로 섞어서 12주 동안 섭취하게 했다. 관찰 결과 플라세보를 먹은 통제 집단보다 프로바이오틱스를 먹은 집단이 인지 기능 검사에서 30% 향상된 결과를 보였다. 물론 앞으로 규모가 더 큰 모집단을 대상으로 이 효과를 재확인할 필요가 있겠지만, 학술지 〈노화신경과학Frontiers in Aging Neuroscience〉에 발표된 이 연구에서 대장에 거주하는 두 가지 지배적인 세균 집단은 박테로이데테스 bacteroidetes와 퍼미큐티스Firmicutes다. 이 두 집단이 어떤 조합을 가질 때 신체 기능이 극대화되는지에 관해서는 아직 완벽히 밝혀지지 않았다. 가령 일부 연구에서는 비만인 사람은 박테로이데테스보다는 퍼미큐티스가 더 많은 것으로 드러났다. 현재까지는 이런 특성이 숙주인 인간의 건강에 인과관계가 있는지 아니면 그저 상태를 반영하는 것뿐인지에 대해서는 알려지지 않았다. 그러나 배설물 세균 이식을 이용한 동물 실험이 진행되면서 관련 사실을 보다 명확히 파악할 길이 마련되고 있다. 우리는 동물 실험을 통해 '마이크로바이옴에 변화를 줌으로써 동물의 건강과 외형적인 측면을 바꿀 수 있을까?'라는 질문에도 답할 수 있게 됐다. 그 한 가지 예로, 과학자들은 인슐린 저항성이 있는 비만인 쥐의 미생물군을 마른 쥐의 소화관에 이식하면 어떤 일이 벌어지는지 알아보았다. 관찰 결과 마치 마법처럼 비만인 쥐의 미생물을 이식 받은 마른 쥐가 살이 찌기 시작하면서 비만인 쥐와 똑같은 대사성 장애 증상을 나타냈다.[34] 인간은 물론 쥐보다 훨씬 복잡하지만 이 연구는 미생물군이 여러 방식으로 우리 몸을 지배하고 있다는(최소한 체중과 관련해서는) 사실을 내비친다. 그렇다면 정신 건강과 인지력은 어떨까?

한 획기적인 연구는 건강한 사람들의 뇌 구조와 기능, 그리고 장 세균 사이에 어떤 관련이 있는지를 사상 최초로 밝혔다. UCLA에서 진행했던 이 연구에서는 건강한 여성의 미생물군을 조사하고, 뇌를 스캔하고, 우울증 위험을 평가했다. 그 결과 장에 프레보텔라Prevotella 세균의 비율이 높은 사람의 기억 중추가 덜 활동적인 데 반해, 감정과 감각을 관장하는 뇌 영역 사이의 연결성은 강화되어 있었다.[35] 부정적인 이미지를 보여줬을 때 이 여성 피험자들은 더 강하게 반응했다. 반면에 또 다른 흔한 장 세균인 박테로이데스Bacteroides가 많은 피험자들은 동일한 이미지를 보고 나서도 크게 동요하지 않았다. 구조적으로는 이들의 기억 중추가 훨씬 컸고 집행 기능의 중심 역할을 하는 전두엽의 용적도 더 넓었다. 즉 프레보텔라는 적고 박테로이데스는 많은 피험자들은 감정적으로 더 강하고 안정되어 있었다. 세균이 이 여성 피험자들의 뇌에 영향을 끼친 것일까? 아니면 반대로 이 피험자들의 뇌가 장의 세균 배합을 바꾼 것일까? 그건 아무도 알 수가 없다. 다만 물질대사와 체중 사이의 관계를 밝힌 연구에서처럼 장에 머무는 세균의 종류

가 뇌 기능에 일정 역할을 한다는 사실을 짐작할 수 있다.[36]

앞서 말했듯이 최적의 장 세균 구성은 어떤 것인가를 밝히기까지는 아직 갈 길이 멀며 그 문제는 사람에 따라 다를 가능성이 크다. 하지만 분명한 사실은 곡물 위주의 고탄수화물 식단을 유지하는 사람은 장에 프레보텔라의 비율이 높다는 점이다.[37] 이 분야의 전문가들 상당수가 험난하고 지속적으로 변화하는 대장에서 유익한 세균이 반드시 경쟁우위를 유지하게 할 방법은 섬유질과 폴리페놀 같은 식물성 영양소를 많이 섭취하고 당과 정제 탄수화물을 피하는 것이라는 데 동의한다. 이런 식습관은 몸에 이로운 미생물에 유리하게 작용하고 병원균을 차단해서 장 생태계에 악의적인 종이 발 디딜 틈을 주지 않을 것이다. 따라서 과학적으로 더 명확한 사실이 확인되기를 기다리는 동안 곡물 중심의 식단을 프리바이오틱이 풍부한 식단으로 바꾸는 것이, 마이크로바이옴(그리고 기분)을 더 건강한 상태로 변화시킬 확실한 방법이다.

 실천가이드 Q&A

Q. 정제하지 않은 곡물에는 섬유질이 많으니 곡물을 더 많이 먹어야 하는 것 아닌가요?

A. 곡물의 섬유질은 대부분이 불용성입니다. 불용성 섬유질은 프리바이오틱 섬유질이 아니어서 장 박테리아가 소화할 수가 없습니다(통알곡

천재의 식단

은 기본적으로 당분입니다). 곡물에는 녹말이 많이 들어 있어 있는데, 녹말은 기본적으로 포도당입니다. 프리바이오틱 섬유질이 적고 포도당이 높은 통알곡은 하루에 필요한 분량의 섬유질을 얻는 데 최적인 식품이 아닙니다.

더 많은 세균에게 더 많은 먹이를!

다시 말하지만 많은 세균들이 내는 다양한 의견은 인간의 면역 체계에 이롭게 작용한다. 그런데 서양에 사는 도시 주민과 시골 주민, 그리고 식물을 더 많이 먹던(따라서 섬유질을 더 많이 섭취하던) 수렵채집인을 비교한 많은 연구들에서 세균 다양성이 놀랄 정도로 많이 사라졌다는 사실을 밝혔다. 다양한 종류의 섬유질은 다양한 세균의 먹이가 되기 때문에, 그만큼 여러 종류의 섬유질을 충분히 섭취하면 장에 머무는 마이크로바이옴의 '다양성'을 직접 발전시키게 된다. 실제로 섬유질만으로 장내 세균 분포의 다양성을 급격히 높이거나 낮출 수 있음이 연구로 증명됐다. 이는 자녀에게 물려줄 수도 있는 속성이다.[38] 장 세균 분포의 다양성을 최대화할 추가적인 방법을 소개하면 다음과 같다.

* 항균 비누와 손소독제는 되도록 쓰지 않는다. 고병원균에 노출될 가능성이 있는 경우외에 남용하지 않는다.

* 자연과 가까이 지낸다. 공원 산책, 캠핑, 등산 같은 야외 활동을 하면서 시간을 보낸다.

* 샤워를 덜 한다. 몸을 씻을 때 비누를 매번 쓰지 말고 한 번 걸러 한 번씩만 쓴다. 샴푸는 일주일에 1~2회만 쓴다. 매일 샴푸로 머리 감을 필요는 없다!

* 유기농 농산물을 구입한다. 유기농 농산물에는 항산화 물질인 폴리페놀이 많이 들어 있다. 폴리페놀은 건강한 점막을 유지하는 데 도움이 된다.[39]

* 광범위 항생제는 반드시 필요한 경우가 아니라면 복용하지 않는다. 최근 연구에 따르면 미국에서 처방되는 항생제의 30%는 완전히 불필요한 처방이며, 미생물 생태계를 황폐화시킬 수도 있다고 한다.[40] 항생제 과다 처방은 클로스트리디움 디피실 같은 병원균에게 미생물 생태계를 장악할 여지를 줄 수 있다.

* 반려동물을 키운다. 전국 유기 동물 보호소에서 지내는 수많은 동물들은 우리의 미생물 다양성에 도움을 줄 수 있다. 임신했을 때 개를 키운 여성은 알레르기가 있는 아이를 출산할 확률이 적고, 개를 키우는 집에서 자란 아이는 천식이 생길 가능성이 15%나 더 낮다.[41] 개를 식구로 들이는 것은 집 안과 몸속 장의 미생물 다양성을 높이는 최고의 방법 중 하나다.

* 여유를 갖는다. 휴식과 소화는 밀접한 관계를 갖는다. 일을 하면서
  먹으면 소화에 해가 되는 스트레스 반응 메커니즘을 촉발해 영양소
  의 흡수를 방해한다.

변비, 무심코 넘기지 말 것

장에 대해서 더 많이 알게 될수록 다양한 질병이 생기는 데 장이
어떤 영향을 끼칠 수 있는지를 더 깊이 이해할 수 있다. 동시에 장
을 잘 돌보는 것이 그런 질병에 대처하는 데 어떻게 도움을 주는지
도 깨닫게 된다.

신경 질환은 물론이고 심지어 정신 질환도 장에서 생기는 염증
과 관련이 있다. 자폐 스펙트럼 장애ASD: Autism spectrum disorder는 장
의 염증과 밀접한 관련이 있는 것으로 알려져 있다.[42] 자폐가 있는
아이들 대다수는 염증성 장 질환이 있거나 장벽의 투과성이 지나
치게 높아지는 등의 문제를 겪는다. 장의 투과성을 검사하는 락툴
로스−마니톨lactulose-mannitol 검사에서 통제 집단 아동들은 양성 반
응이 5% 이하에서만 나타났던 데 비해, 자폐 스펙트럼 장애가 있
는 아동들은 무려 일곱 배나 높았다. 이 효과 크기effect size(개별 연
구들에서 나온 결과들을 통계 절차를 통해 표준화시킨 것—옮긴이)를 고려
하면, 두 가지 요인 사이에 인과관계가 있음을 짐작할 수 있다. 즉

장의 투과성이 자폐 행동을 유발하든, 자폐가 장의 투과성을 높이든, 그것도 아니면 환경적 노출 같은 제3의 요인이 자폐와 장의 투과성을 모두 유발하는 것이다.

중장년층 이상에서 주로 발병하는 퇴행성 신경 질환인 파킨슨병 역시 장의 건강과 밀접한 관련이 있다. 파킨슨병 초기에는 흔히들 무심코 넘어가는 변비 증상이 나타나기도 한다. 학자들이 이에 관한 정확한 사실을 규명하기 위해 아직 연구 중이지만, 최근 미주신경 손상 환자들 1만 5,000명을 대상으로 했던 연구에서 중요한 실마리가 발견됐다. 미주신경은 소화관에서 메시지를 뇌로 직접 전달하는데, 미주신경이 손상된 이 환자들 중 절반이 20년 뒤에 파킨슨병으로 발전한다. 이는 파킨슨병이 사실은 소화관에서 시작되어서 미주신경을 통해 뇌로 거슬러 올라가는 것일지 모른다는 주장을 뒷받침하는 강력한 증거다.[43]

최근에는 구강과 부비강을 비롯한 다른 분야의 미생물군 연구도 조금씩 진행되고 있다. 실제로 구강 관리를 소홀히 하면 뇌졸중, 당뇨, 심혈관 질환, 치매 같은 여러 전신성 질환을 유발할 수 있다는 사실은 오래전부터 알려져 있었다.[44] 의학 학술지 〈플로스원 PLOS ONE〉에 발표된 한 연구는 비교적 가벼운 치매를 앓고 있는 환자들에게 치주염이 있으면 6개월 뒤에 인지 능력이 감퇴하는 비율이 여섯 배나 높다고 밝혔다.[45] 부비강 미생물군은 뇌와 특히 관련이 깊을지 모른다. 부비강은 투과성 높은 모세혈관이 군집한 영역을 통과해서 뇌에 직접 연결되는 통로가 된다. 이 부근에 사는 미생물 화학 공장에 이것은 어떤 의미일까? 하버드 대학교의 최근 연구는 알츠하이머병의 원인이 되는 아밀로이드 플라크가 뇌 미생물 감염의 반응일 수도 있다는 의견을 내놨다. 이런 사실은 부비강 미생물을 흥미로운 연구 주제로 부각시킨다. 과연 프로바이오틱 비강 스프레이 제품들이 미래에는 인지력을 높이는 치료법이 될 수 있을까? 후각이 인지 기능 쇠퇴의 영향을 가장 먼저 받는 기관이라는 점은 우연일까? 곧 드러날 이런 연구 주제를 생각하면 벌써부터 기대가 된다.

○━┳ 이것만은 꼭 기억하자

- 낙산염은 뇌의 비료에 해당하는 뇌유래신경영양인자를 촉진한다.

- 건강한 장은 낙산염 공장이 되어 식이섬유를 감염을 없애는 가장 중요한 성분으로 바꾸어놓는다.

- 자가면역은 자신의 세포를 공격하는 면역 체계로, 글루텐에 의해 생길 수 있다. 전형적으로 섬유질이 적고 유화제가 많은 현대인들의 식단은 글루텐으로 초래된 위험을 한층 악화시킨다.

- 장 세균의 다양성은 건강한 면역 체계를 훈련시키는 데 아주 중요한 토대가 되어준다.

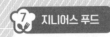

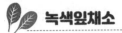 **녹색잎채소**

채소는 뇌의 가장 좋은 친구다. 특히 시금치와 로메인 상추처럼 탄수화물이 적은 채소와 양배추, 케일, 겨잣잎, 루콜라, 청경채 같은 십자화과 채소들은 두말할 필요가 없다. 이런 녹색잎채소는 당분이 적으며 비타민과 미네랄이 아주 많이 들어 있다.

녹색잎채소에 가장 풍부하게 들어 있는 영양소로 엽산을 꼽을 수 있다. 엽산folate이라는 영어 단어가 '나뭇잎'을 뜻하는 라틴어에서 유래했다는 사실을 알고 나면, 엽산을 많이 섭취하는 방법을 쉽게 기억할 수 있을 것이다. 나뭇잎 종류 채소를 찾아 먹으면 되니 말이다. 태아의 신경관 기형을 예방하는 능력으로 널리 알려진 엽산은 몸의 해독과 유전자들이 제 기능을 하는 데 꼭 필요하다.

녹색채소에 많은 다른 중요한 영양소 중에는 마그네슘도 있다. 마그네슘은 최적의 건강과 신체 기능을 유지할 수 있는 다량무기질의 일종이다. 다량무기질 영양소에는 그 밖에도 나트륨, 칼륨, 칼슘 등이 있다. 마그네슘은 거의 300가지 가까운 효소들에 필요하기 때문에 몸에서 인기가 꽤 많은 편이다. 이런 효소들은 에너지를 내고, 암과 노화의 근본 원인이 되는 손상된 DNA를 복구하고, 알츠하이머병에 맞서는 데에도 한몫을 한다. 마그네슘은 엽록소 분자 안에 들어 있기 때문에 녹색잎채소를 섭취하면 충분히 얻을 수 있다,

최근 연구에서 하루에 녹색잎채소를 두 끼 분량씩 먹은 사람들은 뇌 스캔으로 진단한 뇌의 연령이 실제보다 11세나 어렸는데, 아마도 마그네슘을 충분히 섭취했기 때문일 것이라고 추정된다.

녹색잎채소는 또 그 안에 들어 있는 섬유질 때문에라도 명백하게 이로운 식품이다. 7장에서 장내에는 미생물군(마이크로바이옴)이 형성되어 있으며, 그 미생물들이 낙산염 같은 짧은사슬지방산을 생성한다는 점을 살펴봤다. 그런데 우리 몸에 이로운 낙산염을 만드는 이런 미생물을 체내에 들이는 가장 좋은 방법은 바로 채소 섭취를 늘리는 것이다. 그렇게 되면 미생물 친구들에게 발효성 있는 프리바이오틱 섬유질을 다양하고 풍부하게 공급할 확실한 경로가 생긴다. 녹색잎채소에는 최근 새롭게 발견된, 설포퀴노보스sulfoquinovose라는 황이 결합된 당 분자도 들어 있다. 이 물질은 건강한 장 세균에 직접 양분을 공급한다.

채소, 그중에서도 특히 녹색잎채소를 많이 먹는 것은 전반적으로 몸과 뇌에 크게 이로우며 더 나아가 치매 위험과 노화의 여러 지표를 거꾸로 돌리는 효과가 있다.

섭취 방법 매일 케일, 루콜라(아루굴라), 로메인 상추, 시금치 같은 녹색잎채소를 샐러드 그릇에 한가득 담고 엑스트라버진 올리브오일을 뿌려서 먹는다. 양상추처럼 영양소가 별로 없는 채소는 피한다(양상추는 기본적으로 물과 섬유질이 전부다). 12장에서 맛도 좋고 영양가도 높은 샐러드를 만들어 먹는 법에 대해 더 자세히 다룰 것이다.

뇌의 화학적
스위치보드

내가 '신경전달물질'이라는 단어와 신경전달에 영향을 끼치는 많은 약물을 이해하려고 애썼던 첫 기억은 클리블랜드 클리닉 옥외 주차장에 렌터카를 세워놓고 차 안에 앉아 있던 때였다. 나는 어머니의 진료가 끝난 후 약국에서 처방 받은 약병을 들고는 거기에 붙은 이름을 소리 내서 읽어보려고 애쓰고 있었다.

약병에 적힌 단어들은 발음이 매끄럽고 심지어 감미롭기까지 해 어쩐지 실생활에서 쓰이는 단어처럼 들렸다. 예를 들면 나멘다 Namenda, 아리셉트Aricept, 시네메트Sinemet 같은 이름들이었다. 그렇다면 도대체 이 약들은 어떤 기능을 하는 걸까?

별난 이름의 이 화합물들은 신경전달물질 분비에 변화를 주는 식으로 작용한다. 그리고 이런 작용을 하는 화합물은 치매약 말고도 많이 있다. 항우울제에서 불안감을 줄이는 ADHD약까지 수많은 처방약들이 이 중요한 화학적 전달물질의 수치를 조절하는 약이다. 이런 약은 세계에서 가장 많이 팔리는 약품 종류로 꼽힌다. 그런데 사람들이 자꾸 찾게 만드는 커피, 술, 코카인, 환각제 같은 화합물도 알고 보면 그와 비슷한 작용을 하며 심지어 햇빛을 쐬면 사람들이 상쾌한 기분을 느끼게 되는 것조차도 신경전달물질에 영향이 가기 때문이다.

신경전달물질 분비에 불균형이 생기면 우리 마음대로 뇌가 작동하지 않는다. 이런 현상을 '화학물질 불균형 이론'이라고 부른다. 이 이론에서 가장 흔히 언급되는 증상은 우울증으로, 여기서는 우울한 기분 자체가 뇌의 세로토닌이 낮아진 결과라고 설명한다. 하지만 최근 연구에서 뇌와 관련한 일반적인 문제들은 신경전달물질이 부족해서가 아니라 신경전달물질이 마땅히 해야 할 기능을 못하기 때문에 생긴다고 설명한다. 그런 맥락에서 치매는 단순히 '아세틸콜린 수치가 낮아서' 생기는 것이 아니라 대개는 아세틸콜린을 생성하는 뉴런이 서서히 죽어가기 때문에 발생한다.

그런 약들에 병의 근본적인 치료 능력이 없는 이유가 바로 거기에 있다. 이러한 처방은 치매 관련 증상을 유발하는 근원적인 문제에는 아무런 영향을 끼치지 못하는 미봉책일 뿐이다.

이번 장에서는 신경전달물질이 작용하는 조건을 되살려 그것의 기능을 최적화된 상태로 유지하는 방법을 살펴볼 것이다. 혹시 우

천재의 식단

울감, 기억력 저하, 스트레스, 집중력 부족 등의 증상을 겪고 있다면, 이번 장에서 살펴볼 뇌의 주요 소통 수단인 신경전달물질을 활용해 삶의 질, 인지 기능, 뇌의 건강을 최선으로 끌어올릴 수 있을 것이다.

신경전달물질의 음양

고대 중국 철학자들은 삶이 억제성(음)과 흥분성(양)이 완벽한 조화를 이루며 공존한다고 설명했다. 그들은 과학적 연구 방법이 나오기 수천 년도 더 이전에, 신경전달물질의 일부를 우연히 발견했던 것이다!

가바GABA는 뇌에서 억제성을 관장하는 주요 신경전달물질로, 뇌 전체 시냅스의 30~40%에서 사용된다. 안정 효과가 있어 '자연의 바륨Valium(신경안정제)'이라는 별명으로 불리며 최고의 흥분성 신경전달물질인 '글루타메이트Glutamate'에 반대되는 물질이다. 따라서 가바는 음(-), 글루타메이트는 양(+)에 비유할 수 있다. 이 두 가지 신경전달물질은 뇌에서 가장 큰 비율을 차지하며 각성, 불안, 근육 긴장, 기억 기능의 조절과 관련이 있다.[1]

글루타메이트

글루타메이트는 가바의 전구물질로 뇌의 전반적인 흥분성을 높인다. 글루타메이트는 학습, 기억, 시냅스 생성(뉴런 사이에 새로운 연결을 만드는 것)에 관여한다.[2] 앞서 산소, 인슐린, 포도당같이 생물학에서 가장 유명한 양날의 검을 몇 가지 살펴보았는데, 글루타메이트도 마찬가지다. 글루타메이트가 너무 많아질 경우 흥분독성 excitotoxicity이 생겨서 신경 세포에 해로울 수 있다. 글루타메이트 분비를 제어하는 이 복잡한 체계의 기능에 장애가 생기는 현상이 알츠하이머병 환자들에게서 관찰되고 있으며, 자발적인 움직임을 통제하는 뉴런이 공격을 받아서 급속하게 진행되는 신경 질환인 루게릭병에도 해로운 영향을 준다. 참고로 대표적인 치매약 두 가지 중 하나는 글루타메이트와 관련한 흥분 독성을 줄이는 약물이다. 그리고 루게릭병 환자의 생명을 연장하기 위해 쓰이는, 미식품의약국FDA의 승인을 받은 최초의 약도 글루타메이트를 조절하는 성분이다.[3]

가바

가바는 뇌의 전반적인 흥분성을 억제한다. 흔히 진정제라 불리는 항불안제는 가바의 효력을 강화하고, 동시에 글루타메이트를 억제한다. 문제는 이런 약물이 중독성이 강하고 여러 가지 부작용이 동반된다는 점이다. 불안, 공황 발작, 심장 두근거림, 불면증은 모두 가바 체계의 기능 장애에 기인한 것으로 추측된다.

우리가 몰랐던 '사이코바이오틱(Psycobiotic)'

쥐의 삶의 전반적인 만족을 측정하는 여러 방법 중에 '강제 수영 테스트'라고 불리는 실험이 있다. 물을 가득 채운 수조에 쥐들을 강제로 빠뜨리고 쥐들이 뭔가 붙잡을 것에 닿을 때까지 선헤엄을 치는 모습을 관찰한다. 이때 우울한 쥐들은 행복한 쥐들보다 더 빨리 희망을 버리고 물에 가라앉아 버리는 경향이 있기 때문에, 물에서 더 오래 선헤엄을 치는 쥐는 삶의 동기가 더 강한 것으로 분류된다. 이상하게 느껴질지 모르지만 항우울제를 개발하는 연구 초반에는 실제로 이런 실험이 연구에 이용됐다.

이같은 실험을 기반에 둔 또 다른 연구도 있다. 연구진들은 프로바이오틱스의 일종인 락토바실러스 람노서스Lactobacillus rhamnosus를 쥐에게 먹여 체내의 미생물군에 자리 잡게 만든 뒤 그 쥐를 물이 담긴 수조에 넣었다. 그러자 프로바이오틱스를 공급받은 쥐는 그렇지 않은 쥐보다 물에 뜨려는 의지가 더 강한 듯 보였다. 더 나아가 뇌의 일부 영역에서는 항불안 효과가 있는 가바 수용체가 뚜렷이 증가했다. 그런데 미주신경이 손상된 쥐들은 프로바이오틱스를 섭취하더라도 그런 효과가 나타나지 않았다. 이런 결과를 통해 행동 메커니즘은 뇌와 미생물의 직접적인 소통임을 짐작할 수 있다.[4]

프로바이오틱스가 우울한 쥐에게 도움이 됐다면 다른 심리적 징후에도 효과가 있지 않을까? 물론 이와 관련된 실험도 있다. 인간의 패스트푸드에 상응하는 음식(지방과 당을 섞어 만든 몸에 아주 나쁜 음식)을 먹은 엄마 쥐가 낳은 새끼 쥐들은 자폐와 비슷한 사회적 행동 증상을 하루에도 여러 차례나 나타냈다. 장내 미생물 조합을 조사해보니, 자폐 증상이 있는 쥐는 락토바실러스 루테리Lactobacillus reuteri라는 프로바이오틱 미생물이 일반 쥐의 9분의 1에도 미치지 못했다. 연구원들이 자폐 증상을 보이던 쥐에게 프로바이오틱스 보조제를 먹이자 사회적 행동 결핍을 '수정'할 수 있었으며, 뇌에서 신경전달물질처럼 기능하는 사회성 호르몬인 옥시토신 생성까지 증가됐다.

흥미롭게도 우리 몸의 락토바실러스 루테리의 양은, 자폐를 앓는 사람들의 증가, 패스트푸드 섭취량의 증가와 동일한 비율로 감소했다. 1960년대에 세균이 발견되었을 때 전체 인구의 30~40%가 락토바실러스 루테리 보균자였다. 오늘날에는 10~20%로 줄었는데, 발효 음식과 섬유질 섭취가 줄고 고도로 가공된 식품을 주로 섭취하며 항생제 사용이 늘었기 때문으로 추측된다.[5]

글루타메이트와 가바 최적화하기

글루타메이트와 가바의 정상적인 기능을 유지하는 방법은 일상생활에서 의도적으로 흥분과 억제의 기간을 두는 것이다. 격렬한 운동은 가바와 글루타메이트 모두를 활성화해서 이 균형을 도모

천재의 식단

하는 것으로 나타났다.[6] 그런 효과는 운동이 끝난 뒤에도 한참 동안 지속돼, 일주일 뒤까지 글루타메이트의 평소 수치가 높게 유지되는 것으로 관찰됐다. 또 운동은 뇌가 글루타민의 대사를 더 효과적으로 처리하도록 도와 글루타민의 축적을 줄이는 효과도 있는 것으로 밝혀졌다.[7]

명상, 요가, 심호흡은 가바를 높이는 아주 훌륭한 방법이다.[8] 또 찬물로 샤워를 하거나 아주 낮은 온도의 질소가스 탱크에 약 3분간 들어가 있는 냉동요법 등을 통해 저체온 상태를 만드는 것도 글루타메이트와 가바의 균형을 정상화하는 대단히 효과적인 방법이다.[9] 이에 대해서는 잠시 뒤에 설명할 것이다.

음식을 통해서 글루타메이트를 지나치게 섭취하지 않도록 조절하는 것도 신경전달물질의 균형을 유지하는 효과적인 방법이다. 글루타메이트는 중국 음식에서 향미 증진제로 많이 사용하는 MSG에 들어 있으며, 칼로리가 없어서 '다이어트용 감미료'로 쓰이는 아스파탐aspartame은 일단 체내에 들어가면 글루타메이트의 전구물질로 바뀌어서 흥분성 물질이 된다.[10]

학습과 기억 신경전달물질, 아세틸콜린

아세틸콜린은 콜린 체계cholinergic system에 속하는 신경전달물질로, 몸에서 여러 활동에 관여하지만 주로 렘REM 수면, 학습, 기억에 관여하는 물질로 알려져 있다.

아세틸콜린 부족은 알츠하이머병과도 연관이 있는데, 알츠하이머병을 앓으면 아세틸콜린을 만드는 뉴런이 손상된다. 현재 알츠하이머병을 비롯한 다양한 유형의 치매를 치료하는 데 쓰이는 약품 두 가지 중 하나는 아세틸콜린 분해효소가 시냅스에서 파괴되는 것을 막음으로써 뇌에 공급되는 아세틸콜린 양을 늘리는 약이다*(치매 치료제 첫 번째는 글루타메이트를 조절하는 약이라고 앞서 설명했다).

멀미약을 먹으면 머리가 나빠진다?

아세틸콜린의 기능을 최적화하려면 우선 아주 흔히 쓰이는 아세틸콜린계 약품을 피하는 것이 좋다. 이런 약들은 지속적으로 복용할 경우 짧으면 6일 만에 인지 기능에 문제가 생길 수 있다.[11]

신경전달물질은 메시지를 전달하는 역할 외에도 뉴런을 건강하게 보존하는 데 아주 중요한 역할을 한다. 학술지 〈자마 뉴롤로지

---

* '콜린에스테라아제 억제제'라고 불리는 이 약들은 근본적인 기능 장애를 치료하는 데에는 전혀 효과가 없어서, 병의 진전을 막는 데 아무런 도움이 안 된다.

천재의 식단

피해야 할 일반적인 항콜린성 약품

약	용도	영향
디멘히드리네이트Dimenhydrinate	멀미약	강한 항콜린 작용
디펜히드라민Diphenhydramine	항히스타민제, 수면제	강한 항콜린 작용
독시라민Doxylamine	수면제	강한 항콜린 작용
파록세틴Paroxetine	항우울제	강한 항콜린 작용
쿠에티아핀Quetiapine	항우울제	강한 항콜린 작용
옥시부티닌Oxybutynin	과민성 방광 치료제	보통의 항콜린 작용
사이클로벤자프린Cyclobenzaprine	근이완제	항콜린 작용 가능성 있음
알프라졸람Alprazolam	항불안제	항콜린 작용 가능성 있음
아리피프라졸Aripiprazole	항우울제	항콜린 작용 가능성 있음
세티리진Cetirizine	항히스타민제	항콜린 작용 가능성 있음
로라타딘Loratadine	항히스타민제	항콜린 작용 가능성 있음
라니티딘Ranitidine	속쓰림 방지제	항콜린 작용 가능성 있음

JAMA Neurology〉에 발표된 한 연구에서는 놀랍게도 항콜린성 약을 주
기적으로 복용하는 사람의 뇌 포도당 대사율이 낮았으며, 단기 기
억과 집행 기능, 인지 능력이 떨어지는 것으로 나타났다. 나아가
피험자들의 MRI 스캔에서는 뇌의 용적이 더 적고 뇌의 빈 공간이
더 확대되는 등 뇌 구조까지 변경된 것으로 확인됐다. 이들이 복
용한 항콜린성 약은 잠들기 전 먹는 감기약, 처방전 없이 구입 가
능한 수면제, 근이완제 같은 것들인데 이 모두가 아세틸콜린을 차

단하는 약이다.

이런 약을 장기 복용하면 치매에 걸릴 위험이 높아지는 것 아닌가라는 궁금증이 생겼는가? 애석하게도 답은 '그렇다'. 워싱턴 대학교 연구원들은 노인 3,500명을 대상으로 이런 약을 복용한 사람이 복용하지 않은 사람보다 치매에 걸릴 확률이 더 크다는 사실을 확인했다.[12]

주기적으로 사용할수록 치매 발병 위험은 더 컸다. 일정 용량의 콜린 억제제를 복용한 기간이 3년 이상 되는 사람들은 3개월 이하인 사람들보다 치매 발병 위험이 54%나 높았다. 만일 현재 이런 약품을 주기적으로 복용하고 있다면, 담당 의사와 상의하여 인지 기능이 손상되거나 차후에 치매에 걸릴 위험을 높이는 것은 아닌지 확인해야 한다. 6장에서 전체 인구의 25%가 ApoE4 유전자 보유자라고 설명했었는데, ApoE4 유전자 보유자이거나 치매 가족력이 있는 사람은 반드시 의사와 상의해서 보다 안전한 대체 약품을 찾아야 한다.

음식 역시 최적의 콜린 체계를 만드는 데 영향을 끼친다. 음식으로 섭취하는 콜린은 아세틸콜린의 주요 전구체며, 혈장 콜린 수치에 변화가 생기면 뇌에서 이 신경전달물질의 전구체들의 수치가 변한다.[13] 콜린은 해산물과 가금류에 많이 들어 있지만, 최고의 공급원은 달걀이라고 보아도 좋을 것 같다. 큰 달걀노른자 하나에는 콜린이 약 125mg 들어 있다(달걀노른자 한 개에 들어 있는 것과 같은 양의 콜린을 섭취하려면 브로콜리나 방울양배추를 두 컵 가득 먹어야 하니, 채식주의자들은 참고해두기 바란다). 안타깝게도 미국인의 평균 콜린 섭취량은 미국의학원에서 권고하는 적정 1일 섭취량인 남성 550g, 여성 425g(임신과 수유 중에는 이보다 높다)보다 훨씬 적다.[14]

콜린이 많이 함유된 식품

달걀(노른자도 꼭 먹자!)	소의 간
새우	가리비
소고기	닭고기
생선	방울양배추
브로콜리	시금치

기분을 좌우하는 신경전달물질, 세로토닌

뉴욕에서 지내던 어린 시절, 나는 가을만 되면 항상 기분이 축 처졌다. 해가 점점 짧아지면서 어둡고 긴 겨울을 보내야 한다는 생각에 계절성 정서 장애가 생겼기 때문이다. 미국에서만 약 1,000만 명 이상이 '계절성 우울증'으로도 알려진 이 증상을 겪고 있다.

열일곱 살 때 피부가 햇빛에 노출되면 비타민 D가 생성된다는 사실을 배우고서는, 햇볕을 덜 쬐어서 기분이 우울해진 게 아닐까 하는 생각이 들었다. 곧장 비타민 D 보조제를 먹기 시작했고 이후 신기하게도 정말로 기분이 한결 좋아졌다.

내가 실험적으로 비타민 D를 먹었던 때로부터 20년 가까이 지난 뒤에, 과학자들은 그런 기분 개선 효과를 해명할 메커니즘을 발견했다. 비타민 D는 세로토닌의 전구물질인 트립토판에서 세로토닌이 합성되는 과정을 돕기 때문이다. 건강한 세로토닌 수치가 비타민 D에 좌우될 수도 있다는 사실이 증명된 것이다. 미국 국민의 4분의 3이 비타민 D 부족을 겪고 있다고 추정한 연구 결과를 생각하면, 이는 상당히 의미 있는 발견이었다.

세로토닌은 기분을 좋게 하고 숙면을 취하게 만드는 기능으로 잘 알려져 있다. 시중에 나와 있는 항우울제 중에 세로토닌 재흡수 억제제(SSRI: Selective serotonin reuptake inhibitor)라는 종류의 약에 대해 잘 아는 사람도 있을 것이다. 이 약은 세로토닌이 시냅스전세포로 재흡수되는 것을 차단함으로써 시냅스에 세로토닌이 많아지게 만든다고 알려져 있다.

세로토닌은 단순히 좋은 기분을 내는 데에만 작용하는 것이 아니라 집행 기능에도 깊이 관여한다. 이 사실이 밝혀진 것은 체내 세로토닌 수치를 일시적으로 낮추는 기발한 방법을 과학자들이 생각해낸 덕분이다. 앞에서 언급했듯이 필수 아미노산인 트립토판은 세로토닌의 분비를 촉진한다. 우리가 단백질을 섭취하면 그

안에 든 트립토판이 뇌에 도달하는데, 그곳에서 수송체의 도움을 받아 혈액뇌장벽을 건너가야 한다. 뇌 기능과 근육 성장에 중요한 역할을 하는 분지쇄 아미노산BCAA:Branced chain amino acid 계열을 포함한 다른 아미노산도 이와 같은 수송체를 통해 이동한다. 그런데 이런 아미노산을 따로 보조제로 섭취하면 트립토판보다 우선적으로 작용하여 트립토판이 뇌에 들어가지 못하도록 막는다.[15] 운동을 하면 기분이 좋아지는 이유는 근육이 혈액 속의 분지쇄 아미노산을 흡수하여 트립토판이 뇌에 더 쉽게 들어갈 수 있게 돕기 때문이다. 이에 관해서는 잠시 뒤에 더 알아볼 것이다.

세로토닌을 활성화하려면

만약 여러분이 체내 염증을 최소화하기 위해 당분, 탄수화물, 곡물, 산화된 기름을 피하고 식물 영양소과 섬유질을 풍부하게 섭취하고 있다면 체내의 세로토닌을 최적화하기 위한 실천 방법을 시작한 셈이다. 염증이 있으면 뉴런에서 세로토닌이 분비되는 과정이 차단될 수도 있기 때문이다. 그 사실은 오클랜드 어린이 병원 연구소CHORI: Children's Hospital Oakland Research Institute의 연구로 증명됐다.[16] 이 연구를 진행한 연구원들은 오메가-3 지방산 EPA는 항염 기능이 있어서 정상적인 세로토닌 분비를 촉진하고, DHA는 세포막의 유동성에 기여하기 때문에 시냅스후세포에 세로토닌이 원활히 흡수되도록 돕는다는 사실을 발견했다.

우울증 치료제인 세로토닌 재흡수 억제제의 판매가 지속적으로 급증하는 이런 상황에서 이 연구는 중요한 의미가 있다. 세로토닌 수치 저하가 우울증 그 자체의 원인이라기보다는 다른 내재적인 문제의 결과일지 모른다는 사실을 암시하는 강력한 증거이기 때문이다. 현재 미국에서는 열 명 중 한 명, 특히 4, 50대 여성의 네 명 중 한 명이 항우울제를 복용하고 있기 때문에 이런 사실에 대한 이해가 더욱 절실하다.[17] 그럼 과연 이것들이 효과가 있을까? 최근 학술지 〈미국의학협회저널〉에 실린 한 메타 분석 연구는 이런 결론을 제시했다.

플라세보와 비교한 항우울제의 효과는 우울증 증세가 심각할수록 높으며, 증상이 가벼운 환자들에게는 효과가 미미하거나 없을지 모른다. 아주 극심한 우울증에 시달리는 환자들은 플라세보에 대비한 항우울제 복용의 효과가 상당했다.[18]

다시 말해서 일반적인 사람들에게는 항우울제가 플라세보와 크게 다를 바 없었으며 우울증이 아주 심각한 경우에만 예외적으로 효과가 있었다. 그리고 심지어 극심한 우울증 환자조차 최근에 발표된 스마일즈SMILES 실험(자세한 내용은 바로 뒤에 소개한다)과 강황의

성분인 커큐민 같은 항염 화합물을 활용하는 등의 비非약물 치료로도 큰 개선 효과를 나타냈다.[19]

🍴 식이요법으로 정말 우울증을 치료할 수 있을까?

우울증과 음식과의 관련성은 이미 널리 받아들여지고 있다. 만일 그렇다면 식습관 개선으로 정신 건강을 개선할 수 있을까? 2017년에 발표되었던 호주 디킨 대학교의 음식과 기분 연구소 소장 펠리스 잭카Felice Jacka 박사 연구팀의 스마일즈 실험 덕분에 우리는 이제 그 답을 찾을 수 있게 됐다.

잭카 교수 연구팀은 심한 우울증을 앓는 환자에게 신선한 야채, 과일, 무염 생견과류, 달걀, 올리브오일, 생선, 목초사육우를 중심으로 하는 식단을 따르게 해서, 참가자의 우울 지수를 평균 11점 낮췄다. 실험이 끝날 무렵에는 더 이상 우울증으로 분류되지 않는 사람들이 전체 실험 참가자의 32%나 됐다! 반면 식사에 변화를 주지 않았던 집단의 환자는 우울 지수가 4점 낮아진 데 불과했으며, 증세가 호전된 사람도 8%에 불과했다.

이 결과는 먹는 음식으로 더 좋은 기분을 만들 수 있다는 주장에 힘을 실어준다. 나는 잭카 박사를 직접 만나 깊이 있는 이야기를 나눴는데, 한 시간 분량인 그 인터뷰 동영상은 인터넷 사이트 http://maxl.ug/felicejackainterview에서 시청할 수 있다.

햇빛, 비타민 D, 오메가-3 지방산 DHA와 EPA 외에 세로토닌을 더욱 활성화할 마법의 보조수단이 혹시 또 있을까? 가장 기초적인 성분들로 신경전달물질을 합성하는 인체의 대단한 능력을 고려할 때, 뇌의 세로토닌을 높일 가장 효과가 큰 방법은 '움직이는' 것이다. 앞서 설명했듯이 운동은 세로토닌의 전구물질인 트립토판을 활성화하고 분지쇄 아미노산 수치를 감소시킨다. 운동을 하면 뇌에 진입하는 트립토판의 양이 늘어나며, 그 효과는 운동이 끝난 뒤로도 지속된다.[20] 1대 1로 진행되었던 의미 깊고 중요한 한 연구에서는 일주일에 세 번씩 운동을 했던 것이 우울증과 맞서 싸우는 데 그 어떤 세로토닌 재흡수 억제제보다도 효과가 큰 것으로 밝혀졌다.

뇌의 세로토닌을 높이는 또 하나의 방법은 탄수화물과 당분을 이용하는 것이다. 탄수화물을 섭취하면 일시적으로 기분이 좋아지는데, 그 이유는 탄수화물에 상당한 중독성이 있기 때문이다. 따라서 식사와 식사 사이에 혈당이 낮아지면 세로토닌 수치도 떨어지면서 탄수화물이나 당이 든 음식을 찾게 된다. 그렇기 때문에 탄수화물 섭취는 체내 세로토닌을 높이기 위한 바람직한 전략이 될 수가 없다.

주요 심리학 연구들에서 피험자에게 당분을 먹였을 때 일시적으로 의지력과 집행 기능이 개선되는 현상이 관찰됐지만, 당이 실제로 기능을 증진시킨 것인지 아니면 단순히 금단 증상이 일시적으로 해소된 결과인지를 가려내기는 힘들다. 저탄수화물 식사를 꾸준히 유지해서 지방을 에너지원으로 사용하도록 몸이 적응되어 있는 사람들을 대상으로 동일한 실험을 다시 해보면 더 명확한 결과를 확인할 수 있을 것이다. 어찌되었든 뇌가 외부 자극으로부터 받는 보상을 중단시키는 방법은 그 자극(당분, 항정신성 약품, 섹스 등)이 어떤 종류이건 상관없이 지속적인 효력을 내기는 힘들다. 그 중에서도 특히 당은 체중 증가, 대사 기능 장애, 우울증 등의 여러 문제를 유발한다.

 세로토닌과 장

체내 세로토닌의 90%는 뇌가 아니라 장에서 발견된다. 장의 상피세포가 소화 촉진을 위해 세로토닌을 생성하기 때문이다. 그렇다면 행복의 열쇠는 장에 있는 걸까? 맞는 말이다. 그런데 어째서 그런지 이유를 들으면 놀랄지도 모른다. 사실 장에서 만들어진 세로토닌은 혈액뇌장벽을 넘지 못한다. 그렇지만 장의 염증 조절 능력을 통해 장에서 벌어지는 상황이 뇌의 세로토닌 활동에 영향을 줄 수 있다.

7장에서 섬유질이 포함된 채소를 섭취함으로써 장벽을 온전하게 유지하는 것이 얼마나 중요한지에 대해 살펴보았다. 내독소인 LPS(지질다당류)는 건강한 장의 정상적인 구성요소지만, 장에 '누수'가 생기면 감염을 일으키는 강력한 물질이 될 수 있다. LPS는 면역 체계를 염증 방어 상태로 몰아가는 것 이외에도, 세로토닌과 도파민 체계에 모두 직접적으로 위해한 영향을 끼친다. 실제로 LPS는 실험실에서 우울 행동이나 퇴행성 신경 질환을 유발하기 위해 쥐에게 주사하는 성분으로 자주 사용된다. 장벽을 온전히 지키고 강화하는 방법을 재확인하려면 7장을 참고하도록 한다.

보상과 강화 신경전달물질, 도파민

도파민도 세로토닌과 마찬가지로 '좋은 기분'을 만드는 신경전달물질로 분류된다. 도파민은 동기, 보상과 관련이 깊다고 잘 알려져 있으며, 성관계를 갖거나 좋아하는 음악을 듣거나 맛있는 음식을 먹거나 응원하는 팀이 경기에서 이길 때와 같은 '행복한' 순간에 분비된다. 새로운 일자리를 얻거나 승진을 했을 때, 혹은 바에 술을 마시러 갔다가 마음에 끌리는 사람을 찾았을 때, 소셜미디어에 올린 글에 '좋아요'가 달렸을 때에도 도파민 분비가 증가한다. 이런 도파민 체계는 지금껏 개개인과 인류 전체를 위해 바람직한 방향으로 동기를 자극해왔다. 하지만 현대 사회에 들면서 다른 많은 체계와 마찬가지로 역기능이 생기고 있다.

도파민은 집행 기능의 다양한 측면에 깊이 관여해서 운동 제어,

자극, 강화를 중재한다. 특정 물질에 중독증이 있는 사람들은 도파민이 정상보다 낮은 상태이며, 이들은 그 물질이나 행동을 통해서 도파민 수치를 정상으로 끌어올리려 한다. 가령 코카인은 도파민 재흡수를 억제해서 뉴런 사이 공간의 도파민 농도를 높인다. 그런가 하면 강력한 중추신경 흥분제인 메스암페타민은 시냅스전 뉴런에서 도파민이 대량으로 방출되도록 만들고 그와 동시에 도파민의 재흡수를 막는다. 필로폰은 메스암페타민의 일종으로 도파민을 생성하는 정상적인 세포를 모두 죽이기 때문에 중독이 더욱 강해지도록 만든다.

파킨슨병에 걸리면 뇌의 흑질에 있는 도파민 생성 세포들이 손상을 입는다. 따라서 파킨슨병 환자들은 도파민을 늘리는 약을 먹으면 한동안은 증세를 경감시킬 수 있다. 하지만 결국에는 그런 약효가 사라지고 마는데 도파민의 양을 인위적으로 늘릴 경우 도파민 수용체가 뇌 전체적으로 하향 조절되는 것이 그 부분적인 이유로 작용한다.[21]

또 ADHD가 있는 경우에는 시냅스후세포의 수용체가 적어서 도파민 활성이 감소하기 때문에 주의와 집중 상태를 유지하려고 할 때 더 많은 양의 도파민이 필요해진다. 그런데 이런 증상은 장애일까 아니면 단순히 새로움을 추구하는 쪽으로 뇌가 고정화된 것일까?

당신은 걱정이 많은 사람? 아니면 용감한 전사?

일부 유전자들은 신경전달물질의 기능을 조절해서 성격의 주요 측면에 관여하기도 한다. 그중 가장 많이 연구되는 것이 COMT 유전자다. COMT 유전자는 고차원적인 인지 기능과 집행 기능을 담당하는 뇌의 영역인 전전두피질에서 도파민을 분해하는 카테콜-오-메틸전이효소 COMT: Catechol-O-methyltransferase를 만든다.

사람들은 부모로부터 A를 두 개, 혹은 G를 두 개, 아니면 A와 G를 한 개씩 물려받는다. 이 알파벳 문자는 대립형질을 뜻한다. A를 두 개 가지고 있으면 G를 두 개 가졌을 때보다 COMT 효소 활동이 서너 배 적으며, A와 G를 한 개씩 가지고 있으면 그 중간 정도다. 어떤 대립형질을 가지고 있느냐에 따라서 도파민이 시냅스에서 더 빨리 분해되거나 더 늦게 분해된다. 그러므로 A를 두 개 가지고 있으면 일상적인 환경에서 전전두피질에 있는 도파민이 더 많고(도파민이 더 천천히 분해되므로), 반대로 G를 두 개 가지고 있으면 도파민이 더 적다(도파민이 더 빨리 분해되므로).

대립형질 A는 '걱정이 많은 사람worrier' 유전자로 알려져 있으며, A를 두 개 가진 사람은 신경증적인 기질이 강하고 덜 외향적이다. 그래서 이런 사람들은 쉽게 '최고 중의 최고' 상태를 경험할 수 있다. 이 유형은 스트레스가 많은 상황에는 좋은 성과를 내지 못하지만(시냅스후자극이 너무 많으면 인지 수행에 차질이 생기기도 한다), 정상적인 상황에서는 인지 능력이 더 뛰어나다. 이 유형은 또 '최저 중의 최저' 상태도 흔히 경험하며, 감정적인 회복탄력성이 낮은 편이고 불안이나 우울감을 쉽게 느낀다. 반면에 더 창의적이기도 하다.

대립형질 G는 '전사warrior' 유전자로 알려져 있으며, G를 두 개 가진 사람은 신경증적 기질이 덜하고 더 외향적이다. 이들은 스트레스가 있는 상황에 '걱정이 많은 사람' 유형보다 훨씬 잘 대처하고, 스트레스와 불확실성의 시기에 인지 능력이 최고치로 유지된다. 이들은 감정적인 회복탄력성이 크고, 기억력도 뛰어나다. 또 협조적이고, 남을 돕고, 공감한다. 반면에 이 고결한 전사들은 삶에서 얻는 것이 적다고 느낀다.

보다시피 대립형질이 다른 양쪽 모두 성공에 필요한 어떤 특성을 가지고 있으며, A와 G를 한 개씩 가진 사람들('이형접합성'이라고 불린다)은 전사와 걱정이 많은 사람들의 중간에 해당하는 특성을 가지고 있다. 기억할 점은, 자신이 전사 유전자를 가졌든 걱정이 많은 사람 유전자를 가졌든 그저 일반화한 분류라는 사실이다. 모든 사람은 고유의 특성이 있다.

도파민을 최적화하려면

도파민은 뇌에서 만들어지며 아미노산 타이로신에서 합성된다. 다른 신경전달물질과 마찬가지로 특별히 단백질 결핍이 있는 것이 아니라면 기본 재료인 아미노산은 대체로 쉽게 얻을 수 있다. 그렇다 보니 건강한 도파민 활성 체계를 논할 때 특정 영양소 결핍보다는 우리가 내리는 선택과 행동이 더 중요하게 작용한다고 여기는 것이다. 소금, 설탕, 지방을 잔뜩 넣어 식욕을 자극하는 가공 음식을 먹거나 위험한 행동을 하면 불건전하고 자기 파괴적인 중독이 생길 수 있다. 당의 중독성은 아주 강해서 위 앞서 언급했던 불법 마약들과 흔히 비교된다.[22] 소셜미디어를 통해 주고받는 피드백조차 도파민 체계가 제대로 조절되지 못하고 중독이 생기는 원인으로 작용할 수 있다.

역으로 장단기적인 목표를 세우는 것은, 지속적인 행복의 중요한 요소인 기대와 보상을 가능하게 만드는 바람직한 시도다. 운동을 시작하거나, 새로운 악기를 배우거나, 사회적인 안정감을 느끼는 영역을 과감히 벗어나거나, 사랑에 빠지거나, 곁다리로 작은 사업을 시작해보는 것은 모두 건강하게 도파민을 증진하는 방법이다.

 '쾌락 적응'에 맞서기

도파민과 관련된 가장 일반적인 문제는, 도파민 자극 효과에 내성이 생길 수 있다는 점이다. 이런 문제는 쾌락 적응 현상을 통해 명확히 확인할 수 있다. 이미 성취해낸 과거의 목표를 떠올려보자. 늘 꿈꿔왔던 차를 사거나 승진하거나 새 집에 이사 가는 등 여러 가지 경험이 있을 수 있다. 이런 일들은 대단히 신나는 삶의 획기적인 사건이지만 오래 지나지 않아 높았던 행복감은 평소 수준으로 다시 떨어지고 처음과 같은 들뜬 기분도 사라진다. 특히 뇌에서 자극-보상의 경로가 단순화되면서 도파민 '내성'이 생기면 '쾌감 상실' 현상이 나타나거나 예전에 즐거움을 느꼈던 것에 대한 기쁨의 감각이나 경험을 느끼지 못하는 증상이 생긴다. 하지만 해결책은 있다. 속담에도 있듯이, '옆에 없으면 더 애틋해지는 법'이다.

불교 승려들은 절제가 쾌락의 쳇바퀴에서 벗어날 방법이라는 사실을 수백 년 전부터 알고 있었다. 어떤 것에든 도파민 분비가 장기간 감소하면 수용체가 상향 조절되고, 도파민의 민감성이 높아진다. 금욕주의가 모든 사람에게 통하는 건 아니지만, 도파민을 자극하는 습관(예를 들면 첨단기술 기기를 사용하는 것)에 의도적으로 '타임아웃time-out' 시간을 정해두면 의욕을 키우고, 건강한 관계를 재정립하고, 전반적인 행복을 증진하는 데 큰 도움이 될 수도 있다.

만약 플러그를 완전히 뺄 마음의 준비가 아직 안 되었다면 이런 간단한 행복 실험을 일주일 동안 실천해보자. 잠에서 깬 뒤로 한 시간, 밤에 잠자리에 들기 전 한 시간 동안은 컴퓨터, 휴대전화, SNS를 일절 사용하지 않는 것이다. 이렇게 도파민 시스템이 재설정되면 계속 이런 규칙을 지켜나가고 싶어질지도 모른다.

집중력과 관계된 신경전달물질, 노르에피네프린

노르에피네프린norepinephrine은 도파민과 세로토닌보다는 덜 알려진 신경전달물질이지만, 그 중요성은 둘에 못지않다. 노르에피네프린은 주의와 집중에 중요한 역할을 하며 집중해야 할 상황에는 언제든 이 물질이 관여한다. 특히 스트레스 상황에서는 장기 기억 형성을 촉진하기도 한다.

노르에피네프린의 발원지는 청반locus coeruleus이라고 불리는 뇌 안의 좁은 구역이다. 테러, 중요한 상대와의 큰 싸움, 장시간 동안 공복 상태 등 스트레스 자극이 조금이라도 생기면 노르에피네프린이 증가한다. 인류가 지구에서 지낸 대부분의 시기에는 스트레스 자극이 생기면 즉각적으로 관심을 집중해야 했으며, 미래에 그런 사건이 다시 발생할 우려를 방지하기 위해 그 기억을 머릿속에 저장해두어야 했다(물론 위기 상황에서 살아남았다는 가정 하에 말이다). 이는 '장기 강화 작용'이라고 불리며, 공포 조건화fear conditioning에 중요한 역할을 한다. 노르에피네프린에 그런 강력한 영향력이 있기 때문에 학습된 공포를 지우려면 상당한 노력이 필요하다. 주위에 외상후 스트레스 장애를 겪는 사람이 있다면 아마 잘 이해할 것이다.

비교적 가벼운 스트레스도 이와 동일한 과정을 상당 부분 활성화한다. 새롭게 악기를 배울 때, 십자 낱말 풀이를 할 때, 낯선 곳으로 산책을 갈 때처럼 뭔가 새로운 것을 경험할 때는 항상 뇌에서 노르에피네프린이 증가하는 것으로 나타났다. 노르에피네프린은 뉴런 사이의 연결을 강화하기 때문에, 이런 작용은 우리에게 대단히 이로운 것이기도 하다.

그래서 나는 환자를 처음 만나 이야기를 나눌 때 종종 뉴욕 센트럴파크에서 만나서 함께 산책을 한다. 움직임과 지속적으로 바뀌는 풍경 덕분에 환자가 내 조언을 더 잘 기억할 수 있고, 나도 그 만남을 더 잘 기억할 수 있어서다.

노르에피네프린을 높이는 방법

노르에피네프린은 우리에게 도움이 안 되는 쪽으로 작용하기도 한다. 먼 옛날과는 달리 오늘날의 스트레스 자극은 즉각적인 주의와 집중이 꼭 필요하지 않은 경우도 많다. 그럼에도 인간의 생리적 기전은 위협을 인식하면 그것이 실제든 아니든 여전히 그 위협 상황에 주의를 집중한다. 대중 매체들이 이런 점을 흔히 이용하는데, TV 뉴스에서는 스트레스를 가장 많이 유발하는 소식이 언제나 주요 뉴스로 다루어진다. 뉴스의 이런 접근 방식은 마치 우리의 생존의 문제가 달린 것처럼 관심을 집중하게 하는 뇌의 네트워크를 활성화한다. 물론 실제로는 생존과 전혀 관계가 없는 경우가 대부분이다. 또 노르에피네프린이 만성적으로 분비되면 인지 기능에 해를 끼칠 수 있기 때문에, 사실은 뉴스를 안 보는 것이 집중력과 인지력을 높일 수 있는 전략이다.

그렇다면 긍정적인 방향으로 노르에피네프린을 증진할 수 있는 방법에는 어떤 것이 있을까? 운동은 노르에피네프린을 활성화하는 가장 효과적인 방법 중 하나다. 그 부수적인 효과로 학습과 기억 능력의 개선을 기대할 수도 있다. 최근에 20대 초중반의 성인을 대상으로 한 연구에서, 고정식 실내 자전거를 타면서 새로운 언어를 배웠던 집단은 가만히 앉아서 배웠던 통제 집단보다 학습 내용을 더 많이 이해하고 기억했다.[23] 노르에피네프린(그리고 도파민) 재흡수 억제제가 ADHD 치료에 흔히 처방되는 요즈음 같은 상황에서 운동은 ADHD 진단을 받은 수백만 명의 인지력을 향상시키는 자연발생적인 치료제가 될 수 있다.

안타깝게도 의과 대학교 커리큘럼에는 장래의 의사들에게 운동의 중요성을 가르치는 내용이 빠져 있지만 많은 관련 연구들은 운동이 ADHD 증상에 가장 좋은 약이 될 수도 있다고 제안하고 있다.[24] 여러 실험에서 정기적인 운동 프로그램에 참여한 아이들의 인지 수행과 집행 기능이 개선되었으며 수학과 읽기 시험 점수가 향상됐고, ADHD 증상이 전반적으로 줄었다. 혹시 언제라도 학교 예산을 논하는 자리에 참석할 일이 생긴다면, 이 사실을 염두에 두는 것이 좋겠다.

천재의 식단

흥미롭게도 운동과 비슷한 효과를 낼 수 있는 또 하나의 육체적인 스트레스 요인은 극한의 기온이다. 한 연구에서 남성들에게 온도가 80℃인 사우나에 들어가서 각자 견딜 수 있을 때까지 버티게 했다. 그러자 노르에피네프린 수치가 세 배로 높아졌다[25](여성을 대상으로 했던 다른 연구에서도 비슷한 결과가 나왔지만, 증가폭은 남성보다 적었다)[26]. 냉탕에 들어가는 것도 마찬가지로, 정신적인 피로감이 느껴질 때 찬물로 샤워를 하거나 냉탕에 몸을 담그기만 해도 효과를 볼 수 있다. 인간의 경우 저온 충격으로 노르에피네프린이 다섯 배 이상 증가한다고 알려져 있는데, 그렇게 되면 뇌가 새롭게 정렬된 기분이 느껴지기도 한다.[27] 그리고 보면 러시아의 큰 명절 중에, 꽁꽁 얼어붙은 호수에 구멍을 뚫고 뛰어드는 '주현절'이 있는 것도 선조들의 지혜인 셈이다.

주의, 집중, 기억 형성 같은 잘 알려진 기능 외에 노르에피네프린과 관련한 아주 흥미로운 사실이 있다. 동물의 경우 노르에피네프린이 증가하면 스트레스에 대한 저항성이 커지고, 충격적인 사건에서 회복하는 능력이 개선된다.[28] 노르에피네프린은 또 뇌에서 항염 작용을 하고, 알츠하이머병 초기에 영향을 받는 뇌 부위를 강화할 수도 있다고 알려졌다.[29] 서던캘리포니아 대학교 연구팀은 노르에피네프린을 분비하는 뇌의 청반을 '알츠하이머병의 기원ground zero'이라고 일컬었다. 알츠하이머병이 있는 사람들은 노르에피네프린을 생성하는 세포가 최대 70%까지 상실되는데, 노르에피네프린의 저하는 인지 기능 쇠퇴의 진행 정도에 비례한다.[30] 연구원들은 쥐 실험에서 노르에피네프린 분비를 촉진하면 염증과 과도한 자극으로부터 뉴런을 보호하는 데 도움이 된다는 사실을 밝혔다.[31]

뇌 기능을 최대로 끌어올리는 방법

각 신경전달물질을 최적화하는 방법을 알아보았으니, 이제는 뇌 전체가 어느 시점에든 최고의 기능을 할 수 있도록 만들 실질적인 절차를 살펴보자.

시냅스 보호하기

뉴런들이 만나는 접점은 시냅스라고 불린다. 각 뉴런은 다른 뉴런 1만 개와 연결을 맺고, 최대 1,000조 회의 시냅스 연결을 통해 신호를 주고받는다[32](이 수치는 유아의 뇌에 비하면 적은 수준이다. 만 3세인 아이는 시냅스가 무려 1,000조 개나 된다!). 과도한 산화 반응을 줄여서 이 연결점을 건강하게 지키는 것이 대부분의 인지 과정을 최적화할 방법이다. 실제로 시냅스 기능 장애는 알츠하이머병의 초기 징후이며, 나이가 들면서 인지 수행에서 특정한 부분이 전형적으로 퇴화하는 것 역시 시냅스 기능 장애의 결과일지 모른다.[33] 우리가 제안하는 다음의 지침을 실천해서 시냅스를 산화 스트레스에서 지켜내자.

* 지방질 생선으로 DHA를 섭취한다. 생선을 먹기가 힘들 경우 고품질 어유를 건강보조식품으로 섭취하는 방법을 고려해본다.
* 다불포화지방(2장 참조) 섭취를 피하고, 엑스트라버진 올리브오일 섭취를 늘린다.
* 비타민 E(아보카도, 아몬드, 목초사육우에 많이 들어 있다)와 같은 지용성 항산화물질, 루테인과 제아잔틴(케일, 아보카도, 파스타치오에 많이 들어 있다) 같은 카르티노이드, 그리고 아스타잔틴(크릴오일에 많이 들어 있다)을 충분히 섭취한다.

새로운 도전을 찾아나서기

나는 칼 세이건의 소설 《콘택트》를 읽으면서 알게 된 '원더 정키wonder junkie'라는 표현을 좋아한다. '경이로운 마약쟁이'로 해석할 수 있는 이 단어는, 저자가 미지의 존재를 탐색하는 데 자신의 인생을 쏟아부은 소설 속 주인공인 엘리 에로웨이Ellie Arroway를 묘사하면서 쓴 표현이다. 새로운 경험은 시냅스 생성을 자극하며, 반대로 시냅스 연결의 손실은 기억력 저하와 동시에 일어난다.[34] 따라서 안전지대에서 벗어나 미지의 새로운 영역을 탐구해야 한다. 침체는 죽음일 뿐이다. 특히 뇌세포와 관련해서는 더더욱 그렇다.

독성 화학물질 피하기

신경전달물질의 기능에 영향을 줄 수 있는 요인 중에는 잔류 농약에 든 독성 물질을 섭취하는 것도 포함된다. 그런데 잔류 농약은 현대에 공급되는 식품에는 거의 어디에든 있다. 농약은 곤충의 신경 체계, 그중에서도 특히 학습과 기억에 중요한 콜린 체계를 공격해 빠른 시간 내에 회복 불가능한 피해를 안긴다. 아무리 저용량이라 할지라도 농약에 오염된 식품을 오랜 시간 섭취했을 경우 신경전달물질의 기능에 영향을 끼칠 가능성을 완전히 배제할 수는 없다.

농약과 제초제가 파킨슨병과 연관이 있다는 강력한 증거도 있다. 파킨슨병은 알츠하이머병 다음으로 흔한 신경성 퇴행 질환으로, 도파민을 생성하는 흑질의 세포가 죽는 병이다. 인간을 대상으로 한 연구에서 농약과 제초제 화학물질에 다량으로 노출될 경우 파킨슨병에 걸릴 위험이 급격히 높아졌으며, 농약의 일종인 일부 살균제에 노출됐을 때에는 발병 위험이 두 배까지 높아졌다![35] 파킨슨병의 원인은 아직까지 정확히 알려지지 않았지만, 가장 큰 의심을 받는 요인은 독성 물질 노출이다.[36]

농약은 비슷한 경로를 통해 태아에도 해를 끼칠 수 있다. 대다수 농약에 사용되는 대표적인 화합물을 실험실 동물들에게 주입한 결과 뇌 발달에 악영향을 끼칠 수 있음이 드러났다. 기묘하게도 현재 농약의 안전성 관련 요건에는 발달성 신경독증에 관한 실험이 포함되어 있지 않다.

물론 이런 화학물질이 인체에 끼치는 영향은 아직 제대로 밝혀지지 않았으며 과학적으로 유의미한 결론을 얻기까지 앞으로도 시간이 한참 더 걸릴 수도 있다. 하지만 친환경 농산물을 골라 먹으면 명확한 결과가 나오기를 기다리는 동안 나름대로 대비를 할 수 있을 것이다.

짧은 기간 단식하기

버크노화연구소는 최근 연구를 통해 단식이 시냅스에 에너지 보존 수단을 제공함으로써 시냅스 활동을 조절 할 수 있다고 밝혔다. 연구원들이 초파리 유충을 관찰했을 때 단식 상태에서는 신경전달물질 분비량이 급격히 줄어들면서 근본적으로 시냅스 사이의 틈이 깨끗이 청소됐다. 이는 긍정적인 현상이다. 시냅스 틈새에 잉여 신경전달물질이 잔존하면 해로운 자유라디칼이 생성될 수 있기 때문이다. 그러므로 단식은 뇌에 우리가 원치 않는 산화가 생기는 것을 막는 데 도움이 될 수 있다(그에 덧붙여 뇌의 포도당 의존도를 낮추는 기능도 있다).[37] 실천 가능하고 안전한 단식 방법은 10장에서 다시 다룰 것이다.

과도한 자극을 피하기

감각기관을 통해 입수한 정보를 처리하려면 신체의 여러 체계가 관여해야 한다. 그래서 감각에 과부하가 걸리면 집행 기능이 상당 부분 저하될 수 있다. 영화를 볼 때를 떠올리면 쉽게 이해할 수 있다. 영화를 볼 때는 영상과 음향에 완벽히 사로잡혀서 영화의 세계에 완전히 빠져든 기분이 드는데, 그 이유는 강도 높은 감각 운동을 처리하다 보니 자기의식을 담당하는 뇌의 영역이 억제되기 때문이다.[38] 그것이 바로 관객이 영화를 볼 때 원하는 바이자 영화의 기본적인 역할이며 관객과 감독이 공유하는 바가 실현된 것이라고 할 수 있다. 그러나 일상생활에서도 의도치 않게 감각의 입력이 지나치게 많아지면서 집행 기능이 희생되는 경우가 발생한다. 현대인의 삶은 음악, 전광판, 스마트폰 화면의 빛, TV 화면의 깜박임, 심지어 역으로 들어서는 지하철에서 나는 소리까지 지나친 자극이 전달되는 환경으로 뒤덮여 있다. 이런 요인들은 모두 전전두피질에 과부하가 생기게 만들고 신경전달물질 저장소를 고갈시킬 수 있다.

과도한 자극을 줄일 방법 몇 가지를 소개하면 다음과 같다.

* 집중이 필요한 활동을 할 때 음악을 듣는다면 반드시 노래가 없는 기악곡만 듣는다. 가사가 뇌의 언어 영역에 입력되어서, 의도한 일을 수행할 때 언어 사용 능력이 저하될 수 있다.
* TV, 스마트폰 등의 전자기기의 볼륨을 줄인다. 듣고 내용을 즐길 수 있는 한도 내에서 볼륨은 최대한 줄인다.

천재의 식단

* 화면 밝기를 낮춘다. 스마트폰 화면 밝기를 최대치로 해놓고 쓰는 사람이 많다. 화면 밝기를 하루 종일 최소로 해두자.

* 집 안 조명기구에 따뜻한 색깔 전구를 쓴다. '주황색' 빛이 더 많이 도는 전구일수록 뇌에 과한 자극을 줄 수 있는 블루라이트 파장이 덜하다.

* 밤에는 천장 조명을 끈다. 천장 조명은 뇌에 해가 떠 있다는 신호를 보낸다. 저녁 시간에 탁상 전등처럼 눈높이 조명을 쓰면 뇌가 더 쉽게 안정을 취하고 긴장을 풀 수 있다.

* 명상한다. 어떤 유형의 명상이든 명상은 우리에게 큰 도움이 되는 투자다. 시간을 내서 제대로 배우면, 언제든 유용하게 쓸 수 있다. 내 웹사이트(http://maxl.ug/meditation)에 초보 명상 가이드와 좋은 온라인 명상 코스 정보를 소개해두었으니 참고하기 바란다.

O━ 이것만은 꼭 기억하자

글루타메이트와 가바

• 생리적인 자극 모드와 억제 모드를 인식하고, 두 가지를 모두 균형 있게 갖춰야 한다는 사실을 이해한다(예를 들면 운동과 휴식, 모험과 안정).

🟡 아세틸콜린

- 독성 콜린 억제제를 피한다.

- 음식으로 적정량의 콜린을 섭취한다.

🟡 세로토닌

- 오메가-3 지방산을 적정량 섭취한다(2장을 다시 찾아보며 확인하자).

- 피검사를 통해 비타민 D 수치가 최적 수준인지 확인한다. 아직 정해진 기준이 마련되지는 않았지만 최근 연구들은 비타민 D 수치가 40~60ng/ml 내에 있는 것이 최적이라고 본다(더 자세한 내용은 12장에서 설명할 것이다).

- 운동을 자주 한다. 운동을 하면 트립토판을 뇌로 바로 보내게 되고, 그 효과는 운동이 끝난 뒤에도 지속된다.

- 햇빛을 정면으로 응시하는 것은 피하면서 날마다 반드시 햇빛을 쐬도록 한다. 흐린 날이라도 실내의 그 어떤 빛보다 바깥의 빛이 더 밝다. 그리고 그 정도의 빛이면 기분을 나아지게 만들기에 충분하다.

- 7장에서 설명했던 '장 건강' 계획을 실천한다.

🟡 도파민

- 운동을 시작한다.

- 연주할 줄 모르는 악기를 새로 배운다.

- 낯선 사람들과 새로운 인간관계를 맺는다.

- 작은 사업 프로젝트를 시작한다.

- 회사에 출근할 때 안 가봤던 길로 가고, 여행을 더 자주 떠나는 등 '반복의 평온함'에서 벗어난다.

♀ 노르에피네프린

- 뉴스를 시청하는 습관을 버린다. 뉴스는 대개 불필요하게 노르에피네프린을 자극한다.

- 장시간 집중해야 할 때는 짧은 운동을 틈틈이 한다.

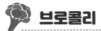
🥦 브로콜리

우리 어머니 말씀이 맞았다. 브로콜리와 그 밖의 십자화과 채소들(방울양배추, 양배추, 무, 루콜라, 청경채, 케일 등)은 건강에 이롭다. 설포라판sulforaphane이라는 화합물이 많이 들어 있기 때문인데 이 대단한 물질은 식물 세포 내 별도의 구획에 들어 있는 두 가지 화합물이 입에서 씹을 때 섞이면서 만들어진다.

설포라판이 어느 조건에서 어떤 영향을 끼치는지는 현재 연구가 진행되고 있으며 자폐, 자가면역, 뇌의 염증, 장의 염증, 비만의 치료에 엄청난 효력이 있을 가능성이 이미 증명됐다. 한 연구에서 설포라판을 먹은 쥐들은 그렇지 않은 쥐들보다 체중이 15% 덜 나갔고, 내장 지방은 20%가 적었다.

설포라판은 비타민이나 필수 영양소는 아니다. Nrf2라는 항산화 인자 경로를 활성화하는 것으로 잘 알려진 강력한 유전 조절물질이다. Nrf2는 산화 스트레스를 처리하는 효과적인 화학물질을 만드는 몸의 마스터 스위치다. 식물성 폴리페놀 같은 이로운 화합물도 이 경로를 자극하지만, 설포라판은 Nrf2를 활성화한다고 알려진 물질들 중에 그 효과가 가장 강력하다. 그렇다면 이런 질문이 자연스럽게 떠오른다. 설포라판은 어디에서 가장 많이 얻을 수 있을까?

어린 브로콜리 새싹은 완전히 성장한 브로콜리보다 설포라판을 만드는 화합물이 최대 100배 많이 들어 있다. 설포라판 생성 능력만 놓고 따질 때에는 브로콜리 새싹 1g이 다 자란 브로콜리 100g과 동등하다.

섭취 방법 십자화과 채소들을 날것으로도 먹고 익혀서도 먹는다. 설포라판을 만드는 두 가지 화합물 중 하나인 미로시나아제myrosinase는 고온에서 조리하면 파괴된다. 그럴 때는 익힌 채소에 미로시나아제를 첨가해서 먹으면 된다. 머스터드 가루에는 미로시나아제가 풍부하게 들어 있으니, 익힌 뒤에 머스터드 가루를 뿌리면, 설포라판 생성 능력을 되찾을 수 있다![1]

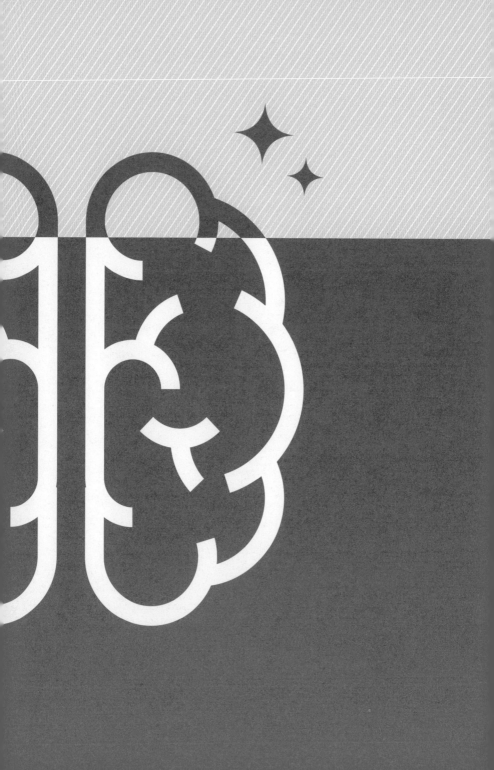

3부

내 몸의 '운전석'에 앉아라

Genius Foods ✦ ✦

신성한 잠과
호르몬이라는 조력자

잠이라는 것이 얼마나 멋진 것인지 생각해보라. 잠은 건강과 우리
몸을 연결하는 황금 사슬이다. 잠을 자는 동안에 누가 필요한 것
을 하소연하겠는가? …… 잠자리에 누운 거지는 왕과 똑같은 기쁨
을 누린다.

__ 토마스 데커Thomas Dekker, 극작가

생명공학적 지식으로 몸을 한 단계 업그레이드하는 데 관심이
있는 사람들에게 그 목표를 성취할 방법을 알려주려고 한다. 바로
'잠을 자는 것'이다. 이런 말을 들으면 어떤 생각이 드는지는 나도
이해한다. 이런 현실적인 이유를 대고 싶을 것이다. "말이 쉽지,
그게 어디 쉬운 일입니까? 저는 사업을 하는 사람이에요!", "대학

원에 다니고 있어서 시간이 늘 부족해요.", "집에 세 살짜리 아이가 있어요!"

나도 이해한다. 다들 직업이 있고, 가족이나 친구에 대한 책임이 있고, 창조적인 활동을 해야 하고, 보고 싶은 텔레비전 프로그램이 있고, 소중한 인스타그램, 페이스북, 트위터, 스냅챗 계정을 관리해야 한다. 하지만 잠은 기억을 확고히 하고, 창의력을 증진하고, 의지력을 높이고, 식욕을 조절한다. 또 호르몬을 온전한 상태로 다시 정렬하고 뉴런을 깨끗이 청소하고 뇌의 시스템이 원활히 작동할 수 있게 한다. 우리가 중요한 결정을 내리기 전에 '하룻밤 자면서 생각해보자'고 말하는 것에도 역시 타당한 이유가 있었다.

그와 반대로 잠을 못 자면, 해변에 있는 배들이 썰물을 맞아 고립된 것과 마찬가지인 상태가 된다. 최근 연구는 수면 부족을 에너지를 생성하는 미토콘드리아에 해로운 독소로 분류하고, 가공유, 당분과 같은 범주에 넣었다.[1] 학술지 〈수면Sleep〉에 발표된 한 연구에서는 건강한 성인 지원자들을 모아서 하룻밤 잠을 못 자게 했더니 신경 손상의 두 가지 신호가 20% 증가했다. 이를 통해 단 하룻밤이 되었더라도 극심한 수면 결핍이 생길 경우 소중한 뇌세포가 손상될 수 있다는 것을 짐작할 수 있다.[2]

25~55세 성인 절반이 주중에 일곱 시간 이하로 잠을 자는 사실을 고려할 때 그런 연구 결과는 사람들에게 경종을 울린다.[3] 그리

천재의 식단

고 밀레니엄 세대의 50% 이상이 지난달에 스트레스 때문에 최소 하룻밤 이상을 뜬눈으로 지새웠다고 한다. 이것은 미국 심리학회에서 새로 발견한 사실이다.[4]

🍴 잠을 못 이루는 뇌는 가장 원시적인 상태

감명 깊은 영화나 책을 보거나 비디오 게임을 하느라 완전히 넋을 잃은 적은 없는가? 아니면 운동을 하거나 좋아하는 노래를 부를 때는 어떤가? 살아 있음을 생생히 느낄 수 있는 이런 대단한 기분은 전전두피질이 상대적으로 이탈된 상태에 완전히 빠져들면서 나타난다. 뇌의 맨 앞쪽, 이마 바로 뒤에 위치한 전전두피질은 계획, 의사 결정, 개성의 표현, 자기 인식을 담당하는 영역으로 알려져 있다. 우리가 조금 전에 예로 들었던 활동을 하는 동안에는 전전두피질이 잠시 휴가를 갔다고 볼 수 있는데, 그런 경우를 제외하고 전전두피질은 일상생활에 아주 중요한 역할을 한다.

그런데 캘리포니아 대학교 버클리캠퍼스의 연구에 따르면, 유감스럽게도 전전두피질(그리고 그와 연관된 모든 과업들)은 잠이 부족하면 제대로 기능하기가 힘들어진다고 한다. 즉 감정을 조절하는 능력이 감퇴될 수 있다. 전전두피질은 주로 감정적인 경험을 이해하고 해석해서 그에 적절히 대응하는 데 도움을 주는데, 잠이 부족하면 그 기능을 제대로 수행하지 못하고, 원시적이며 두려움에 반응하는 편도체(뇌의 공포 중추)

가 대신 주도권을 잡도록 내버려두기 때문이다.

캘리포니아 대학교 버클리캠퍼스의 수면과 뇌신경 영상 연구소Sleep and Neuroimaging Laboratory 소장인 매튜 워커Matthew Walker는 "잠을 못 자면 뇌가 가장 원시적인 활동 패턴으로 되돌아가는 것과 마찬가지 상태가 된다. 감정의 경험을 제대로 해석한 뒤 적절한 반응으로 대응하는 것이 불가능해지기 때문이다"라고 설명했다. 공포영화를 볼 때야 편도체가 전전두엽의 매서운 시야를 벗어나는 것이 몰입감을 높이는 좋은 수단이 될지 모르지만 일상생활에서는 전혀 바람직하지 못하다. 영양학적인 측면에서는 더욱 그렇다. 인간의 뇌는 겨울에 굶어죽지 않기 위해 당을 비축하도록 만들어졌다. 수면 부족으로 전전두피질이 제 기능을 못하면 의지력과 자제력에 작별을 고해야 한다. 평소에 과식을 하고 정크푸드를 좋아하는 사람이라면 단 하루만 잠을 못 자도 건강한 식단을 유지하려는 각고의 노력에 금이 생길 수 있다.

뇌의 야간 청소조, 글라이림패틱 시스템

요즘에는 해부학 전공서들의 개정판이 그다지 자주 나오지 않는다. 현미경의 발명 이후 생리학자들이 인체를 평방제곱 밀리미터 단위까지 자르고 썰고 착색하고 배치하고 그려내면서, 더 이상 탐

구할 것이 남지 않았기 때문이다. 그런 상황에서 로체스터 대학교의 제프리 일리프Jeffrey lliff 교수팀이 '글라이림패틱 시스템glymphatic system'을 발견하자, 생물학도들의 엄청난 관심이 집중됐다. 글라이림패틱 시스템은 잠을 자는 동안 뇌척수액이 뇌를 통과해 말끔하게 청소하는 강력 세척 체계다.

뇌를 제외한 몸의 나머지 부분에는, 백혈구와 남은 찌꺼기를 수거해서 혈류와 림프절로 보내는 림프계lymphatic system가 있다. 심한 감기에 걸렸을 때 부풀어 오르는 턱밑 언저리가 바로 림프절이 있는 곳이다. 그런데 글라이림패틱 시스템은 림프계와는 달리 관이나 절 같은 것이 따로 없다. 뇌가 단단한 강腔 안에 꽉 들어차 있어 넓은 연결망이 들어설 자리가 없기 때문이다. 대신 글라이림패틱 시스템은 뇌에 혈액을 공급하는 동맥의 배출 시스템을 빌려 쓴다. 밤에는 길을 청소하는 척수액이 지나갈 공간을 만들기 위해 뉴런들은 축소되고 혈관은 60%나 부풀어 오른다. 그리고 최후의 일격으로 뇌척수액을 뇌혈관 전체에 흘려보내 마사지하는 데 동맥의 박동을 이용한다.

앞에서 우리 몸에 해로운 단백질인 아밀로이드가 응집해서 플라크를 형성하는 알츠하이머병 증상에 대해 설명했다. 이 단백질은 모든 사람들의 뇌에서 생성되는데, 글라이림패틱 시스템은 강한 세척 작용을 통해 아밀로이드의 축적을 방지한다. 글라이림패틱 시스템은 서파slow-wave의 깊은 수면 중에 특히 활발히 작동한다.

그런데 안타깝게도 오늘날의 수면 패턴(그리고 식사 습관)은 이런 활동에 부정적인 영향을 끼친다. 잠을 제대로 자지 못하면 더 많은 양의 아밀로이드 플라크가 뇌에 쌓일 수도 있다.[5] 그렇기 때문에 충분한 수면이 중요한 것이다.

글라이림패틱 시스템이 '청소'를 잘할 수 있도록 돕기 위해서는 자기 전에 음식을 먹지 않는 일(인슐린 수치를 낮추기 위해서)이 중요하다. 자연산 생선과 목초사육우에 많이 들어 있는 오메가-3 지방산 또한 글라이림패틱 시스템 기능을 최적화한다고 밝혀져 있다.[6]

더불어 흠결 없는 뇌를 만들 최선의 방법은 무엇보다도 규칙적으로 숙면을 취하는 것이다. 수면의 질에 영향을 끼치는 요소는 아주 많다. 사람들은 흔히 업무 스트레스나 집안일 때문에, 혹은 TV에서 헤어나오지 못해서 밤잠을 못 이룬다(넷플릭스에 몇 시간씩 빠져서 시간을 보낸 경험이 없는 사람이 어디 있겠는가? 물론 나도 종종 그런 시간을 보낸다). 식사 습관도 상당한 역할을 한다. 학술지 〈더 란셋 The Lancet〉과 〈영양 신경과학Nutritional Neuroscience〉에 각각 발표된 두 연구는, 고탄수화물 저지방 식이요법을 시작한 지 고작 이틀 만에, 정상 체중인 건강한 남성 피험자들은 저탄수화물 고지방 식이요법을 했던 통제 집단 남성들보다 깊은 수면인 서파 수면 시간이 짧아졌다고 보고했다.[7] 남성과 여성 모두를 대상으로 했던 관찰 연구에서도 당과 탄수화물의 과도한 섭취가 서파 수면 시간이 짧아지는 결과와 관련 있다는 사실이 밝혀졌다. 반면에 몇몇 영양

천재의 식단

소는 수면의 질을 높이는 효과가 있는데, 특히 섬유질을 많이 섭취하면 더 깊고 평온한 수면을 취하는 데 도움이 되는 것으로 나타났다.[8]

놀라운 소식은 또 있다. 양질의 수면은 다른 습관을 바꿀 의지력을 키우고, 호르몬에 변화를 주어 더 건강하고 감정적으로 안정된 삶을 얻을 수 있게 만든다. 다시 말해 수면은 지니어스 플랜을 통해 얻게 될 모든 변화의 완성을 위한 핵심 요소다.

 안락한 수면 환경 만드는 법

- 침실 온도를 서늘하게 유지한다.
- 잠자리에 들기 전에 따뜻한 물로 샤워를 한다. 샤워를 하고 나오면 체온이 떨어지면서 몸에 잠을 잘 시간이라는 신호를 보내게 된다.
- 침대는 수면만을 위한 공간으로 사용한다. 잠에서 깨면 바로 침대 밖으로 나오고, 그 뒤로 밤에 잘 시간이 될 때까지는 침대에 눕지 않도록 한다.
- 술을 마시지 않는다. 술을 마시면 더 빨리 잠을 청하는 데 도움이 되기도 하지만, 양질의 수면인 렘 수면 시간이 줄어든다.
- 해가 지면 블루라이트 노출을 피한다. 피치 못할 경우 블루라이트 차단 안경을 쓰거나 집 안의 전구를 따뜻한 색깔로 바꾼다.

- 스마트폰을 침대에서 손이 닿지 않는 먼 곳에 둔다.

- 방을 어둡게 한다. 아주 약한 빛이라도 수면에 지장을 줄 수 있다. 아주 약한 불(10룩스)을 켜놓고 하룻밤을 잔 사람들을 분석한 결과 작업 기억과 뇌 기능이 저하됐다는 연구 결과가 있다.[9]

- 섬유질과 오메가-3 지방산을 많이 먹고 탄수화물은 줄인다. 염증은 수면의 질에 영향을 준다. 그리고 섬유질의 부산물인 낙산염 같은 성분은 더 깊고 몸에 활력을 주는 수면을 촉진한다.

- 카페인 섭취는 최대 오후 4시까지로, 잠자리에 들기 최소 한 시간 전에는 아무것도 먹지 않는다. 야식은 수면을 방해할 수 있다.[10]

- 잠에서 깬 지 20분 이내에 직사광선을 쐰다. 밝은 빛은 24시간 주기 리듬을 몸에 굳혀서, 잠을 자고 깨는 주기가 자연스럽게 조절되도록 만든다.

- 알람시계 애플리케이션을 사용한다. '슬립 사이클Sleep cycle' 같은 앱은 깊은 렘 수면을 취하는 도중에 잠에서 깨는 끔찍한 기분을 느낄 일이 없도록 얕은 수면 단계에 있을 때에만 알람을 울린다.

우리의 행동을 제어하는 주인공

행동은 보통 뇌의 자극으로 촉발되지만, 때로는 몸의 작용에서

천재의 식단

비롯되기도 한다. 의지력은 멀리서 줄을 잡아당겨서 인형을 움직이는 인형극과 여러모로 비슷하다. 호르몬은 줄에 매달린 인형에 해당하고 화학 전달자들이 그 인형, 즉 호르몬을 움직이는 주체다. 신경전달물질은 각 뉴런이 주위의 이웃 뉴런과 정보를 주고받게 하는 반면, 호르몬은 원거리 전달자로 몸의 한 부분에서 분비되어 다른 부분에 영향을 끼친다. 예를 들어 렙틴이라는 호르몬은 복부의 지방 세포에서 분비되지만 에너지 소비를 조절하는 뇌의 특정 영역에 직접 작용할 수 있다. 또 코르티솔은 신장 바로 위에 있는 부신에서 분비되지만 기억과 연관된 뇌의 영역에 영향을 끼치기도 한다.

수면 결핍과 스트레스가 이런 호르몬 제어 체계에 어떤 영향을 주는지 잘 이해하면 자신의 의지력을 조절할 수 있는 '도구'를 손에 넣을 수 있을지 모른다.

인슐린: 저장 호르몬

4장에서 인슐린 분비가 지나치게 많아지면 뇌가 아밀로이드 플라크로 가득 찰 수도 있다고 설명했다. 하지만 플라크를 만드는 악당이 과도한 탄수화물만 있는 건 아니다. 수면도 인슐린을 포함한 호르몬을 조절하는 데 아주 중요한 요소다. 연구에 따르면 건강한 사람이 단 하룻밤만 잠을 제대로 자지 못하더라도 일시적으로 인슐린 저항성이 높아질 수 있다.[11]

단기간의 수면 부족은 제2형 당뇨병의 위험까지 높일 수 있는 것으로 증명됐다. 그러나 좋은 소식도 있다. 수면 부족의 부정적인 영향은 주말에 잠을 보충하면(하룻밤에 약 9.7시간) 어느 정도는 만회되는 것으로 보인다.[12] 반면에 잠이 올 듯 말 듯한 상태를 질질 끄는 것은 나쁜 습관일 뿐 아니라 건강에도 좋지 않다.

그렐린: 공복 호르몬

수면의 영향을 받는 호르몬 중에는 그렐린Ghrelin도 있다. 위에서 분비되는 그렐린은 배고픔을 뇌에 알리는 역할을 한다. 그렐린 수치는 식사 직전 혹은 위가 비어 있을 때 높아지고 식사 직후나 위가 꽉 찼을 때 낮아진다. 이 호르몬은 행동에도 영향을 끼칠 수 있다. 쥐와 사람을 대상으로 한 실험 모두 그렐린을 주입했을 때 식사 횟수가 늘었다.

그런데 이 그렐린은 단 하룻밤만 제대로 잠을 못 자도 급격히 높아진다.[13] 하룻밤만 수면이 부족해도 평균 550칼로리를, 그것도 탄수화물로 섭취하고, 염증, 고혈압, 인지 기능 저하 등의 증상이 동반되는 것이다.

그렐린이 우리 몸에 이로운 쪽으로 작용하게 만들려면 잠을 더 많이 자는 것 이외에 무엇이 도움이 될까? 조금씩 자주 먹기보다 한 번에 충분히 먹고 공복 시간을 길게 유지하면 그렐린을 덜 생성하도록 몸을 훈련시킬 수 있다. 식사 횟수가 줄어들면 생활방식이 더 유연해지고, 포만감을 느낄 수 있고, 의사결정 피로를 줄이고, 인슐린이 체내를 순환하는 시간을 최소화할 수 있다. 다만 이런 식습관을 시작하는 초기에는 위가 예전처럼 '먹을 시간'이라는 신호를 보내기 때문에 적응이 될 때까지 시간이 필요하다는 점을 염두에 두기 바란다.

➕ 닥터 그래왈의 노트

수면이 부족하면 살이 찐다!

나를 찾아오는 환자 중에는 체중을 줄이고 싶다거나 체질 개선을 하고 싶다고 하면서도 수면 시간이 일곱 시간도 안 되는 사람들이 있다. 그러면 나는 긴말 없이, 수면의 양을 늘리겠다는 결심을 세우지 않으면 돈을 낭비하는 셈이라고 말한다. 최근의 여러 연구들이 하룻밤 수면 결핍(수면 시간이 여섯 시간 이내인 것)이 의도치 않게 그다음 날 400~500칼로리를 더 많이 먹게 만들며, 추가로 섭취하는 열량은 대부분이 탄수화물이라는 사실을 확인했다. 그런 상황이 계속되면 단 몇 주 만에 살이 두둑이 붙을 것이다. 잠이 부족하면 살이 더 빠질 수 있는 좋은 기회를 스스로 망치는 셈이다.

렙틴: 대사 조절 호르몬

수면은 배고픔과 관련된 또 다른 호르몬인 렙틴Leptin에도 부정적인 영향을 끼칠 수 있다. 랩틴은 배고픔을 억제해서 에너지 균형의 조절을 돕는 '포만' 호르몬인데, 수면이 부족하면 이 호르몬은 급격히 낮아진다. 렙틴의 임무는 뇌의 대사 조절 센터인 시상하부에서 에너지 소비를 조절하는 것이다. 렙틴은 지방 세포에서 분비되기 때문에 지방 세포가 많을수록 체내에 순환하는 렙틴도 많아진다. 뇌는 렙틴 수치가 높아지면 몸이 칼로리를 태우는 속도를 조금 높여도 좋다는 신호로 해석한다. 그런데 문제는 인슐린과 마찬가지로 렙틴이 만성적으로 높아진 상태가 되면 저항성이 생겨 렙틴의 긍정적인 영향이 사라질 수 있다는 점이다.

이는 살을 빼고 나서 줄어든 체중을 유지하려고 애쓰는 사람들에게는 아주 불리한 상황이다. 렙틴 수치가 낮으면 배고픔을 더 느끼지만 갑상샘 기능, 교감신경 활성도, 골격근에서의 에너지 소비가 줄어들면서 심각한 대사 저하 현상이 나타난다. 체중을 급격히 줄인 경험이 있는 사람들은 이 시스템이 뒤틀어지면 어떻게 되는지를 잘 이해할 것이다. 115kg이었다가 100kg으로 체중을 뺀 사람은 원래부터 100kg이었던 사람보다 매일 몸에서 300~400칼로리를 덜 소비한다.

한편 하버드 대학교의 비만 연구원 데이비드 루드윅David Ludwig은 최근 연구에서 탄수화물을 극히 제한한 식이요법을 따르면, 하루에 대사 저하 현상으로 손해를 보는 100~300칼로리(5km를 달려야 태울 수 있는 열량이다)를 상쇄할 수 있다고 밝혔다. 이 책에서 제안하는 식이요법을 통해 렙틴 민감성을 되찾고 간헐적으로 고탄수화물 저지방 '영양 재공급' 과정을 포함시키면, 1960년대의 고출력 자동차처럼 물질 대사의 엔진 회전 속도를 높일 수 있을 것이다(더 자세한 내용은 바로 뒤에 이어지는 내용을 참조하자).

🍴 일주일에 1회 고탄수화물로 몸짱 만들기

지방을 몸의 에너지원으로 쓸 수 있게 되면 간헐적으로 고탄수화물 식사를 하는 것이 건강한 렙틴의 기능을 증진하는 아주 효과적인 방법이 될 수도 있다. 탄수화물을 섭취할 때 분비되는 인슐린이 강력한 렙틴 촉진제이기 때문이다.[14] 그리고 렙틴 수치가 급격히 높아지면 시상하부에서는 몸의 대사 출력을 높인다. 만약 규칙적인 운동과 함께 일주일에 1회 고탄수화물 식품을 섭취하면 에너지 소비량을 늘리고, 기분을 조절하고, 지방을 효과적으로 감량할 수 있게 된다.

탄수화물을 100~150g만 섭취해도 이와 같은 영양 공급 효과가 충분히 나타난다. 그러나 정크푸드로 탄수화물을 섭취해도 될 거란 생각은 버리자. 또한 탄수화물을 간헐적으로 섭취할 때 먹는 음식은 지방 함량이 적어야 한다. 2장에서 설명했듯이 고탄수화물 고지방 음식을 먹으면 일시적으로 인슐린 저항성이 생기기 때문이다. 게다가 지방은 렙틴이 혈관-뇌장벽을 건너가지 못하게 막을 수도 있다.[15] 영양 재공급 수단으로 좋은 탄수화물은 쌀(특히 초밥은 재공급에 활용하기 아주 좋은 음식이다), 감자 등 전분이 많은 탄수화물, 혹은 과당 함량이 낮은 키위, 베리류, 감귤류 같은 과일이다.

렙틴은 인지 기능에도 중요한 역할을 한다. 렙틴을 정상 범위로 유지하는 게 중요한 이유도 바로 거기에 있다(다시 말해 칼로리를 제한하는 다이어트를 장기간 지속하거나 양질의 수면을 취하지 않아서 렙틴 수치가 낮아지지 않도록 하고, 마지막에는 간헐적인 탄수화물 재공급으로 렙틴을 조절해야 한다). 렙틴의 가장 중요한 역할은 시상하부와의 소통이지만, 감정을 처리하는 영역에도 관여하기 때문에 낮은 렙틴 수치는 우울증과 불안에 밀접한 영향을 끼친다.

진화적인 관점에서 그런 연관성이 존재하는 데에는 타당한 이유가 있다. 렙틴은 인슐린과 함께 식량을 구할 수 있는지, 먹을 것이 얼마나 있는지를 뇌에 전달하는 역할을 한다. 가령 먹을 것을 구하기 힘들 때는 에너지를 보존할 수 있도록 행동 방식을 바꾸라고 뇌에 전달한다. 그렇게 되면 기쁨을 느낄 수가 없거나 의욕이 결여된 상태에 이를 수 있다. 최근의 연구에서 과체중인 여성들은 체중이 적게 나가는 통제 집단에 비해 렙틴 수치가 높았음에도 불구하고 우울증과 불안 증상이 훨씬 높았다.[16] 이들에게는 렙틴 저항성이 생겨 렙틴이 분비되더라도 뇌가 감지할 수 없었던 것이다.

전체적인 뇌의 건강을 놓고 봤을 때, 렙틴은 시상하부에서 시냅스의 가소성에 관여해 장기적인 강화(오래 남는 강한 기억을 만드는 것)를 촉진한다. 쥐 실험에서는 렙틴이 노화와 알츠하이머병 모델에서 기억력 향상, 그리고 나이가 들면서 독성이 축적되는 아밀로이드 베타 단백질을 없애는 데 도움이 될 가능성도 엿보였다. 따라서 렙틴 민감성을 키울수록 더 건강하고 행복해질 수 있다.

성장호르몬: 복구, 보존 호르몬

성인의 경우에는 성장호르몬Growth Hormone이 저하된 기능의 '복구' 역할을 하는 것으로 주로 알려져 있다. 운동선수들은 성장호르몬을 운동 기능을 증진하는 데 이용한다고 알려져 왔는데, 더 구체적으로 말하자면 결합 조직의 복구를 가속화하는 능력을 활용하는 것이다. 그 외에도 뇌하수체에서 분비되는 이 성장호르몬은 기분을 비롯한 뇌 기능의 여러 측면을 향상시키는 것으로 증명됐다. 노인의 경우 성장호르몬 치환 요법이 단 5개월 만에 경도인지장애(흔히 알츠하이머병으로 발전하기도 하는 치매 전 단계)가 있는 환자와 건강한 사람의 인지 기능을 모두 개선시키는 효과가 있었음이 확인됐다.[17] 다행히 이 강력한 화학물질을 자연적으로 증가시킬 수단이 몇 가지 있다.

어린아이에게 성장호르몬 결핍 증상이 있으면 키가 잘 안 크는 등 전체적인 성장이 저해되지만 (성장호르몬이라는 이름이 붙은 이유도 그 때문이다), 어른에게는 완전히 다른 기능, 즉 식량이 없어서 굶는 시기에 제지방을 보존하는 기능을 한다. 그러므로 성장호르몬을 촉진하는 가장 좋은 방법 중 하나는 간헐적인 단식을 하는 것이다.[18] 여성은 14~16시간 혹은 그 이상, 남성은 16~18시간 혹은 그 이상 단식을 하면 성장호르몬이 증가하기 시작한다. 음식을 안 먹은 지 24시간이 되면 성장호르몬은 무려 2,000%까지 높아진다고 한다![19]

금식 이외에 사우나처럼 뜨거운 열에 노출되는 것도 성장호르몬을 촉진하는 효과적인 방법이다. 소규모 연구이지만 주목할 가치가 있는 한 연구에서는 어린 남학생들을 80℃ 사우나에 20분씩 두 차례 들어가 있게 했을 때 성장호르몬 수치가 기준치보다 두 배 증가했으며, 100℃에서 15분씩 두 차례 들어가 있었을 때는 다섯 배나 증가했다(두 실험 모두 중간에 30분씩 휴식 시간을 두었다).[20] 다른 연구에서는 젊은 남성들에게 하루에 한 시간씩 두 차례 80℃ 사우나에 들어가 있게 한 결과 성장호르몬이 무려 열여섯 배나 증가했다. 다만 같은 실험을 반복한 지 3일째 됐을 때에는 사우나 노출에 따른 성장호르몬 증가폭이 줄어들었다. 신체가 적응했기 때문이다. 따라서 사우나 요법을 활용할 때는 얼마간 간격을 두는 편이 효과적일지 모른다.

천재의 식단

성장호르몬 분비를 증가시키는 일은 생각보다 간단하지만 성장호르몬이 고갈되는 것은 그보다 더 쉽다. 성장호르몬을 저해하는 주요 원인은 만성 스트레스이며, 스트레스는 우리의 소중한 근육세포를 잃게 한다. 또한 탄수화물을 섭취하면 성장호르몬 생성이 즉시 중단되는데, 이를 통해 탄수화물 제한 없이 저칼로리 다이어트를 할 경우에 어째서 지방과 함께 근육이 같이 줄어드는가를 이해할 수 있다.

마지막으로 수면 시간이 일곱 시간 이하일 경우 성장호르몬 생성에 부정적인 영향을 끼치는 것으로 확인됐다. 우리 몸에 있는 대부분의 성장호르몬은 서파 수면 중에 생성된다. 그러므로 수면 사이클이 2~3회 반복되도록 하루 여덟 시간 이상 충분히 잠을 자야 한다.

코르티솔: '카르페 디엠' 호르몬

생물학적 주기를 조절하는 호르몬인 코르티솔은 잠에서 깰 때 최대치에 이르면서, 일시적으로 고분자유기물이 저분자유기물이나 무기물로 분해되는 과정인 이화작용을 체내에서 일어나게 만든다. 코르티솔은 흔히 스트레스 호르몬으로 알고 있는 경우가 많지만 이 호르몬은 탄수화물, 지방, 단백질 에너지를 방출하는 중요한 작용을 한다. 그런데 인슐린과 코르티솔이 동시에 분비될 경우, 이를테면 고탄수화물 아침식사를 하고 나면 지방을 태우는 코르티솔의 효과는 차단되고 근육이 분해되는 이화작용만 일어나는 결코 바람직하지 못한 결과가 초래된다.

코르티솔이 그런 효과를 발휘하게 하려면 아침 식사를 거르는 것이 최선이다. 만약 아침을 굶기 힘들다면 탄수화물은 피하고 지방과 단백질, 섬유질이 많은 채소만 먹도록 한다. 이는 베이글, 머핀, 팬케이크, 페이스트리 같은 빵 종류를 먹거나 '몸에 좋은 오트밀이나 시리얼로 아침을 시작해야 한다'고들 생각하는 사람들의 흔한 믿음과 완전히 반대되는 것이다.

코르티솔의 바람직하지 못한 측면

〈내셔널 지오그래픽〉 저널리스트인 댄 뷰트너Dan Buettner는 전 세계의 장수 마을 다섯 군데를 찾아서 '블루 존Blue Zone'이라고 이름 붙였다. 이런 지역에 사는 사람들의 생활방식은 건강한 노화에 도움이 되는 조건을 알아볼 때 참고할 좋은 사례가 된다. 댄 뷰트너는 "장수 마을에 사는 사람들은 스트레스를 떨치는 방법을 각자 정해두고 꾸준히 실천한다"라고 말하면서 이렇게 덧붙인다.

오키나와 사람들은 이런 것을 '사는 보람'이라고 부르고, 코스타리카의 니코야 사람들은 '인생의 계획'이라고 하는데, 둘 다 '내가 아침에 일어나는 이유'로 해석할 수 있다. 모든 블루 존의 주민들은 일 이외의 삶의 목적이 있었다. 연구들은 삶의 목적을 아는 것이

기대 수명을 최대 7년 연장시키는 효과가 있다고 밝혔다.

21세기를 사는 이들에게 스트레스는 피하기 힘든 요소 중 하나다. 스트레스를 적절히 해소할 효과적인 방법을 마련하지 못하면 코르티솔 수치가 높은 상태가 오래 지속되고 결국 심각한 생리적 장해를 맞이하게 된다.

따라서 본격적인 내용을 알아보기 전에 무엇이 과연 만성적인 스트레스인지를 규정하고 넘어갈 필요가 있겠다. 만성적인 스트레스는 단순히 대중 앞에서 발표를 해야 하거나, 억지로 무언가를 하거나, 서둘러야 하는 상황에서 교통체증에 시달릴 때 느껴지는 기분이 아니다. 만성적인 스트레스는 다음과 같은 상황이다.

* 날마다 가기 싫은 직장에 나가야 하는 것
* 계속되는 경제적인 어려움
* 혐오하는 상사 밑에서 일하는 것
* 오래 사귀었던 연인과의 이별에서 헤어 나오지 못하는 것
* 학교에서 친구들에게 따돌림을 당하는 것
* 지속적인 소음 노출
* 힘겨운 출퇴근길

앞에서 살펴보았듯이 불쾌하고, 장기간 지속되고, 쉽게 헤어 나

올 수 없어 보이는 이런 만성적인 스트레스는 두려움과 관련된 뇌의 원시적인 생존 영역인 '편도체amygdala'를 활성화한다. 편도체의 임무는 육체적인 위험에 직면했을 때 달아날 수 있도록 일련의 생물화학적 과정을 촉발하는 것이다.

이런 시나리오를 한번 상상해보자. 당신은 하루하루를 부지런히 살아가는 수렵채집인이며, 뜨거운 동아프리카 태양 아래서 유유히 산딸기를 찾아다니고 있다. 그런데 갑자기 저쪽에서 사자가 나타난다. 며칠 동안 굶주린 그 사자는 단백질, 칼로리, 오메가-3가 풍부한 당신이 딱 좋은 먹잇감이라고 생각한다. 그리고 당신을 향해 전속력으로 질주하기 시작한다. 이 순간, 뇌의 갑판 전망대에 해당하는 당신의 편도체는 교감 신경 반응을 촉발해서 행동을 취하기 위해 몸을 대비시킨다. 그렇게 해서 편도체가 HPA Hypothalanic-Pituitary-Adrenal(시상하부-뇌하수체-부신)축을 활성화하면, 부신에서는 코르티솔과 에피네프린(아드레날린이라고도 불린다)이 분비된다. 콧노래를 부르며 꽃을 헤집고 다니던 평화로운 하루는 어느새 목숨을 지키기 위한 전력질주로 바뀐다.

체내를 순환하는 코르티솔과 아드레날린은 이제 몸의 생리 작용에 몇 가지 영향을 끼친다. 우선 심박동수와 혈압이 크게 높아진다. 동공이 확장되고, 침샘 분비가 중단되고 소화 작용이 둔화된다(소화는 상당히 노동 집약적인 과정인데, 사자를 피해 달아나는 그 긴박한 순간에 몸의 소중한 자원을 영양소 흡수에 쓸 수는 없다). 실제로 혈액은 소화 기관을 벗어나 근육처럼 더 중요한 장소에 편성된다. 간에서는 혈당이 분비되고, 위험에서 벗어나는 데 불필요한 신체 기관들에는 인슐린 저항성이 생겨서 근육이 필요한 포도당을 모두 가져다 쓸 수 있게 한다. 면역 체계도 억제되고, 혈액은 손실에 대비해 결집하기 시작한다.

그런데 오늘날과 같은 환경에서는 사람이 사자에 쫓길 가능성은 매우 희박하다. 운이 나쁜 경우가 아닌 한 육체적인 위협을 느낄 만한 상황은 일상생활에서 흔히 일어나지 않는다. 스트레스의 원인은 현대에 오면서 상당 부분 달라졌지만 그에 비해서 인간의 반응 체계는 크게 바뀌지 않았다. 그래서 직장 동료와 말다툼을 하거나, 지하철을 타려고 헐레벌떡 뛰어왔는데 바로 눈앞에서 출발하거나, 대형트럭이 옆을 휙 지나가면서 내는 경적 소리에 깜짝 놀랄 때 그와 똑같은 도미노 반응이 몸에서 진행되기 시작한다. 여러 가지 스트레스 자극이 잇따라 나타나면 몸의 반응 체계에 심각한 문제가 생길 수도 있다. 스트레스가 무분별하게 사람들을 해치는 악성 요인인 까닭이 바로 거기에 있다. 한때는 목숨을 구하는 역할을 했던 원시 시대의 반응 체계가 만성적으로 활성화되면서 몸에 염증을 일으키고, 혈당과 인슐린 저항성을 높이고, 영양소가 결핍되고, 장 투과성을 높이는 등의 결과를 낳는다. 그런데 만성적인 스트레스에 탄수화물까지 더해진다면? 그야말로 재앙의 시작되는 것이다.

이제는 뱃살이 늘어나면 뇌는 쪼그라든다는 사실을 전해 듣더라도 별로 놀라지 않을지 모르겠다.[21] 지금까지 이런 놀라운 사실의 배경이 될 만한 요인들을 살펴보았으니 말이다. 그런데 그런 요인 중에 우리가 아직 다루지 않은 것이 하나 남아 있다. 바로 스트레스로 인한 만성적인 코르티솔 분비다.

몸통은 불룩한데 팔다리는 놀라울 정도로 마른 사람을 본 적이 있는지 모르겠다. 이것이 만성적인 스트레스를 겪는 사람의 모습이다. 이런 체형은 팔, 다리, 엉덩이 등 신체의 모든 부위에 비슷한 비율로 살이 오른 지극히 평범한 비만과는 완전히 다르다. 이런 체형은 심장, 간, 그 밖의 여러 주요 장기를 감싸고 있는 지방이 피하지방보다 혈액을 훨씬 많이 공급받을 뿐 아니라 코르티솔 수용체도 네 배나 더 많기 때문이다.[22] 코르티솔 수치가 높아지면 섭취하는 모든 탄수화물은 즉시 지방으로 저장되는데, 그때 복부 깊은 곳에 있는 내장 지방에 저장될 가능성이 아주 높다. 내장 지방은 체지방 중에 가장 위험한 염증성 지방이다. 그래서 탄수화물을 집중적으로 섭취하는 것은 스트레스 받은 사람에게는 특히나 더 위험하다(이것은 코르티솔이 자연적으로 가장 높은 시기인 아침에 탄수화물을 먹는 것이 건강에 안 좋은 추가적인 이유다).

스트레스를 연달아 겪고 있다면, 두 가지 측면에서 대응해야 한다. 하나는 스트레스를 해결하는 것이고 다른 하나는 탄수화물의 밀도가 높은 식품과 과당의 섭취를 줄이는 것이다. 덧붙여 스트레스를 줄이는 몇 가지 중요한 요령을 소개하면 다음과 같다.

* 명상을 한다. 명상을 해본 적이 없는 사람들은 엄두가 안 날지 모르지만, 명상은 상당히 가치 있는 투자다. 태국에서 스트레스가 많은 의대생을 대상으로 진행했던 한 소규모 연구에서는 명상이 코르티솔을 20%나 줄이는 것으로 나타났다.[23]

* 야외에서 보내는 시간을 늘린다. 그저 풀과 나무를 보는 것만으로도 육체적인 스트레스 반응이 완화되고 인지 기능이 향상된다.[24] 자연 속에 있으면 우울한 생각이 줄고 BDNF도 더욱 활성화된다.[25]

* 체계적으로 운동한다. 강도와 속도가 낮은 유산소 운동(자전거 타기, 걷기)과 강도 높은 무산소 운동을 번갈아 한다. 중간 강도의 심장 강화 운동만 계속하면(예를 들면 런닝머신에서 45분을 뛰는 것) 오히려 코르티솔 분비가 증가하는 경우도 있다. 이에 관해서는 10장에서 자세히 설명할 것이다.

* 마사지를 받는다. 2010년 로스앤젤레스의 사다스-시나이 메디컬 센터Cedars-Sinai Medical Center에서 발표한 연구에 따르면 스웨덴식 마사지를 5주간 받은 사람들은 그저 가볍게 누군가가 만져주기만 했던 통제 집단보다 코르티솔 분비가 현격히 줄어들었다.

* 심호흡을 한다. 간단하면서도 효과가 좋다. 내뱉는 호흡은 신체의 '휴식과 소화' 과정을 담당하는 부교감신경을 자극한다.

코르티솔이 만성적으로 높은 상태면 뇌에 BDNF가 제대로 공급되지 못하고, 해마 등의 뇌 기관이 위축될 수 있으며, 심지어 기억과 관련된 부분인 뉴런의 가지돌기가 퇴화하기도 한다.[26] 이 사실은 쥐 실험을 통해서도 입증됐다. 쥐들이 우리에 같이 있는 동료들에게 따돌림을 받아서 '사회적인 패배감'에 상응하는 경험을 만성적으로 느꼈을 때, 기억력이 심각하게 나빠졌다. 학습으로 만들어진 신경의 경로가 끝없이 확장되는 기찻길과 비슷하다면, 그런 압력 속에서 지냈던 쥐들은 새로운 기찻길을 놓는 데 문제가 생기는 것 같아 보였다.

최근의 연구에서 만성적인 스트레스는 실제로 뇌의 면역 체계를 작동시켜서, 뇌가 염증에 반응하는 것과 똑같이 스트레스에 반응하게 만드는 것으로 확인됐다. 누누이 언급했듯이 염증은 많은 퇴행성 신경 질환의 근원이다. 그런데 최근에는 스트레스 호르몬에 만성적으로 노출되는 것이 알츠하이머병의 특징인 플라크와도 연관이 있음이 확인됐다. 원숭이를 대상으로 한 실험에서는 코르티솔이 장기간 분비되었을 때 뇌의 인슐린분해효소가 줄어드는 현상이 관찰됐다.[27] 인슐린분해효소는 뇌에 있는 인슐린뿐 아니라 아밀로이드 베타를 분해하는 일까지 한다.

보다시피 만성 스트레스는 뇌 건강의 주요한 위협 요인이다. 하지만 모든 스트레스가 다 똑같은 건 아니다. 다음 장에서는 뇌와 친구가 될 수 있는 특별한 스트레스를 자세히 알아볼 것이다.

⚷ 이것만은 꼭 기억하자

- 잠은 호르몬을 건강하게 유지시키고 뇌가 감정을 더 잘 조절하게 하며 심지어 살을 빼는 데에도 도움이 된다.

- 잠을 잘 때 뇌는 깨끗이 청소된다. 얼마 전에 새롭게 밝혀진 뇌에 '강력 세척 서비스'를 매일 밤 무료 제공하는 글라이림패틱 시스템 덕분이다.

- 고섬유질 저탄수화물 식단으로 수면과 글라이림패틱 시스템을 최적화할 수 있다.

- 단식은 성장호르몬의 분비를 급격하게 증가시키기도 한다.

- 저탄수화물 식단을 유지해서 지방을 에너지원으로 쓰는 데 적응이 된 사람들은 가끔씩 고탄수화물 저지방 음식을 '마음 놓고 먹는 날'을 정해두면, 렙틴 수치가 높아지면서 지방 분해가 촉진되고 그에 따라 기분도 한결 좋아진다.

- 스트레스 관리는 건강에 대단히 중요하다. 만성 스트레스는 뱃살을 늘리고 뇌를 축소시키고 몸에 해로운 염증을 만든다.

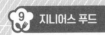

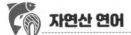 자연산 연어

　자연산 생선 섭취는 심혈관 질환과 암에 걸릴 위험을 줄이고 더 나아가 전반적인 사망률까지 낮춘다고 알려져 왔다. 그렇다면 뇌에는 어떤 영향이 있을까? 반가운 소식을 전하자면, 자연산 생선을 많이 먹는 사람들은 나이가 들어도 인지 능력이 뛰어나고, 기억력이 더 좋고, 심지어 뇌의 크기도 더 크다![1] 최근 연구에서 인지 기능이 정상인 노인들 중에 매주 해산물(생선, 새우, 게, 가재 등)을 1회 이상 꾸준히 섭취했던 사람들은 그렇지 않은 사람들보다 언어 기억력이나 사물이나 상황을 지각하는 속도가 5년 동안 덜 감퇴된 것으로 나타났다. 해산물의 긍정적인 작용은 알츠하이머병의 위험을 높이는 유전자 ApoE4 보유자 사이에도 큰 영향을 끼쳤다.

　이런 몸에 좋은 생선 중에서도 최고로 꼽히는 자연산 연어는 수은 함량이 낮고 오메가-3 지방산인 EPA와 DHA가 풍부하며, 아스타잔틴astaxanthin이라는 매우 효과적인 카르티노이드가 들어 있다. 자연산 연어의 주식인 크릴새우에서 나온 이 카르티노이드는 양식 어린 물고기의 먹이에도 포함되어 있어 연어가 특유의 '핑크색'을 띈다. 자연산 연어의 먹이에는 이 성분이 훨씬 풍부해 연어의 살색이 훨씬 짙다. 아스타잔틴은 몸 전체에 유익한 성분이며 특히 다음과 같은 효능이 있다.

- 인지 기능을 높이고 신경 발생을 증진한다.
- 피부가 태양빛에 손상을 입지 않도록 보호한다.
- 염증을 줄이고 눈을 보호한다.
- 혈중 지질을 변화시켜 심장을 보호한다.
- 강력한 항산화 효과를 내고 자유라디칼을 청소한다.

이런 효능 중 일부는 아스타잔틴 특유의 분자 구조 덕분에 더욱 촉진되며, 이로 인해 세포막은 산화 스트레스의 해로운 영향을 피할 수 있다. 그에 덧붙여서 아스타잔틴은 4장에서 설명했던 것처럼 DNA 손상과 노화 스트레스로부터 보호하는 유전자(가령 장수와 관련이 있는 FoxO3 유전자)를 활성화한다고도 알려져 있다.

새우, 게, 가재 등에도 아스타잔틴이 많이 들어 있다. 이런 해산물들은 자연산 생선을 구하기 힘들 때 대체식품으로 요긴하게 활용될 수 있다.

섭취 방법 그릴에 굽거나, 팬에서 살짝 굽거나, 삶아서 먹는다. 싱싱한 것은 회로 먹어도 괜찮다. 정어리, 청어, 고등어, 멸치같이 지방질이 많은 생선들로 대체할 수 있는데 나는 여행을 할 때 정어리 통조림을 챙겨가서 간단한 간식으로 즐기거나 식사할 때 함께 먹는다. 뒤에 레시피 항목에 '베터 브레인 볼'이라는 제목으로 먹는 방법을 소개해 두었으니 참고하기 바란다. 생선 통조림을 고를 때에는 올리브오일(가능하면 엑스트라버진 올리브오일)이나 물에 담긴 상품으로 고른다.

스트레스의 미덕,
또는 더 튼튼해지는 법

우리를 죽이지 않는 것이 우리를 더 강하게 만든다.

＿프리드리히 니체Friedrich Nietzsche

우주에서는 한자리에 멈춰 있는 일, 이른바 '정체'를 찾아보기 힘들다. 천체는 서서히 생성되거나 아니면 서서히 파괴된다. 이 지구에서 정체는 물의 흐름이 끊긴 연못처럼 부식과 부패로 이어진다. 우리 몸에 이런 정체가 생긴다는 건 사형 선고나 마찬가지다.

우주의 다른 모든 물질과 마찬가지로 인간 역시 '열역학 제2법칙'의 지배를 받는다. 이 법칙에 따르면, 모든 시스템은 시간이 흐르면 복잡성이 높은 쪽에서 낮은 쪽으로 쇠퇴하는데 인간의 노화 과정에도 이런 현상이 벌어진다.

그런데 아이들에게서 나타나는 엄청난 재생 능력을 보면, 인간의 생명은 초기에 이 법칙에서 벗어나 있는 것처럼 보이기도 한다. 가령 아이들에게는 심혈관 질환이 잘 생기지 않는다(하지만 최근 미국인의 일반적인 식단이 아이의 건강을 망쳐놓으면서 심혈관 질환이 8세밖에 안 된 아이에게까지 엄습해가는 신호가 나타나고 있다). 아이들에게는 치매도 없고, 소아암의 90% 가까이는 치료가 가능하다. 그런데 이런 '초인적인' 능력은 나이가 들면서 거의 사라진다.

시간을 되돌려서 어린 시절의 회복탄력성, 딜런 토마스Dylan Thomas의 유명한 시구처럼 '빛이 꺼져감에 분노하는 것'이 가능하다면 어떨까? 나는 지금 그것이 가능할 수도 있다고 말하려 한다. 사람들의 일반적인 의견과 학계의 논문에서 모두 오래전부터 해로운 존재로 취급받았던 스트레스가 바로 그런 정체를 해소할 수단이라고 말이다.

무슨 말도 안 되는 소리냐는 반발심을 갖기 전에 우선 설명을 찬찬히 들어봐주었으면 한다. 스트레스에는 두 가지 종류가 있다. 첫 번째는 만성 스트레스다. 잘 안 맞는 직장, 힘든 인간관계, 오랫동안 계속되는 경제적인 고통 같은 것들 말이다. 이런 종류의 스트레스는 위에서 말한 부패 현상을 더욱 촉진한다. 다시 말해 코르티솔 호르몬이 지속적으로 분비되면서 근력이 사라지고, 뱃살이 늘고, 뇌의 주요 부위가 위축되고, 더 나아가 노화가 가속화되기도 한다.

천재의 식단

하지만 급성(즉 일시적인) 스트레스는 신체에 긍정적으로 작용하기도 한다. 이런 유형의 스트레스는 여러 형태로 나타난다. 가령 악기를 새로 배울 때, 어렵고 실감 나는 비디오 게임을 할 때, 혹은 어려운 강의를 들을 때의 정신적인 스트레스로도 나타나지만, 운동, 짧은 기간의 배고픔, 극한의 온도, 아니면 '스트레스를 유발하는' 특정 음식을 먹어야 할 때처럼 육체적인 형태로도 나타난다.

내가 개인적으로 가장 좋아하는 생물학 작용이기도 한 '호르몬'은 강도 높은 운동, 사우나에서 땀 빼기, '간헐적인 단식'이라고 부르는 칼로리 제한같이 강도가 약한 스트레스에서 촉발되어, 세포가 더 효율적으로 기능하도록 기여하는 작동 체계다. 지금부터 호르몬의 힘을 활용해 인지력을 단단히 키워 더 튼튼한 몸으로 더 오래 사는 법을 함께 알아보자.

위대한 운동의 효과

나는 어린 시절부터 운동에는 영 소질이 없었다. 부모님이 큰맘 먹고 나를 여름 캠프에 보냈던 적이 몇 번 있었는데, 그때마다 나는 축구, 풋살, 피구 같은 경기에는 끼지 못하고 대신에 활쏘기, 로켓 만들기, 도예 같은 활동을 했다. (수영 시간이 되면 창피해서 티셔츠를 벗지 못했는데, 다행히도 이제는 그런 불안증은 모두 사라졌다.) 고등학교 때는 친구들 대다수가 그랬던 것처럼 농구팀에 들어가 어울리기보다는 컴퓨터 코딩에 관심을 뒀다.

나는 체력을 단련하면 근력이 강해지고 군살 없는 체형을 만들 수 있다는 사실을 깨닫게 된 뒤에야 헬스클럽에 등록했다. 돌아보면 나를 프로그래밍으로 이끌었던 특성들(예를 들면 통상적인 순서와 절차를 단순화하고 오류를 검출하여 해결하는 것) 상당 부분이 운동에도 해당했던 것 같다. 이런 일련의 절차는 수줍음이 많고 내성적이던 16세 컴퓨터 프로그래머의 마음을 사로잡기에 충분한 도파민을 제공했다(같은 반 여학생들에게 관심 받는 기분도 사실 나쁘지 않았다).

운동이 인지 기능, 기분, 뇌의 신경가소성을 증진하는 최고의 방법이라는 사실은 그리 놀랄 만한 일이 아니다. 기본적으로 인간은 움직이도록 만들어진 종種이다. 그렇지만 식습관과 함께 생활방식도 극적인 변화를 겪었다. 인류는 수립채집인으로서 수천 킬로미터를 배회하고 다녔으며 걷거나 산을 오르지 않을 때는 뛰어다녔다. 지금처럼 책상 앞이나 소파에 앉아 있거나 교통 체증으로 꽉 막힌 도로에서 차 안에 갇혀 있지 않았다. 인간은 움직임에 얼마나 적합한 조건을 갖추었을까?

인류 조상들의 발자국 화석을 분석한 최근 연구 결과에 따르면, 초기 인류는 '평균적으로' 올림픽 육상 금메달리스트인 우사인 볼트가 뛰는 속도 이상으로 빠르게 달렸다고 한다. 그 외에도 우리 신체에는 움직임에 적합하게 만들어진 존재로서의 징후가 뚜렷한

데, 우선 인간은 땀으로 열을 증발시키는 능력이 뛰어나며 다리가 길고 무릎이 넓다. 또 아킬레스건이 치명적인 약점이라는 뜻으로도 사용되고 있지만, 사실 용수철처럼 탄성이 있는 인간의 아킬레스건은 연한 조직 중에서는 다른 동물들의 것보다 가장 단단한 편이다. 그리고 둔부가 상대적으로 볼륨 있고 피로에 대한 내성이 강하며, 수축이 느린 근섬유가 있어서 인간은 동물의 왕국 속 장거리 운동선수로 볼 수 있다.

하지만 오늘날 우리는 일을 할 때도, 출퇴근길에도, 거의 앉은 채로 시간을 보낸다. 그리고 집에서도 소파에 털썩 주저앉아 음식을 먹으면서 TV를 본다. 지난 몇 년 동안 나온 연구들은 앉아서만 지내는 생활이 우리 몸에 나쁘다는 사실을 증명했다. 일부 전문가는 가만히 앉아서만 지내는 생활이 흡연만큼이나 건강에 해롭다고 주장하기도 한다. 과장이 아닌가 싶을지 모르지만, 연간 사망 건수의 4% 가까이가 움직임 부족과 관련이 있다.[1] 이런 연관성은 하루를 보내면서 아주 약간만 더 움직여도 급격히 감소한다.[2] 유타 대학교의 한 연구에서는 앉아서 보내는 시간 중 한 시간당 단 2분씩만 걸어도 조기 사망 위험을 급격하게(약 33%) 줄일 수 있다는 사실을 밝혔으며, 케임브리지 대학교의 연구에서는 중간 강도의 운동을 하루 한 시간만 해도 조기 사망 위험에서 완전히 벗어날 수 있다고 설명했다.[3]

뇌에도 운동이 만병통치약이라고 볼 수 있다. 실제로 건강한 사람과 인지 능력에 손상을 입은 사람을 대상으로 한 연구 모두에서 운동의 효과가 입증되고 있다. 운동은 치료 효과도 있지만 체력을 키우고 몸을 보호하며, 해를 입기 쉬운 장기들을 강력한 항산화제나 신경영양인자 같은 유용한 화학 혼합물로 감싸게 한다. 이 장을 읽고 나면 인지 능력을 최대화하는 데 운동을 어떻게 활용할지 보다 정확히 이해하게 될 것이다.

천천히 30분 vs 미친 듯이 20초

자, 이 정도면 운동의 중요성은 납득했을 것이다. 그렇다면 어디에서부터 시작할까?

인체에는 훈련할 수 있는 주 에너지 체계가 두 가지 있는데, 유산소와 무산소 체계다. 간단히 설명하면 유산소 운동은 자전거 타기나 하이킹, 빠른 걸음으로 걷기, 가벼운 요가 같은 운동이고, 무산소 운동은 웨이트 리프팅이나 단거리 전력질주 같은 운동이다. 유산소 운동은 지방과 산소를 태우고, 무산소 운동은 당을 태운다고 보면 된다.

유산소 운동은 심장 박동수를 높이고 오랜 시간 동안 계속할 수 있다. 우리는 하루 중 대부분의 시간을 유산소 호흡 상태에서 보낸다. 유산소 운동은 평소와 비슷한 물질 대사 환경에서 단순히 대사의 강도와 양을 늘리는 것이다.

모든 유형의 운동이 뇌의 혈류를 증가시켜서 절대적으로 필요한 산소와 영양소를 생리 조절 센터로 보내는 작용을 하지만, 특히 유산소 운동은 뇌유래신경영양인자, 즉 BDNF를 강화하는 최고의 수단으로 알려져 있다.

2011년에 발표됐던 중대한 연구는 과학자들에게 운동이 뇌에 끼치는 엄청난 효과를 눈으로 확인할 수 있는 기회를 제공했다.[4] 이 연구는 인지적으로 건강한 성인 120명을 대상으로 했으며, 피실험자 중 절반에게 1년 동안 매주 세 차례씩 유산소 운동을 시행했다. 과학자들은 MRI 촬영을 통해서 피험자들이 유산소 운동 덕분에 실험이 시작된 때보다 해마가 2% 커졌다는 사실을 관찰했다. 고작 그 정도 증가폭이 뭐 대수냐고 비난하기 전에, 50대 이후로는 일반적으로 해마가 매년 1~2%씩 축소된다는 사실을 기억하자. 그리고 실제로 통제 집단의 MRI 스캔 영상에서는 해마가 2% 줄어들었음이 확인됐다. 연구원들이 밝힌 것처럼 유산소 운동은 뇌의 기억 형성 중추인 해마에서 시간을 1~2년 거꾸로 돌리는 효과가 있었다.

하지만 해마를 강화한다고 해서 노화를 피할 수 있는 건 아니다. 물론 해마는 알츠하이머병이 생겼을 때 맨 처음 공격받는 부위 중 하나지만, 만성 스트레스에 의한 손상에도 대단히 취약하다. 신체의 '투쟁-도피' 시스템이 과잉 자극되어 코르티솔이 만성적으로 높아지면 해마가 손상을 입을 수 있다. 주어진 상황에 뇌가 얼마나 침착하게(혹은 미친 듯이) 반응하느냐는 대부분 해마의 명령에 달려 있기 때문에 이런 기억 구조를 운동으로 강화하면 정신적인 스트레스에 대한 회복탄력성이 커진다.

🍴 운동으로 치매를 퇴치할 수 있을까?

ApoE4 유전자가 치매 발병을 예고하는 것은 결코 아니다. 하지만 ApoE4 유전자는 알츠하이머병의 발병과 확실히 관련성이 규명된 유일한 유전자이며, 이 유전자를 한 개 혹은 두 개(한 쌍) 보유한 사람은 인지 능력이 쇠퇴할 가능성이 높다. 그런데 관련 연구에 따르면, 운동이 ApoE4 유전자가 뇌에 끼치는 일부 영향을 무효화시킨다고 한다. 운동이 뇌의 포도당 대사를 '정상화'해서, ApoE4 수송체를 감소시키고 (이에 관해서는 6장에서 설명했다), 플라크 생성을 줄이기 때문이다. 흥미롭게도 ApoE4는 ApoE 유전자들 중에서도 가장 오래된 형태로, 인류가 수렵채집 생활을 하던 시기에 나타났다. 따라서 현대의 질병과 부정적인 연관성이 생긴 것은 산업화로 신체적 움직임이 줄고 식습관이 엉망이 되면서 증폭된 결과일지 모른다.

신경의 퇴보가 몸을 움직이지 않으면서 나타난 결과 중 하나라면, 몸을 더 많이 움직이면 인지력 손상을 거꾸로 돌릴 수 있지 않을까? 연구원들은 2013년에 이 질문에 대한 답을 찾기 위해 경도인지장애가 있으면서 주로 앉아서만 지내는 사람들을 대상으로 실험을 진행했다. 그리고 규칙적인 운동을 시작한 지 단 3개월 만에 기억력과 뇌세포 효율이 개선되는 결과를 확인했다.[5] 연구 대상자 중에는 인지적으로 정상인 사람도 포함되어 있었는데, 정상인 사람에게서도 비슷한 효과가 나타났다. 그런데 피험자들의 심폐 기능 향상은 고작 10%에 그쳐서, 신체 단련을 조금만 해도 비교적 큰 인지력 개선 효과가 나타난다는 사실을 짐작할 수 있었다.

2015년에 발표된 후속 연구에서는 건강한 노인과 경도인지장애가 있는 노인이 운동을 하면 뇌 피질의 용적이 넓어진다는 사실이 밝혀졌다. 일반적으로 알츠하이머병 말기에 급격히 줄어드는 피질은 단순히 말하자면 뇌의 '하드 드라이브'에 해당하는 곳이다. 이 실험에서는 운동으로 체력이 가장 많이 향상된 피험자의 피층이 가장 많이 확장됐다. 경도인지장애는 알츠하이머병이나 다른 종류의 치매로 발전할 수 있는 상당히 중요한 단계로 간주되기 때문에 이와 같은 연구 결과는 큰 의미가 있다.

몸을 쓰는 만큼 뇌가 좋아진다

유산소 운동이 새로운 뇌세포를 생성해서 뇌 기능을 유지하는 최고의 방법이라면, 무산소 운동은 그런 세포들을 건강하고 대사 효율성 높은 상태로 유지할 가장 좋은 방법이다.

유산소 운동에 비해 무산소 운동은 훨씬 높은 강도의 신체 활동이 짧은 시간에 분출하듯 진행되기 때문에 오랜 시간 지속할 수가 없다. 예를 들면 10~20초(길게는 30초까지) 동안 자신이 할 수 있는 가장 빠른 속도로 달리고, 잠시 쉰 다음 다시 빨리 달리는 식으로 반복할 수 있다. 또 웨이트 트레이닝 같은 저항력 훈련도 무산소 운동이다. 사람마다 무산소 운동의 한계치는 다르지만 원칙은 동일하다. 일시적으로 몸에 부하가 걸리게 해서 세포들이 더 강하고 효율적으로 바뀔 수 있게 강력한 자극을 주는 것이다.

무산소 운동을 하면 시간이 지날수록 근육이 늘어나 장기적인 체중 관리에 특히 도움이 된다. 몸에 근육이 많을수록 운동 능력이 발달하고, 보다 강도 높은 운동을 견딜 수 있으며, 더 많은 칼로리를 소모할 수 있기 때문이다. 근력 운동을 하다 보면 근육이 떨리는 순간이 찾아온다. 바로 이 시점이 '젖산 역치'인데, 운동을 하면서 이런 젖산 역치에 이를 때마다 근육에 저장되었던 탄수화물은 완전히 소모되고 몸은 에너지를 흡수하는 스펀지가 된다. 이 말은 이때 밥이나 고구마 같은 탄수화물을 섭취하면, 탄수화물 영양소가 근육 세포로 수송되어 대기하고 있다가 다음 운동을 할 때 에너지원으로 쓰일 가능성이 높다는 뜻이다.

자기 자신을 생리적인 한계로 몰아붙이는 훈련은 단순히 보기 좋은 체격을 만드는 것 이상으로 큰 이점이 있다. 대표적으로 세포의 에너지를 만드는 세포기관인 미토콘드리아가 과부하에 걸린다. 대사의 정상적인 부산물인 활성산소(자유라디칼)의 생성이 급격히 높아지기 때문이다. 일반적인 조건에서는 자유라디칼을 최소화하는 것이 좋지만, 운동 중에는 자유라디칼의 증가가 긍정적인 신호 체계로 작용한다. 그러면서 우리 몸을 보호하기 위한 일련의 작용(세포의 재생 등)이 촉발되고, 결과적으로 미래의 스트레스에 대한 회복탄력성이 향상된다.

➕ 닥터 그레왈의 노트

'우울증 약'보다 효과적인 '산책'

가끔씩 뜬금없이 울적해지는 것은 아주 정상적인 일이다. 하지만 그런 울적한 기분이 꼬리를 물고 부정적인 생각으로 바뀐다면, 자신이 근래에 어떻게 생활해왔는지를 돌아보는 게 좋다. 그리고 규칙적으로 운동을 해왔던 것이 아니라면 머릿속에 맴도는 생각이나 기분을 평가하지 말자. 만약 우리가 집에 있는 반려동물을 매일 산책시키지 않고, 집 밖에서 노는 것을 허용하지 않는다면 동물을 학대하는 처사라고들 생각할 것이다. 그런데 왜 스스로 안 움직이는 것에 대해서는 관대하게 생각하는가? 바쁘거나 할 일이 너무 많아서 버거울 때에라도, 운동은 맨 처음이 아니라 가장 마지막에 포기해야 할 활동이다. 실제로 환자들에게 여러 종류의 항우울제를 처방하며 경과를 지켜봤을 때, 일주일에 3일씩 중간 강도의 운동을 하는 것은 약물만큼이나 효과가 컸다. 게다가 운동을 할 때는 부작용이 전혀 없다. 최소한 반려견에게 해주는 만큼이라도 스스로에게 베풀자. 우리 모두 그 정도 대접은 받을 만하다!

무산소 운동을 하면서 활성화되는 효소 중에 AMPK^{adenosine} monophosphate-activated protein kinase라는 효소가 있다. 물질대사의 '마스터 스위치'로 알려진 AMPK는 미토콘드리아에 조음기 같은 작용을 해서 지방 연소와 포도당 흡수를 높이고 낡고 손상된 미토콘드리아를 재활용할 뿐만 아니라 세포의 노폐물을 청소하는 작용을 촉진한다. AMPK를 활성화하는 것은 세포의 활력을 증진시키는 효과적인 수단이다. 당뇨병 치료제인 메트포르민은 AMPK의 분비를 자극하는데, 현재 이 약을 노화 방지제로도 활용 가능한지에 관해 연구가 진행되고 있다. 예비 조사에서는 알츠하이머병의 초기 증상을 개선하거나 알츠하이머병으로 진전될 가능성을 낮추는 효과가 있을 가능성이 엿보였다.

또한 AMPK는 '미토콘드리아 생성^{mitochondrial biogenesis}'이라고 불리는 과정을 통해서 대사를 증진하는 중요한 작용을 한다. 일반적으로 미토콘드리아가 더 많으면 좋은 것으로 여겨지는데 만성적인 근육 불용不用, 즉 몸을 잘 안 움직이는 생활방식이 미토콘드리아의 함량과 기능을 쇠퇴시키는 요인이기 때문이다.

우리는 근육에서 미토콘드리아를 새로 만듦으로써 체력과 인슐린 저항성을 포함한 신진대사 과정을 개선한다. 그렇기 때문에 식단 변화와 더불어 웨이트 트레이닝이나 전력질주 같은 무산소 운동으로 AMPK를 자극하는 것은 인슐린 저항성을 뒤바꿀 최선의 방법이 된다.* 그런데 AMPK가 하는 일은 근육 세포에 있는 미토콘드리아가 급격히 증가하도록 자극하는 데 그치지 않는다. AMPK는 '갈색지방조직'이라는 특수한 지방 세포까지 자극한다. 이 조직은 미토콘드리아가 풍부한 지방 세포로, 약간 쌀쌀한 기운이 느껴질 때 칼로리를 태워서 몸을 데우는 것이 주된 임무다.

또한 동물 실험에서 운동으로 자극된 미토콘드리아 생물 발생 과정이 뇌세포에서도 일어난다는 사실이 밝혀졌다.[6] 이는 정신적인 피로와 인지 기능 노화에 맞설 뿐 아니라 미토콘드리아 기능 장애와 관련 있는 알츠하이머병, 파킨슨병, 루게릭병을 비롯한 퇴행성 신경 질환에도 분명한 영향을 끼친다. 쌍둥이들을 대상으로 진행했던 킹스 컬리지 런던의 대규모 연구에서는 다리 근력(몸에서 가장 큰 근육)과 뇌의 용적 간에 밀접한 관련성이 있으며 다리 근력이

---

* 비만이나 인슐린 저항성이 있는 환자들 대다수는 체중을 감량하기 위해 유산소 운동에 집중해야 한다는 조언을 듣는다. 하지만 근육을 발달시켜서 인슐린 민감성을 키우는 것이 더 적절한 처방이다.

강한 사람은 10년 동안 인지적인 노화가 덜 진행된다는 결과가 나타났다.[7]

이 모두가 뇌 건강과 인지 능력을 최대화하는 과정에 어째서 무산소 운동이 꼭 필요한지를 설명해준다. 버지니아 대학교 샬로츠빌 캠퍼스의 운동생리학 연구소 소장인 아서 웰트먼Arthur Weltman은 인터넷 언론 〈사이언스뉴스ScienceNews〉와의 인터뷰에서 "몸의 생리적인 체계에 적응성이 생기려면 과부하가 걸려야 한다"라는 말로 이를 명쾌하게 설명했다. 체력단련실에서 웨이트 운동을 하든, 고정식 자전거에서 한계치까지 빠르게 페달을 밟았다가 잠시 쉬고 다시 빠르게 밟는 운동을 반복하든, 전력질주를 하든 관계없이 운동 과정에 무산소 운동을 포함시키는 것은 인지 기능을 최대화할 수 있는 중요한 기회가 된다.

🍴 고용량 항산화제가 세포에 과연 도움이 될까?

운동을 통해 일시적으로 자유라디칼이 더 많이 생성되면서 나타나는 스트레스는 세포 조직에 더 강해지라는 신호를 보낸다. 만약 이때 그 스트레스를 없애면 운동 효과가 줄어든다. 이 사실은 미국 발렌시아 대학교의 연구에서 명확히 드러났다. 연구원들은 운동선수에게 연습 직전에 항산화제인 비타민 C를 고용량으로 먹게 했다. 그 결과 실력이 더 나빠졌을 뿐 아니라 앞서 설명했던 운동의 이로운 기능(항산화 효과

와 미토콘드리아 생성) 대다수가 차단됐다.[8]

이와 같은 연구는 고용량 항산화제를 보충했을 때 우리 몸이 더 강해지는 데 필요한 자극을 차단할 수 있다는 중요한 사실을 드러낸다. 그런 이유로 나는 고용량 항산화제를 추천하지 않는다. 그보다는 아보카도, 베리류, 케일, 브로콜리, 다크 초콜릿같이 항산화제가 풍부한 천연 식품(마침 이 모두가 이 책에서 소개하는 지니어스 푸드에 해당한다)을 섭취하면서 몸이 운동을 통해 훨씬 강력한 항산화물을 생성할 수 있도록 만들어가는 것이 한결 현명한 방법이다.

더 천천히, 더 강렬하게

앞서 살펴보았듯이 유산소 운동과 무산소 운동 모두 칼로리를 소비하는 것 이외에도 뇌와 신체에 각각 좋은 영향을 끼친다. 그런데 최대한의 효과를 얻으려면 얼마나 많은 노력을 쏟아부어야 할까? 놀랍게도 흔히들 생각하는 것보다 훨씬 적은 노력만 있어도 충분하다. 최근 연구들은 유산소 운동은 지금보다 더 길게, 더 천천히, 그리고 무산소 운동은 더 짧고 강렬하게 하는 것이 좋다고 설명한다. 45분 동안 쉬지 않고 달리는 힘든 운동을 일주일에 여러 차례 하는 것처럼 장시간 심장 박동을 높이는 운동은 반드시 피해야 한다. 장거리를 달리는 마라톤 선수들은 제지방이 손실되고, 테스토스테론 수치가 떨어지고, 장의 투과성이 높아지고, 심근과 심장 전도계에 손상이 생겨서 관절이 손상되는 것은 말할 것도 없거니와 생명에 지장을 초래할 수 있는 부정맥이 생길 가능성도 높다.

그렇다면 최적의 운동 방법은 과연 무엇일까? 낮은 강도로 천천히 움직이는 하이킹 같은 운동은 림프액을 잘 순환하게 만들고 모세혈관계를 발달시키고 관절을 건강하게 유지하는 데에도 도움이 된다. 혹은 10분 정도의 시간만 투자해서 능력 한계치의 90~95%를 발휘하는 전력질주도 동일한 심폐 능력과 지구력 향상 효과가 나타나는 것이 확인됐다.

산책, 하이킹, 자전거 출퇴근 같은 유산소 운동과 강도 높은 무산소 운동이 적절히 배합된 운동 습관이 일상생활에 녹아들게 해야 한다. 그렇게 하면 무산소 운동으로 대사를 강화하는 효과를 얻으면서 동시에 유산소 운동으로 뇌유래신경영양인자인 BDNF를 통한 신경가소성을 최대화할 수 있다.

🔍 실천가이드 Q&A

Q. 웨이트 리프팅을 하면 체구가 우람해지지 않을까요? 저는 근육이 아주 잘 생기는 편이거든요.

A. 근육을 만드는 데는 생각보다 많은 노력이 필요합니다. 장담하건

천재의 식단

데, 울툭불퉁한 몸매는 쉽게 생기는 게 아닙니다. 게다가 여성 대부분은 호르몬 구조상 불법적인 약물을 사용하지 않는 한 '엄청난 근육질' 몸매가 될 수 없습니다. 과식을 해서 살이 더 많이 붙지만 않는다면, 무산소 운동으로 근육이 조금씩 잡히면서 몸매가 차츰 보기 좋아질 겁니다. 허리둘레가 줄어들고, 팔뚝의 힘은 강해지면서도 두께는 더 가늘어집니다. 주기적으로 하는 웨이트 운동은 여기저기에 숨어 있는 탄수화물에 완충 작용을 해줌으로써 체중 관리와 건강 증진이라는 두 마리 토끼를 잡을 수 있게 도울 것입니다.

유산소와 무산소 운동을 한꺼번에 할 수도 있다. 예를 들어 웨이트 운동은 좋아하지만 달리기를 싫어한다면 웨이트 운동 한 세트와 다음 세트 사이의 휴식 시간을 줄이기만 하면 된다. 아니면 일주일 중에 어떤 날은 무산소 운동만 하고 어떤 날은 유산소 운동만 하는 식으로 번갈아 해도 좋다. 어떤 방식을 선택하든 자신이 좋아하는 운동을 중심으로 하되 운동 강도는 반드시 다양하게 편성한다. 아래에 효과적인 운동 스케줄을 제안해두었으니 이를 활용하는 것도 좋다.

월요일	스쿼트, 데드리프트, 케틀벨 스윙, 벤치 프레스, 팔굽혀펴기, 로잉, 딥, 풀업, 런지
화요일	요가
수요일	자전거를 타거나 걸어서 출퇴근
목요일	풀업, 로잉, 컬, 스티프 레그드 데드리프트, 배틀 로프
금요일	요가
토요일	단거리 전력질주
일요일	충분한 시간 동안 산책이나 하이킹

뜨겁거나 차갑거나

발열 요법을 세계적인 문화로 만드는 데 기여한 나라를 한 군데만 꼽자면 아마도 핀란드일 것이다. 핀란드 사람들에게 사우나는 일상생활의 일부다. 모든 가정에 사우나가 평균 하나씩은 있으니 말이다.[9]

사우나는 그저 목욕탕이 딸린 여가 시설이라고 평가절하하려는 사람들도 있겠지만, 과학계에서는 사우나가 건강을 도모하는 아주 효과적인 방법이라는 사실을 인정하기 시작했다. 최근 연구들은 발열 요법이 뇌를 훈련시키는 강력한 방법이자 노화를 방지하는 효과적인 수단이 될 수 있다고 밝혔다.

사우나와 친해지기

뜨거운 사우나에 앉아 있으면 몸에 '열 스트레스'라는 특정한 스트레스가 가해진다. 인체는 적응성이 대단히 뛰어나다. 우리 몸은 일찍이 동아프리카의 기후 속에서 살면서 열 때문에 목숨을 잃는 일이 없도록 보호 수단을 갖췄다. 그런 보호 수단 중 하나가 열충격단백질HSP: Heat shock proteins을 활성화하는 것이다. 이름에서 유추할 수 있듯이 열충격단백질이 작용하는 데 필요한 변수는 바로 열이다. 다만 이 단백질은 열 이외에 운동과 낮은 온도에 의해서도 활성화될 수 있다.

열충격단백질은 다른 단백질의 오접힘misfolding을 방지하는 역할을 한다. 이 독특한 3차원 배열의 단백질은 다른 단백질들이 다양한 수용체에 인식될 수 있게 돕는다. 잘못 접혀서 형태가 이상해진 단백질은 유효성이 떨어질 뿐 아니라 면역 체계에 이방인으로 인식되어 자가면역 반응을 유발할 수도 있다.

단백질의 오접힘은 알츠하이머병, 파킨슨병, 루이소체 치매같이 우리가 잘 아는 일부 질환과도 직접적인 연관성이 있다. 이런 질병은 모두 단백질이 잘못 접히고 한데 들러붙어 플라크를 만드는 '단백질증proteopathic'으로 분류되는데, 알츠하이머병에서는 베타 아밀로이드 단백질이, 파킨슨병과 루이소체 치매에서는 알파시누클레인alpha synuclein 단백질이 문제를 일으킨다. 그런데 이런 플라크는 치매 진단을 받은 환자들뿐 아니라 누구에게든 생길 수 있기 때문에 플라크 형성을 막을 수 있는 방법이라면 어떤 것이 되었든 시도할 가치가 있다. 특히 사우나에 앉아 있는 것처럼 간단한 방법이라면 안 할 이유가 없지 않겠는가.

2016년에 학술지 〈수명과 노화Age and Ageing〉에 발표된 연구는, 주기적으로 사우나를 이용하는 것이 뇌 기능 쇠퇴를 방지할 수 있다는 사실을 최초로 밝혔다. 연구원들은 2,000명 이상을 20년 넘게 추적했는데, 제2형 당뇨병, 사회경제적 지위, 심혈관 질환 요인 같은 다른 변수들을 통제한 상태에서 매주 4~7회 사우나를 이용하는 사람들은 알츠하이머병이나 그 밖의 치매로 발전할 위험이 65%나 적다는 사실을 발견했다.

덥거나 춥게 운동하자

가끔씩 공짜 점심을 얻어먹을 수 있다면 마다할 사람이 어디 있겠는가? 운동과 열 스트레스(예를 들면 운동 후의 사우나)를 함께 활용하면 단순히 운동만 할 때보다 뇌유래신경영양인자인 BDNF를 증강하는 효과를 한층 키울 수 있을지 모른다.[10]

운동과 주위 온도의 시너지 효과를 알아보기 위해 휴스턴 대학교 과학자들은 쥐들이 추운 온도나 더운 온도(4.5℃ 또는 37.5℃)에서 달릴 때 일어나는 신경의 변화를 관찰했다.[11] 두 가지 환경에 있었던 쥐들 모두 상온에서 달렸던 통제 집단의 쥐보다 훨씬 짧은 거리를 달렸음에도 해마에 뉴런이 더 많이 생성됐다. 이 결과는 온도를 인위적으로 높이거나 낮춘 상태에서 짧은 시간 동안 운동을 하면 뇌에 끼치는 운동의 긍정적인 영향이 더 커질 수 있음을 내비친다. 효율성을 추구하는 사람이나 이동성에 제한이 있는 사람에게는 잠재적인 이점이다(다만 실제로 해보기 전에 의사와 상의하도록 한다. 특히 지병이 있는 경우는 더더욱 그렇다).

뇌도 사우나를 좋아한다

프로락틴Prolactin은 출산을 앞둔 여성들의 젖 분비를 시작하는 역할로 가장 잘 알려져 있다. 그런데 프로락틴은 뇌와 상당히 흥미로운 연관성이 있는 것으로 보인다. 프로락틴이 뉴런을 감싸 보호하는 보호초인 마이엘린을 재건하는 데 기여한다는 연구 결과가 나왔기 때문이다.[12] 실제로 마이엘린이 공격 받는 자가면역질환인 다발성 경화증이 있는 사람들은 일반적으로 임신기에 증세가 호전된다.

그렇다고 프로락틴 분비를 위해 임신할 수는 없는 일 아닌가? 다행스럽게도 프로락틴 분비를 높이는 방법은 또 있다. 다름 아닌 발열 요법이다. 한 연구에서는 80℃ 사우나에서 열을 쏘인 사람들에게 프로락틴이 열 배 증가하는 효과가 나타났으며, 다른 연구에서는 평소 사우나를 즐겨 이용하는 여성들에게 건식 사우나에서 20분 동안 앉아 있게 했을 때 실험이 끝난 직후 프로락틴이 510% 증가했다.[13]

그렇다면 이 방법으로 다발성 경화증을 치료할 수 있을까? 이미 다발성 경화증이 발현되었다면 큰 주의가 필요하다. 다발성 경화증이 있으면서 기온에 민감한 환자들은 도리어 사우나를 한 뒤에 일시적으로 인지 기능이 저하된다고 알려졌기 때문이다. 그리고 예방적인 측면에서도 다발성 경화증을 방지하기 위해 사우나를 이용하는 방법은 아직 공식적으로 확인되지 않았다. 하지만 위에서 설명했던 연구 결과로 미루어 볼 때 유용성이 있을 가능성은 충분하다.

🍴 가끔은 담요를 벗어던지자

영장류와 초기 인류는 온도 변화를 포함한 생리적 스트레스 요인을 수백만 년 동안 경험해왔다. 어쩌면 우리는 그런 '온도 적응 연습'을 할 기회를 많이 잃으면서 건강이나 뇌 기능이 쇠퇴하는지도 모른다. 그렇다면 어느 정도로 온도를 높이거나 떨어뜨려야 긍정적인 반응을 이끌어낼 수 있을까?

비교적 약한 추위에 노출될 때도 '비떨림 열발생non-shivering thermogenesis' 상태를 만들 수 있다. 비떨림 열발생은 열 손실에 대비해 몸이 열을 발생시키는 상태를 의미하는데, 이때 몸은 '갈색 지방'의 미토콘드리아에서 칼로리 연소를 증가시켜서 열을 발생한다. 갈색 지방은 칼로리 소모량이 아주 많아서 비떨림 열발생이 대사율의 최대 40%

천재의 식단

를 차지하기도 한다. 손가락 하나 까딱하지 않고도 대단한 운동 효과를 내는 셈이다!

또 제2형 당뇨병이 있는 사람들에게 약한 추위(15℃ 정도)를 하루 여섯 시간씩 견디게 했더니, 단 10일 만에 인슐린 저항성이 무려 40%나 개선됐다는 보고가 있다.[14] 4장에서 인슐린 저항성은 뇌의 건강과 기능에 밀접하게 관련된다고 설명했던 것을 기억할 것이다. 약 19℃ 정도의 선선한 기온으로도 충분히 비떨림 열발생과 같은 대사 증진 효과가 나타난다고 밝힌 다른 연구들도 있다.

아주 약간이라도 쌀쌀한 기운이 느껴질 때마다 담요를 찾는 습관을 버리자. 더 쌀쌀한 온도에 노출될수록 건강에 더 유익한 조건이 된다. 그리고 이런 유익함은 더 선선한 온도에 심리적으로 적응되더라도 계속해서 증가한다.

다양한 간헐적 단식

간헐적 단식은 힘과 활력을 증진하는 가장 좋은 방법 중 하나로 최근 급속히 알려지고 있다. 6장에서 간헐적 단식이 뇌가 선호하는 에너지원인 케톤 생성을 어떻게 자극할 수 있는지 함께 알아보았다. 그런데 건강에 유익한 스트레스 요인인 단식은 항산화 작용

범위와 BDNF 생성을 증가시킴으로써, 앞에서 논의했던 많은 회복 유전자들을 활성화하는 능력이 있다.

몸은 음식의 방해 없이 '쉬는' 이 기간 동안 내부를 청소하고 손상된 단백질을 재활용하고 면역 체계를 재건한다. 고대에는 먹거리가 풍족하지 않았기 때문에 단식은 자연스런 생활의 일부였다. 물론 먹을 것이 없어서 '안 먹는' 것이 차라리 쉽지, 바쁜 일상 속에서 계획적으로 금식 기간을 두는 것이 얼마나 힘든지는 나도 아주 잘 알고 있다. 그렇더라도 이런 노력을 들일 가치는 충분하다고 생각한다.

시간 제한 식사법이든 주기적인 저칼로리 식사법이든(자세한 내용은 곧이어 설명할 것이다) 관계없이 금식의 장점은 수없이 많다.

* 의사결정 과정이 개선된다.[15] 진화적인 관점에서 타당한 일이다. 만약 사람이 음식을 먹지 못할 때마다 머리가 더 나빠진다면 인류가 이렇게 오래도록 살아남지 못했을 것이다.
* 인슐린 민감성이 개선된다. 금식은 포도당(그리고 지방)을 에너지원으로 효율적으로 사용하는 능력과 대사 건강 지표를 개선시킨다.
* 지방 감소를 촉진한다. 아침에는 코르티솔 분비가 자연적으로 상승되면서 체내 조직이 축적된 지방산과 당을 가져다 쓸 수 있게 된다. 금식은 코르티솔에게 그런 능력을 발휘할 기회를 준다.
* 항산화 성분을 보호, 복구하는 생존 호르몬이 활성화된다. 간헐적

단식은 항산화 성분의 작용 범위를 넓히는 '유전적 마스터 스위치'인 항산화 성분 Nrf2를 활성화하는 최선의 방법 중 하나다.

* 자가 포식 작용이 활성화된다. 자가 포식 작용은 몸이 노폐물을 처리하는 시스템으로 세포 쓰레기들을 처리한다.[16] 이 쓰레기들 대다수는 염증을 일으키는 성질이 있으며 암으로 발전할 수 있는 손상된 세포도 있다.

* 호르몬 체계가 개선된다. 성장호르몬은 신경을 보호하고 제지방을 보존하는 중요한 역할을 하는데 단식은 성장호르몬 분비를 늘릴 가장 좋은 방법 중 하나다.

* BDNF와 신경가소성이 높아진다. 단식은 모든 연령대에서 신경가소성을 높이는 BDNF를 증진하는 강력한 효과가 있다. 신경가소성은 새로운 뇌세포를 키우고 기존의 세포들을 보호하며, 기분을 더 좋게 만들어주기까지 한다.

* 콜레스테롤 재활용이 늘어난다. 단식을 시작한 직후 잉여 콜레스테롤이 유익한 담즙산으로 분해되기 시작한다.[17]

* 염증이 줄어들고 산화 스트레스 저항성이 커진다.[18] 이슬람교 라마단 기간 동안 매일 단식을 실천한 사람을 대상으로 연구한 결과 단식 기간에 염증 징후가 급격히 줄어든 것으로 확인됐다.

* 시냅스를 보호하는 데 도움이 된다. 최근 새로 발표된 연구는 단식이 신경전달물질의 과도한 분비를 방지해 시냅스 활성을 줄이는 데에도 도움이 된다고 밝혔다.[19]

가장 유명한 간헐적 단식법은 '16:8' 단식법이다. 하루 중에 열여섯 시간 동안은 음식 섭취를 금하고, 여덟 시간(길게는 열 시간) 동안은 제한 없이 섭취한다. 음식을 섭취하는 시간은 각자에게 가장 잘 맞는 방법에 맞출 수 있고,* 여성들은 금식 시간을 더 짧게 잡더라도 단식의 효과를 똑같이 누릴 수 있다. 앞에서 설명했듯 여성의 호르몬 체계는 음식물 부족 신호에 더 민감하게 작용할 가능성이 있기 때문이다.

먹는 시간에는 자제하지 말고 음식을 섭취한다. 이때야말로 뇌와 신체에 매일 필요한 몸에 좋은 지방, 단백질, 섬유질이 풍부한 채소를 공급할 시간이다. 영양 공급 부족은 우리가 바라는 목표가 절대 아니라는 사실을 명심하자! 우리의 목표는 동화작용(축적)과 이화작용(분해) 사이의 균형을 되찾는 것이다. 금식 시간에 물을 비롯해 홍차, 블랙커피처럼 칼로리가 없는 차 종류는 원하는 만큼 마셔도 좋다.

그 외의 단식법 중에 일리노이 대학교 교수 크리스타 바라디Krista Varady가 연구한 격일 단식법도 있다. 이 방법은 이틀에 하루씩은 아주 짧은(가령 낮 12시에서 2시 사이) 시간 동안만 음식물을 섭취하

---

* 음식물 섭취 시간을 아침 일찍부터 시작하는 것보다는 조금 늦추는 편이 호르몬의 작용을 고려할 때 더 득이 될 수 있다고 보지만(코르티솔이 비축된 지방산을 연료로 쓰는 과정을 수행할 수 있도록), 잠들기 전에 두세 시간 정도 소화시킬 시간을 두어야 한다. 잠들기 직전에 음식을 먹으면 수면에 방해가 될 뿐 아니라 뇌에서 진행되는 청소하는 과정에도 지장을 준다.

천재의 식단

는 방법이다. 금식을 하지 않는 날에는 제한 없이 섭취한다.[20] 그 밖의 여러 효과적인 단식법 중에 연속해서 며칠 동안 아주 적은 칼로리 섭취하는 방법도 있다. 그리고 한두 달에 한 번씩 24~36시간 동안 완전히 금식을 해서 몸을 '대청소'하는 기분을 느껴볼 수도 있다.

간헐적 단식법은 여러 가지가 있지만 기본 메커니즘은 비슷하기 때문에 개인적으로 선호하는 방법을 선택하면 된다. 참고로 덧붙이자면, 하루 종일 칼로리를 일일이 따져가면서 먹는 것보다는 하루에 몇 시간 동안 음식을 먹지 않는 편이 수월하다고 느끼는 사람들이 더 많다(나와 폴 박사도 여기에 포함된다).

스트레스를 유발하는 음식

스트레스를 유발하는 음식이라니! 그다지 유쾌하게 들리지 않는다는 건 나도 안다. 그런데 사실 우리가 매일 먹는 가장 소중한 음식들 대다수는 '세포 수준에서' 스트레스를 유발함으로써 유익한 효과를 낸다.

다른 모든 유기체와 마찬가지로 식물들도 누군가의 먹이가 되는 것을 원하지는 않는다. 하지만 이들은 먹히는 것을 피하기에는 꽤 불리한 조건에 있다. 포식자를 피해 달아나는 것은 물론이고 날카로운 이빨이나 무기를 이용해 싸울 수 없기 때문이다. 그 대신 식물들은 곤충, 곰팡이, 세균에 독이 되는 화합물을 만들어서 자신을 보호한다. 식물이 만드는 이런 화학물질들 중에는 올리브오일의 올레오칸탈, 적포도주의 레스베라트롤, 강황의 커큐민처럼 사람들에게 이미 잘 알려진 성분들도 있다. 하지만 채소를 많이 먹는 사람들이 자주 섭취하는 이런 화학물질은 수천 가지에 이르며, 이런 물질이 우리 몸에 어떤 영향을 끼치는지는 거의 밝혀지지 않았다!

이런 화학물질들 중 대표적으로 폴리페놀이 있다. 최근 연구들은 폴리페놀 대부분이 항염 성분이며 노화와 관련된 염증, 암, 심장병, 치매 같은 만성 질환을 예방하는 효과가 있다는 사실을 밝혔다. 정확히 어떤 원리에 의해서 그런 효과가 나타나는지는 구체적으로 밝혀지지 않았지만, 소량의 독성이 인체를 자극해서 유익한 효과를 내는 호르메시스hormesis가 그 배경일 것이라고 추측되고 있다.

잘 알려진 폴리페놀 몇 가지를 분류해보면 다음과 같다.

폴리페놀 화합물	함유 식품
카데킨	녹차, 백차, 포도, 코코아, 베리류
플라바논	오렌지, 자몽, 레몬
플라보놀	코코아, 녹색채소, 양파, 베리류

안토시아닌	베리류, 적포도, 적양파
레스베라트롤	적포도주, 포도 껍질, 피스타치오, 땅콩
커큐민	강황, 머스터드
올레오칸탈	엑스트라버진 올리브오일

일반적으로 가장 잘 알려진 항산화제의 역할은 자유라디칼을 찾아서 해체하는 것이다. 대개 이런 항산화제들은 '일대일'로 작용한다. 즉 비타민 C 분자 한 개가 자유라디칼 분자 한 개를 해체한다. 하지만 폴리페놀의 자극으로 체내에 생성되는 글루타티온 같은 항산화제는 수없이 많은 자유라디칼을 해체할 수 있다.[21] 그래서 폴리페놀 성분이 풍부한 식품을 섭취하면 세포들이 독성을 제거하고 적응하며 스트레스에 더 강해질 훈련 기회를 제공하게 된다. 참고로 브로콜리, 마늘, 양파, 리크, 달걀, 시금치, 케일, 목초사육우, 생선, 견과류 등 황 성분이 많이 들어 있는 식품을 섭취하면 '모든 항산화물질의 어머니'라고도 불리는 글루타티온의 생성을 더욱 촉진할 수 있다.[22]

폴리페놀마다 고유의 유익한 작용이 있지만, 그중에서도 엑스트라버진 올리브오일에 들어 있는 올레오칸탈은 자정 과정을 촉진해서 뇌의 플라크 생성을 방지하는 데 도움을 준다. 파슬리, 세이지, 로즈메리, 타임에 많이 들어 있는 아피게닌apigenin이라는 폴리페놀 화합물은 신경 조직 발생을 돕고 시냅스의 연결을 강화한다.

그 밖에 잘 알려진 폴리페놀 몇 가지와 효능을 소개하면 다음과 같다.

폴리페놀 화합물	효능
레스베라트롤	뇌의 포도당 대사와 인지 기능을 개선함
쿼르세틴	장벽을 튼튼히 하고 장투과성을 낮춤
안토시아닌	인지 노화와 알츠하이머병의 위험을 낮춤
피세틴	뇌의 염증을 줄이고 인지력 저하를 예방함

친환경 농산물을 선택해야 하는 이유

친환경 농산물을 선택하면 신경전달물질의 기능에 지장을 초래하고 일부 퇴행성 신경 질환 발병 위험을 높이는 합성 제초제와 농약의 노출을 피할 수 있다.[23] 그런데 친환경 농산물을 선택해야 할 또 하나의 이유가 있다. 농산물에 합성 제초제와 농약을 사용하면 식물이 방어 체계를 만드는 능력이 급격히 손상된다. 즉 우리가 원하는 폴리페놀이 현저히 줄어든다는 뜻이다.[24] 식물이 자기 방어를 위해 자연적으로 생성한 화합물은 체내에서 유전적 회복 경로를 자극함으로써 때로는 비타민보다 우리 몸에 더 이로운 작용을 하기도 한다.

식물성 방어 화학물질로 잘 알려진 것 중에 글루코시놀레이트 glucosinolates도 있다. 브로콜리, 양배추, 케일 같은 십자화과 채소에 많이 들어 있으며, 특히 브로콜리 새싹에는 완전히 자란 브로콜리의 20~100배에 이르는 글루코시놀레이트가 함유되어 있다. 이런 채소들을 입에 넣고 씹으면 설포라판이라는 새로운 화합물이 생성된다. 설포라판은 곤충에게는 독이다. 하지만 인간에게는 항암 성분이며, Nrf2 유전자에 중요한 해독 경로를 활성화해서 글루타티온 생성을 급격히 늘린다.[25] 동물 실험에서는 설포라판이 뇌의 염증 작용을 직접적으로 가라앉히는 작용을 한다는 사실이 여러 차례 증명됐다.[26] 이런 이유 때문에 설포라판은 지나친 산화와 뇌의 염증과 관련된 질병인 파킨슨병, 알츠하이머병, 심각한 뇌부상, 조현병, 심지어 우울증 같은 증상들의 잠재적인 치료제이자 예방책으로 쓰인다. 브로콜리 새싹에서 설포라판을 추출해 피험자에게 투여한 한 실험 결과, 중증 자폐나 극심한 자폐 환자의 증상이 상당히 많이 호전된 것으로 나타났다. 그리고 그런 증상 개선 효과는 설포라판 요법을 중단하자 다시 약해졌다.[27]

🍴 십자화과 채소와 갑상샘

브로콜리, 콜리플라워, 케일, 청경채, 양배추 같은 십자화과 채소는 꽤 오랜 시간 동안 갑상샘 기능에 지장을 준다는 오해를 받아왔다. 바로 생으로 씹었을 때 설포라판을 합성하는 성분인 글루코시놀레이트 화합물 때문이었다.

이 오해의 시작은 갑상샘에 요오드가 흡수되는 것을 글루코시놀레이트가 일시적으로 억제한다는 데 있다. 갑상샘 호르몬이 생성되려면 요오드가 꼭 필요하기 때문이다. 실제로 요오드 결핍이 흔하던 1950년대에는 십자화과 채소들 때문에 많은 사람들이 갑상선 기능 저하증을 겪었다. 그래서 정부에서는 식탁용 소금에 요오드를 첨가하도록 강제 규정했다. 그렇게 해서 문제가 해결됐을까? 그 당시에는 그랬다. 하지만 오늘날에는 요오드가 첨가된 소금 대신 천일염처럼 요오드가 없는 소금이 널리 쓰이면서 아이러니하게도 다시 요오드 결핍이 생길 위험에 놓였다. 이 문제에 맞서려면 김, 천사채 같은 해산물이나 가리비, 연어, 달걀, 칠면조 고기처럼 요오드가 많이 든 식품을 섭취해야 한다. 새우나 구운 칠면조 가슴살 85g에는 요오드가 34μg 들어 있다. 그 정도 양이면 요오드 1일 권장량의 약 23%이다. 그에 비해 김 7g에는 요오드가 4,500μg 들어 있어서 하루 권장량의 3,000%에 이른다.

요오드 결핍이 없다면 십자화과 채소는 생으로 먹어도 전혀 문제가 없다. 그저 '너무 많이 먹는 것도 좋을 건 없다'는 사실만 기억해두자.

지금까지 적절한 스트레스는 오히려 우리 편이 될 수 있다는 사

천재의 식단

실을 확실히 알았을 것이다. 이런 긍정적인 스트레스 유발 요인은 뇌와 몸을 더 활력 있게 만드는 비결이 된다. 다만 스트레스가 과도해지지 않는지 우리는 자신의 몸에 항상 귀를 기울여야 한다.

O━ 이것만은 꼭 기억하자

- 코르티솔 분비가 치솟는 상황을 피하면서 신경 조직 발생을 촉진하려면 유산소 운동은 '낮은 강도로 천천히' 해야 한다.
- 무산소 운동은 뇌와 근육의 대사 적응을 촉진할 수 있도록 '높은 강도로 빠르게' 해야 한다.
- 유산소와 무산소 운동 모두 꼭 필요하다!
- 사우나와 운동을 함께 하면 효과가 대단히 좋다. 심지어 사우나만 따로 해도 뇌 기능을 증진하는 데 큰 도움이 된다.
- 단식은 체내 '동화-이화' 작용의 균형을 되찾고, 복구 유전자를 활성화하고, 축적된 지방을 태우고, 산화 스트레스를 줄이는 데 도움이 된다.
- 채소와 당분이 적은 과일에는 세포들의 강력한 해독 작용을 유발하는 폴리페놀과 그 밖의 화합물이 풍부하게 들어 있으니 충분히 섭취하는 게 좋다.

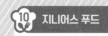

🌰 아몬드

아몬드는 먹기 편한 간식일 뿐 아니라, 다음 세 가지 이유에서 뇌 건강에 아주 좋은 식품이다. 첫 번째로 아몬드 껍질에는 대장에 사는 세균에 영양을 공급하는 프리바이오틱 성분이 들어 있다.[1] 실제로 아몬드 껍질이나 통아몬드를 먹은 사람들 모두 장내 병원균은 줄고 몸에 이로운 균이 늘어났다는 연구 결과가 있다. 두 번째로 아몬드에는 항산화 작용을 하는 화합물인 폴리페놀이 많이 들어 있다. 그리고 마지막으로 지용성 항산화물질인 비타민 E도 풍부하다. 비타민 E는 시냅스막이 산화되지 않도록 보호하기 때문에 신경가소성 증진에 도움이 된다.[2] 2013년에 〈미국의학협회저널〉에 발표된 연구에 따르면 노인에게서 혈청 내 비타민 E 수치 감소와 기억력 쇠퇴 간에 연관성이 있음이 확인됐다.[3] 또 알츠하이머병 환자들이 비타민 E를 고용량 복용하면 인지력 감퇴 속도를 크게 늦출 수 있다는 (최대 6개월) 사실도 밝혀냈다.

아몬드에 풍부하게 함유된 다불포화지방은 산화에 취약하지만 굽는 과정에서 비교적 안전하게 유지된다(이는 아몬드에 항산화 물질이 많이 들어 있다는 신호다).[4] 일반적으로 견과류를 구웠다는 건 거의 대부분 저급 식용유에 튀겼다는 뜻이므로, 기름을 넣지 않고 구운 것을 먹도록 하자.

섭취 방법 생아몬드를 다크 초콜릿과 베리류에 섞어(견과류 믹스를 만들어서) 간식으로 먹거나 샐러드에 넣어 먹는다. 다만 견과류에는 지방이 들어 있어서 칼로리가 높다는 사실을 명심해야 한다. 하루에 한 번 최대 두 줌까지만 섭취하도록 한다. 아몬드 외에 마카다미아너트, 브라질너트, 피스타치오를 먹어도 좋다. 피스타치오는 루테인과 제아잔틴(뇌의 속도를 높이는 영양소다)이 견과류 중에 가장 많이 함유되어 있을 뿐 아니라, 기억력을 보호하고 강화하는 효과가 뛰어나다고 알려진 항산화 물질 레스베라트롤도 들어 있다.

뇌를 바꾸는
지니어스 플랜

이번 장에서는 지금까지 살펴본 모든 내용을 종합한 '지니어스 플랜'을 제시하면서 뇌 기능을 최상으로 유지하는 데 필요한 식단의 필수 요소를 상세히 알아보고자 한다. 또 각자의 생리적 조건이나 구체적인 목표에 맞게 계획을 수정하는 방법도 다룰 것이다.

뇌 기능을 최적화하는 식이요법에서 가장 중요한 점은 영양이 풍부한 식품(달걀, 아보카도, 녹색채소, 견과류 등)을 충분히 섭취하고 호르몬 불균형, 산화 스트레스, 염증을 유발하는 식품(가공 오일, 곡류 식품 등)은 피하는 것이다. 가공된 고밀도 탄수화물과 오일에 작별을 고하면 다음처럼 반가운 증상이 즉시 나타나기 시작한다.

* 살이 빠진다. 인슐린 자극을 크게 줄였기 때문에 몸에 축적된 지방을

분해해서 에너지원으로 쓸 기회가 생긴다. 앞서 살펴보았듯 인슐린
은 몸의 지방 세포에 한쪽 방향으로만 열리는 밸브 역할을 하는 동화
(성장)호르몬으로 인슐린 수치를 낮추는 것은 지방 연소의 선제 조건
이다.

* 에너지와 활력이 증가한다. 고탄수화물 식사를 하는 사람은 당을 섭
  취하면 정신력이 증진되는 것을 흔히 경험한다. 그렇다면 당에 신체
  기능을 증진하는 효능이 있는 걸까? 그렇지 않다! 그저 금단 현상이
  사라진 것뿐이다. 그러므로 지속적인 건강 개선 효과를 얻을 최선의
  방법은 탄수화물 중독에서 벗어나는 것이다.

* 당뇨전증, 대사 증후군, 제2형 당뇨병에 걸릴 위험이 줄어든다.[1] 췌
  장이 분비해야 할 인슐린의 수요가 줄어들면서 최적의 인슐린 민감
  성을 키운다. 당뇨전증이나 제2형 당뇨병이 있다면, 탄수화물 섭취를
  줄이는 것이 인슐린 저항성을 되돌리는 데 도움이 될 수 있다. 대사
  기능이 정상인 통제 집단에 비교했을 때, 인슐린 저항성이 큰 집단은
  뇌에 플라크가 더 많이 형성되고 인지 기능이 더 나빠졌다. 일반적으
  로 당뇨를 방지하는 것으로 알려진, 적당량의 곡물이 포함된 식단과
  채소와 건강한 지방으로만 구성한 식단의 인슐린 저항성을 비교한
  연구들은 후자의 곡물을 배제한 식단이 건강 증진의 효과가 훨씬 크
  다고 밝혔다.

* 글리케이션과 AGE가 덜 생긴다. AGE는 노화를 촉진하는 노화독소
  다. 눈, 신장, 뇌, 간, 심장을 보호하는 효과 외에도 피부에 주름이 생

기고 축 늘어지는 현상이 줄어든다는 사실을 염두에 두기 바란다!

* 염증이 줄어든다. 염증은 알츠하이머병, 파킨슨병, 루게릭병을 포함한 많은 퇴행성 신경 질환의 공통분모다. 염증은 더 나이 들어 보이도록 하는 것은 물론이고 실제로도 더 늙게 만든다.

* 기분이 좋아지고 다른 사람들과 더 잘 어울리게 된다. 염증은 '질병 행동'을 유발한다. 질병 행동은 증상 악화를 막고 병의 치유를 도모하기 위해 사회적인 관계에서 벗어나게 만드는 몸의 자발적인 작용이다. 이런 행동은 인지 기능 감퇴, 우울증, 무기력증, 집중력 감퇴, 불안 증상으로 발현되기도 한다.

* 배고픔을 잊게 된다. 뇌에 포도당만 계속 공급할 경우, 포도당이 떨어지면 뇌는 즉시 '연료를 달래'고 비명을 지른다. 그렇지만 몸에는 제한 없이 쓸 수 있는 축적된 지방이 있다는 걸 잊지 말자. 우리에게는 그 지방을 태울 기회가 있다.

* 채소를 더 많이 먹게 된다. 채소에 들어 있는 영양분을 섭취하는 것은 뇌가 더 빨리 움직이고, 치매가 생길 위험이 줄어드는 결과와 직접적으로 연관이 있다.

먼저 주방을 정리하라!

영화 〈록키〉의 주제곡이 흘러나온다고 상상해보자. 여러분이 좋아하는 그 어떤 노래라도 상관없다. 그런 뒤 커다란 쓰레기 봉투를 꺼내 주방과 냉장고 구석구석에 숨은 악당들을 찾아 처리하자. 다음은 물리쳐야 할 악당들의 순서다.

* 모든 형태의 정제, 가공 탄수화물: 여기에는 옥수수(그리고 옥수수시럽), 감자전분, 쌀가루로 만든 식품도 모두 포함된다. 가장 대표적인 유형은 다음과 같다. 감자칩, 크래커, 쿠키, 시리얼, 오트밀, 페이스트리, 머핀, 피자, 도너츠, 그래놀라바, 케이크, 젤리, 사탕, 에너지바, 아이스크림, 프로즌요구르트, 잼, 과일청, 그레이비소스, 케첩, 허니 머스터드, 시판용 샐러드드레싱, 팬케이크 믹스, 가공된 치즈스프레드, 주스, 말린 과일, 탄산음료, 튀긴 음식, 가공 냉동식품
* 밀과 글루텐이 포함된 모든 식품: 빵, 파스타, 시리얼, 쿠키 등의 제과류, 국수, 강화 밀가루, 통밀가루, 재료 성분에 멀티그레인 밀가루라고 표시된 모든 밀가루, 겉포장에 '글루텐 프리'라고 명시되어 있지 않은 오트밀
* 식품용 유화제가 들어 있는 것들: 원재료 성분에 폴리소르베이트-80polysorbate-80이나 카르복시메틸셀룰로스carboxymethylcellulose가 들어 있는 모든 식품들(아이스크림, 커피 크림, 샐러드드레싱에 이 유화제 성분이 흔히 들어 있다.)
* 가공육과 가공치즈: 곡물을 먹여 키운 붉은 고기, 사육장에서 키운 닭고기, 가공된 치즈

* 모든 농축 감미료: 꿀, 메이플 시럽, 옥수수 시럽, 아가베 시럽이나 넥타, 단미 시럽, 황설탕, 백설탕(너무 걱정하지 않아도 된다. 잠시 후에 칼로리가 없는 안전한 감미료를 소개할 것이다.)

* 시판 중인 요리용 기름: 마가린, 버터 질감의 스프레드 종류, 요리용 스프레이 오일, 카놀라유, 콩기름(식용유라는 이름으로 나오기도 한다), 면실유, 홍화유, 포도씨유, 현미유, 맥아유, 옥수수유

* 비非유기농, 비非발효 콩 제품: 두부, 간장

* 합성 감미료: 아스파탐, 사카린, 수크라로스, 아세설팜 K(아세설팜칼륨)

* 음료: 과일 주스, 탄산음료(다이어트 음료와 일반 음료 모두), 시판 중인 과일 스무디

'항상' 먹어야 할 식품

지니어스 플랜을 실천하는 동안 자유롭게 섭취해도 좋은 식품이 있다. 보통은 칼로리를 따질 필요가 없지만 체중 감량이 목표라면 농축 지방(기름, 버터 등) 섭취는 줄이도록 한다. 체중을 유지하거나 살을 찌우고 싶으면 지방을 더 많이 섭취해도 좋다. 참고로 기름류는 영양소가 그다지 풍부한 식품은 아니기 때문에 엑스트라버진 올리브오일을 제외하고는 굳이 더 첨가해서 먹는 것을 권하고 싶지는 않다.

* 기름과 지방: 엑스트라버진 올리브오일, 풀을 먹고 자란 가축의 수지와 유기농 버터, 기, 아보카도오일, 코코넛오일
* 단백질: 목초를 먹여 키운 소와 돼지, 방사해서 키운 닭과 오리, 자연산 연어, 정어리, 멸치류, 조개류, 새우, 게, 가재, 홍합, 굴, 당 함량이 낮은 소고기 육포나 연어 육포
* 견과와 씨앗: 아몬드와 아몬드 버터, 브라질너트, 캐슈너트, 마카다미아너트, 피스타치오, 피칸, 호두, 아마씨, 해바라기씨, 호박씨, 참깨, 치아시드
* 채소와 해조류: 케일, 시금치, 콜라드, 겨잣잎, 브로콜리, 근대, 양배추, 양파, 버섯, 콜리플라워, 방울양배추, 사우어크라우트, 김치, 피클, 아티초크, 알파파 새싹, 깍지콩, 셀러리, 청경채, 물냉이, 아스파라거스, 마늘, 리크, 회향, 샬롯, 생강, 히카마, 파슬리, 김, 다시마
* 녹말 함량이 낮은 뿌리채소: 비트, 당근, 순무
* 당 함량이 낮은 과일: 아보카도, 코코넛, 올리브, 블루베리, 블랙베리, 라즈베리, 자몽, 키위, 피망, 오이, 토마토, 주키니, 애호박, 늙은 호박, 가지, 레몬, 라임, 카카오닙스, 오크라
* 허브, 향신료, 양념: 파슬리, 로즈메리, 타임, 고수잎, 세이지, 강황, 계피, 쿠민, 올스파이스, 카르다몸, 생강, 고춧가루, 고수, 오레가노, 호로파, 소금, 후추, 식초, 머스터드, 서양 고추냉이, 살사, 영양 효모
* 발효된 유기농 콩: 낫토, 미소, 템페(콩을 거미줄곰팡이 균에서 발효시켜 만든 인도네시아의 음식―옮긴이), 유기농 글루텐 프리 타마리소스

* 다크초콜릿: 카카오 함량 80% 이상(85% 이상이면 가장 좋다.)
* 음료: 정수한 물, 커피, 차, 무가당 아몬드밀크, 무가당 아마유밀크, 무가당 코코넛밀크, 무가당 캐슈너트밀크

'가끔' 먹어야 할 식품

이번에 소개할 음식들은 적당한 양을 섭취하면 신체 기능에 특별한 악영향을 끼치지 않는 것들이다. 하지만 적당히 섭취해야 한다고 해서 언제고 먹을 수 있다는 의미는 아니다. 아래 음식들은 초저탄수화물 식단을 처음 시작하고 2주가 지난 뒤에, 하루 중 오후 시간에만 섭취하도록 한다. 특히 일주일에 세 차례 이상 아래 음식을 섭취하는 것은 위험하다. 내가 이 책에서 소개하는 모든 음식들과 마찬가지로 이번에도 가능하면 유기농 식품으로 골라서 섭취하도록 하자.

* 녹말이 많이 든 뿌리채소: 감자, 고구마
* 글루텐이 들어 있지 않으며, 가공되지 않은 곡물: 메밀, 쌀(현미, 백미, 와일드라이스), 수수, 퀴노아, 기장, 글루텐 프리 오트밀(귀리에는 원래 글루텐이 들어 있지 않지만 밀을 처리하는 시설에서 가공되기 때문에 글루텐 성분에 오염되는 경우가 흔하다. 그러므로 겉포장에 '글루텐 프리'라고 명확히 적힌 상품만 구

입하자), 비유전자변형non-GMO 옥수수나 팝콘

* 유제품: 풀을 먹여 키운 소에서 얻었고 지방을 빼지 않았으며 항생제
  와 호르몬 성분이 없는 요구르트, 헤비 크림, 경질 치즈
* 당도가 높은 천연 과일: 당 함량이 낮은 과일이 가장 좋지만 사과,
  살구, 망고, 멜론, 파인애플, 석류, 바나나에는 색다른 유형의 섬유질
  과 다양한 영양소가 들어 있다. 당도가 높은 과일을 먹기에 가장 적절
  한 타이밍은 운동 이후다.
* 콩류: 일반적인 콩류, 렌틸콩, 완두콩, 병아리콩
* 감미료: 스테비아, 비유전자변형 당 알코올(애리트로오스가 가장 좋고, 그
  다음은 자작나무에서 천연으로 생성되는 자일리톨이 좋다), 몽크프루트

콩이나 옥수수 식품을 조금이라도 섭취하게 된다면, 반드시 친
환경(유기농)에 유전자 변형을 하지 않은 것을 고른다. 이 두 가지
농산물은 다량의 제초제와 살충제에 노출되더라도 견뎌낼 수 있도
록 조작하는 사례가 가장 많기 때문이다.

일단 지방을 에너지원으로 사용할 수 있도록 뇌가 적응이 되면,
탄수화물 함량이 높은 음식을 여기저기서 조금씩 먹더라도(특히 운
동을 하는 시간 전후로) 크게 문제가 되지는 않는다. 그쯤이 되면 위
의 목록에 나온 식품들을 조금 더 섭취해도 되지만, 1일 탄수화물
섭취량은 늘 75g 이하로 유지해야 한다.

내 몸을 살리는 세 끼 혁명

아침 식사

아침에 일어나자마자 음식을 먹어야 할 생리적인 이유는 전혀 없다. 아침 식사는 지방을 축적하는 데에만 도움이 될 뿐이다.[2] 아침에는 보통 물, 블랙커피, 혹은 달지 않은 차 한 잔이면 충분하다. 만일 아침을 먹기로 결정했으면, 반드시 단백질, 지방, 섬유질을 위주로 섭취하도록 한다(예: 405쪽에 있는 '치즈처럼 부드러운 스크램블 에그').

점심 식사

점심 식사는 특별한 제한 없이 다양한 영양소를 골고루 섭취하도록 한다. 점심 식사로 적합한 메뉴 몇 가지를 소개하면 다음과 같다.

* 구운 닭고기를 곁들인 푸짐한 샐러드(391쪽에 있는 '지방이 풍부한' 매일 먹는 푸짐한 샐러드 참조)
* 구운 야채, 목초를 먹여 키운 돼지고기나 소고기, 혹은 자연산 연어
* 아보카도 한 개와 자연산 정어리 통조림 한 개

천재의 식단

저녁 식사

여러 가지 종류의 채소와 온전한 환경에서 자란 육류의 단백질을 풍부하게, 마음껏 먹는다! 이때 엑스트라버진 올리브오일을 충분히 활용하도록 한다(1인분에 1~2큰술씩 넣어도 된다). 몇 가지 좋은 예를 들면 다음과 같다.

* 구운 방울양배추에 엑스트라버진 올리브오일을 뿌리고, 목초사육우로 만든 피카디요와 함께 먹는다(408쪽 레시피 참조).
* 채소 소테(417쪽)에 엑스트라버진 올리브오일을 뿌리고, 소금과 후추로 양념한 자연산 연어를 먹는다.
* '입에 딱 붙는' 케일 샐러드를 푸짐하게 담고(419쪽) 엄청나게 바삭한 글루텐 프리 버펄로 치킨 윙(413쪽)을 곁들여 먹는다.

간식

* 블루베리
* 다크초콜릿
* 소금 뿌린 아보카도 반 개
* 견과와 씨앗
* 당 함량이 낮은 소고기 육포나 연어 육포
* 셀러리와 생아몬드 버터
* 엑스트라버진 올리브오일에 담긴 자연산 정어리 통조림(내가 개인적으

로 가장 좋아하는 간식이다!)

* 목초로 키운 돼지고기의 껍질을 튀긴 뒤 영양 효모를 잔뜩 뿌린 것(이것 역시 아주 맛있다!)

주간 지니어스 플랜 따라하기

여기 나오는 레시피 대부분은 12장을 참조하면 된다.

월요일	• 아침: 물, 블랙커피 혹은 차
	첫 식사 – 달걀 2~3개, 아보카도 반 개
	• 간식: 천일염과 엑스트라버진 올리브오일을 뿌린 아보카도 반 개
	• 저녁: 자연산 연어 필레, 지방이 풍부한 푸짐한 샐러드
화요일	• 아침: 물, 블랙커피 혹은 차
	첫 식사 – 베터 브레인 볼(418쪽)
	• 간식: 생견과 한 줌, 블루베리, 다크 초콜릿 몇 조각
	• 저녁: 목초사육우로 만든 버거, 후무스, 채소 소테
수요일 **(공복에 운동)**	• 아침: 물, 블랙커피 혹은 차
	첫 식사 – 푸짐한 샐러드, 큰 고구마 한 개
	• 간식: 정어리 통조림 혹은 자연산 연어
	• 저녁: 뱅잉 리버(412쪽), 구운 방울양배추

목요일	• 아침: 물, 블랙커피 혹은 차
	첫 식사 – 한쪽만 살짝 익힌 달걀, 김치, 엑스트라버진 올리브 오일
	• 간식: 셀러리와 생아몬드 버터, 카카오닙스
	• 저녁: 자메이칸 미 스마터(407쪽), 채소 소테
금요일 **(공복에 운동)**	• 아침: 물, 블랙커피 혹은 차
	첫 식사 – 치즈처럼 부드러운 스크램블 에그(405쪽), 큰 고구마 한 개, 아보카도 반 개
	• 간식: 당 함량이 낮은 소고기 육포, 콤부차 한 병
	• 저녁: 바삭한 식감의 글루텐 프리 버펄로 치킨 윙(413쪽), 채소 소테
토요일	• 아침: 물, 블랙커피 혹은 차
	첫 식사 – 달걀 세 개로 만든 스크램블 에그와 채소
	• 간식: 영양 효모를 잔뜩 뿌린 돼지고기 껍질 튀김
	• 저녁: 지방이 풍부한 푸짐한 샐러드, 정어리 통조림
일요일	• 아침: 물, 블랙커피 혹은 차
	첫 식사 – 채소 소테에 곁들인 수란, 엑스트라버진 올리브오일
	• 간식: 아보카도 한 개와 천일염, 견과 한 줌
	• 저녁: 식사 생략

유기농으로 먹어야 하는 식품들

식단에 포함된 채소는 가능한 한 친환경으로 재배된 제품을 구입하도록 한다. 비용이 부담스럽다면 일반 농산품의 잔류 화학물을 참고해 고르자. 다음은 미국 환경보호국이 발표한 농약 잔류량을 기준으로 정리한 농산품 구입 가이드다.

항상 유기농으로 선택하는 것이 좋은 식품	반드시 유기농이어야 할 필요는 없는 식품
케일	아스파라거스
시금치	아보카도
딸기	양배추
오이	콜리플라워
피망	양파
방울토마토	가지

채소 접시를 늘려라

동물성 단백질과 채소의 섭취 비율을 고려할 때 주로 야채는 푸짐한 양을, 지방은 칼로리를 담당하게 된다. 채소는 칼로리가 적으면서 포만감이 들기 때문이다. 하루 동안 소비하는 칼로리 대부분은 지방이 되겠지만 식사 접시의 대부분은 다채로운 색깔의 섬유질 많은 채소가 차지하는 게 좋다. 먹는 음식 대부분이 채소로 채워지면 조리 과정에서(예를 들면 고기를 익힐 때) 발생한 산화된 자유라디칼을 중화시키는 데 도움이 된다.

'운 나쁜 하루' 규칙을 따르라

좋아하는 음식을 먹으면서 근교의 축산 농가에서 자란 가축은 훨씬 행복하고 건강하다. 이렇게 크는 가축들은 비좁은 축사에서 건강에 해로운 먹이를 먹으며 끔찍하게 사는 대다수 가축들과는 크게 차이가 난다. 육류를 섭취하는 것이 진화 과정에서 인간에게 꼭 필요한 부분이었을지 모르지만, '인도적인' 마음은 인간의 본분이다. 그리고 그런 인도적인 선택이 우리 몸과 환경에도 더 이롭다.

따라서 육류를 선택할 때 행복하게 지내다가 그저 '운 나쁜 하루'를 보냈을 뿐인 육류만을 고집할 것을 권한다.

뇌를 위한 365일 샐러드

하루도 빠짐없이 샐러드를 푸짐하게 먹는다는 원칙을 지키면 뇌에 좋은 다양한 영양소와 섬유질을 늘 풍부하게 공급할 수 있다. 여기에 엑스트라버진 올리브오일 같은 양질의 지방을 더한다면 더할 나위 없이 건강에 좋은 식단이 된다.

점심에 먹든 저녁에 먹든 샐러드는 항상 뇌(그리고 장의 미생물)에 영양을 공급할 새로운 기회가 된다. 샐러드에 담긴 채소들의 다채로운 색깔을 눈으로 볼 수 있게 투명한 유리로 된 샐러드볼을 준비하고, 영양소가 많이 들어 있는 채소를 항상 기본으로 선택하도록 한다. 양상추는 영양소는 별로 없고 거의 대부분이 수분이기 때문에 시금치나 케일 같은 녹색채소 위주로 고르는 편이 좋다. 대표적인 샐러드 종류 두 가지를 소개한다. 상황과 기호에 맞게 변형해서 활용하자.

* 구운 닭고기 샐러드: 케일, 오이, 얇게 저민 할라페뇨, 생브로콜리, 해바라기씨, 아보카도, 구운 닭고기, 엑스트라버진 올리브오일, 발사믹식초, 소금, 후추, 레몬
* 구운 새우 샐러드: 시금치, 루콜라, 토마토, 피망, 치아시드, 아보카도, 구운 새우, 엑스트라버진 올리브오일, 발사믹 식초, 소금, 후추, 얇게 저민 생마늘, 레몬

샐러드의 묘미는 정해진 규칙이 없다는 데 있다. 야채를 원하는 만큼 넣고 올리브오일을 뿌리면 뇌의 처리 속도를 높여주는 카르티노이드를 포함한 많은 영양소의 흡수율이 높아진다. 하루에 한 번 샐러드를 푸짐하게 담아서 즐기자.

유제품, 무엇이 문제일까?

전 세계 성인의 75%가 젖당불내성이 있는 것으로 파악되고 있으며 그와 관련해 하버드 보건대학원은 최근 유제품을 '건강한 한 끼 식사' 목록에서 제외했다.

우유 속에 들어 있는 단백질은 인슐린 자극이라는 측면에서 봤을 때 흰 빵과 동등하다. 특히 우유에 들어 있는 단백질은 대사를 통해

천재의 식단

케이조모르핀^{Casomorphin}이라는 화합물이 되는데, 이 화합물은 장에 염증을 일으키는 것으로 추측된다. 그 밖에도 이 물질은 두통, 발달 지체, 자폐, 제1형 당뇨병과도 관련이 있다고 알려져 있다.[3]

이 단백질이 뇌에 직접적으로 어떤 영향을 끼치는지는 아직 명확히 밝혀지지 않았지만, 우리가 짚고 넘어갈 만한 연구가 하나 더 있다. 우유는 체내에서 요산염이라는 화합물의 수치를 낮추는 작용을 한다. 요산염 수치가 극도로 높아지면 통풍이 생길 수도 있지만 기본적으로 요산염은 뇌에 강력한 항산화 작용을 하고 특히 파킨슨병의 예방 효과도 있다. 현재 요산염 수치를 높임으로써 파킨슨병의 진전을 늦출 수 있는지에 관한 연구가 진행 중이다.

이런 이유 때문에 개인적으로 버터와 기 외의 유제품은 권하지 않는다. 하지만 특별히 민감하지도 않고 유제품을 좋아한다면 가끔 먹어도 괜찮다. 다만 지방을 제거하지 않은(저지방이나 무지방이 아닌) 제품을 고르도록 한다.

가짜 글루텐 프리 식품을 주의하자

가공 처리를 아주 많이 해서 겉보기에만 그럴듯하게 만든 글루텐 프리 식품을 선택하는 것은 두말할 필요 없이 바람직하지 못하다. 이런 음식은 고도의 가공 처리를 거친 곡물의 가루와 정제 설탕으로 만들며 혈당을 크게 높인다. 더욱이 가공된 글루텐 프리 식품에는 산화되기 쉬운 다불포화지방이 많이 들어 있다. 따라서 산업화된 공정으로 진짜처럼 조작한 식품이 아니라 애초에 글루텐이 들어 있지 않은 식품만 먹도록 하자.

술은 마셔도 될까?

술을 적당히 마시는 사람들(남성은 최대 두 잔, 여성은 한 잔)이 전반적으로 더 건강하다는 연구 결과가 있다. 그런데 술을 마셨을 때 기분이 좋아지도록 만드는 성분인 에탄올은 사실 신경독소다. 따라서 뇌의 건강만을 놓고 봤을 때 술은 그다지 좋은 음식이 아니다. 음주량이 그다지 많지 않은 사람들(일주일에 5~7잔 정도)도 술을 전혀 안 마시는 사람들에 비해 해마가 줄어들 확률이 세 배나 높았다.[4]

개인적으로는 술은 가급적 마시지 말도록 권하지만, 만일 음주를 즐기기로 선택한다면 술을 마시면서 최대한 뇌의 건강을 도모할 요령을 몇 가지 설명한다.

* 반드시 술에서 깬 상태로 잠을 잔다. 술은 수면의 질을 떨어뜨리고 수면 중에 분비되는 유익한 호르몬(대표적으로 성장호르몬)에 악영향을 끼친다.[5]
* '일대일' 규칙을 지킨다. 술을 한 잔 비우고 다음 잔을 들기 전에 반드시 물을 한 잔 마신다. 술은 장을 자극하는데, 장에 손상이 생기면 체내 수분을 회복하기가 더 어려워진다.

* 소금을 소량 섭취한다. 술에는 이뇨 효과가 있어서 나트륨 같은 전해질을 배출시킨다. 손실된 전해질을 소금으로 보충하도록 한다.

* 적포도주, 달지 않은 백포도주, 증류주 외에는 마시지 않는다. 증류주는 얼음을 넣거나 탄산수에 라임을 넣어서 마신다. 주스처럼 당분이 든 음료와는 절대 섞어 마시지 않도록 한다.

* 공복에 마신다. 이런 제안에는 논란의 여지가 있을지도 모른다. 하지만 위가 빈 상태에서 술을 마시면 간이 소화 과정을 처리하느라 방해받을 일 없이 알코올을 더 효과적으로 분해할 수 있다. 알코올이 들어가면 LDL 재활용 기능이 제대로 작용하지 못하고, 혈중 중성지방 수치를 급격히 높인다. 그러니 저녁 식사와 곁들이기보다는 식사 전이나 후에 마신다. 다만 빈속에 술을 마시면 취기가 더 빨리 올라오기 때문에 주의해야 한다.

* 글루텐이 포함된 술은 피하도록 한다. 글루텐은 장의 투과성을 높이는데, 알코올에도 같은 영향을 발휘할지 모른다. 맥주를 마시는 사람들은 특히 주의해야 한다.

완벽한 구급상자 채우기

집 안 구급상자를 건강에 좋은 약품으로 채우는 것도 장기적인 건강과 매순간의 평안, 몸의 기능을 유지하기 위해 꼼꼼히 챙겨야 할 부분이다. 가장 중요한 몇 가지를 살펴보자.

* 알루미늄이 없는 데오도런트(탈취제)로 바꾼다. 많은 데오도런트에는 알루미늄이 들어 있는데, 알루미늄 과다 노출과 치매 발병률 사이에는 밀접한 연관성이 있는 것으로 알려져 있다. 알루미늄이 들어 있지 않은 제품을 고르거나, 코코넛오일이나 베이킹소다로 천연 살균제를 직접 만들어서 쓰자.

* 비非스테로이드 항염증제를 진통제로 자주 사용하지 않는다. 이부프로펜과 나프록센 같은 비스테로이드 항염증제는 심장 발작 위험을 높이는 것으로 최근 알려졌다. 경미한 통증에 흔히 사용되는 이런 계열의 약은 세포의 미토콘드리아를 공격해서 에너지를 만드는 능력을 감소시키고 활성산소(자유라디칼) 생성을 늘린다. 이런 작용이 확인된 부위는 심장 세포들이지만, 이 약은 혈액뇌장벽을 쉽게 건너갈 수 있다. 대신 통증 완화 효과가 확인된 항염증 물질인 커큐민을 먹도록 하자. 오메가-3 EPA도 강력한 항염 작용을 하기 때문에 도움이 될 수 있다.

* 아세트아미노펜을 만성적으로 사용하지 않는다. 약국에서 많이 팔리는 진통제 성분인 아세트아미노펜은 뇌의 주요 항산화물질인 글루타티온의 수치를 낮춘다. 아세트아미노펜 대신 커큐민 또는 EPA를 사용하도록 한다.

* 콜린성 약물을 사용하지 않는다. 항콜린제는 알레르기 증상의 치료나 수면제로 흔히 사용되는데, 이런 약물은 학습과 기억에 중요한 신경전달물질인 아세틸콜린을 차단한다. 만약 이런 약물을 처방 받았

천재의 식단

다면 담당 의사와 꼭 상의한다.

* 위산분비 억제제, 특히 프로톤펌프 억제제를 사용하지 않는다. 이런 약들은 위산 역류 개선을 위해 흔히 사용되지만 비타민 B12 같은 필수 영양소의 흡수를 막아 인지 기능 장애와 치매의 위험을 높인다. 이럴 경우 탄수화물 섭취를 줄이면 위산 역류 증상이 줄어들고 그렇게 되면 약을 쓸 필요도 없어진다.[6]

지니어스 플랜 1단계(1~14일): 식단 재정비하기

주방과 냉장고, 약품 보관 선반을 모두 정리하고 뇌 건강에 도움이 되는 식품을 구비해두었으니 이제는 가장 중요한 지니어스 플랜의 첫 2주(14일)를 시작할 때가 되었다.

첫 번째 주에는 식단에서 정크푸드를 모두 없애고, 대신 인지력을 증진하고 지방을 태우는 데 도움이 되는 음식으로 바꾸는 데 초점을 맞추어야 한다. 가장 먼저 몰아내야 할 음식은 생물학적인 측면에서 인간에게 절대적으로 필요하지는 않은 것들이다. 말하자면 가공식품, 정제 밀가루와 곡물이 든 모든 음식, 씨앗과 곡물에서 추출한 기름, 첨가당(음료를 포함해서)이다. 이런 식품들은 빨리 소화되고 혈당을 급속히 높인다. 그러면 상승된 혈당을 낮추기 위해 인슐린 분비가 치솟고, 혈당이 오르내리면서 피로감이 몰려온다. 첫째 주에는 그런 작용을 완전히 몰아내야 한다.

또 첫 번째 주에 초저탄수화물 식단을 시작한다. 초저탄수화물 식단이란 글루텐이 포함되지 않은 모든 곡물, 콩, 그리고 덩이줄기 작물과 단 과일을 포함해서 식물에 함유된 농축 당을 일절 섭취하지 않는 것을 의미한다. 이 과정은 몸의 물질대사를 완전히 새롭게 설정하고 탄수화물을 연료로 태우는 데 익숙했던 몸을 지방에 적응시켜서 물질대사가 유연해지도록 만드는 데 아주 중요하다. 이 시기에는 섬유질이 많은 채소와 과당 함량이 낮은 과일을 통해 약간의 탄수화물은 섭취하게 된다. 이때 탄수화물 순섭취량(전체 탄수화물에서 식이섬유를 뺀 것)은 하루에 20~40g 정도로 유지하고, 주로 녹말 성분이 없는 녹색채소들만 섭취한다.

처음 2주를 보내는 동안 오메가-3 지방산과 오메가-6 지방산이 균형을 잡기 시작하면서 정신력과 집중력이 향상되고 기분이 좋아지기 시작할 것이다. 두 번째 주가 끝나갈 무렵에는 채소의 섬유질 섭취가 늘면서 소화 기능이 개선될 뿐 아니라 전보다 더 깊은 잠을 자게 된다. 최근 연구들은 섬유질 섭취가 수면의 질을 높일 수 있으며 특히 서파 수면이 개선된다는 사실을 밝혔다.[7] 그런 깊은 잠에 빠졌을 때가 바로 성장호르몬 분비가 가장 왕성해지고 뇌가 낮 동안 축적된 노폐물을 청소하는 시간이다. 이렇게 푹 자고 잠에서 깨면 몸이 개운하고 정신력이 더 또렷해진 기분이 든다.

저탄수화물 식단으로 바꾼 뒤에 처음 겪는 경험은 약물 중독자가 약을 끊었을 때 겪는 증상과 비슷하다. 그럴 때 코코넛오일이나 MCT 오일을 전략적으로 사용하면 포도당 대신 지방을 태우는 체계를 만드는 과정에 도움이 될 수 있다. 첫 2주간의 저탄수화물 단계에서, 코코넛오일이나 MCT 오일을 매일 1~2큰술 먹도록 권한다.

또 이 기간에 인슐린 수치를 낮추게 되는데, 그렇게 되면 신장이 나트륨을 배출하면서 두통, 어지럼증, 피로함, 무기력증 등 감기와 비슷한 증상을 일컫는 말인, 플루flu가 생긴다. 처음에는 매일 나트륨을 2g씩(소금 한 큰술), 그리고 일주일이 지난 뒤에는 나트륨 1g(소금 반 큰술)을 추가로 먹으면 몸의 컨디션을 정상으로 유지할 수 있다.

이 단계에서는 하루에 커피를 한두 잔씩 마셔도 괜찮지만 그 이상은 곤란하다. 커피는 중추신경을 자극하고 교감신경(투쟁 도피 반응)과 부교감신경(휴식과 소화) 사이의 정상적인 균형에 지장을 줄 수 있다. 또 수면에 방해가 될 수 있으니 오후 2시 이후에는 커피를 마시지 않도록 노력한다. 카페인 저항성을 재조정하는 의미에서 한 달에 한 번씩은 디카페인 커피를 마시면 몸에 이로울 수도 있다(디카페인 커피를 마셔도 맛의 차이를 못 느낄 가능성이 크다).

지니어스 플랜 2단계(15일 이후):
전략적으로 탄수화물 섭취하기

　2주 동안 초저탄수화물 고섬유질 식단을 따르고 나면, 지방을 연료로 태울 수 있게 적응됐을 것이다. 이때부터는 일주일에 한 번씩 고탄수화물 저지방 '재공급' 식사를 시작할 수 있다(자세한 내용은 곧이어 나오는 '단계별 탄수화물 섭취 용례'를 참조한다). 탄수화물과 인슐린은 유해한 것이 아니라 그저 오늘날 지나치게 오용되기 때문에 문제가 될 뿐이다. 탄수화물을 식단에 전략적으로 통합하는 데에는 두 가지 목적이 있는데, 하나는 근육에 비축된 글리코겐(당원)을 공급하기 위해서고, 다른 하나는 저탄수화물 식사를 지속하면서 낮아졌을지 모를 호르몬(대사를 조절하는 렙틴을 포함해서)을 상향 조절하기 위해서다.

🍴 탄수화물 재공급은 언제, 어떻게 해야 할까?

　2주가 지난 뒤에 모든 사람이 탄수화물을 다시 식단에 포함시켜야 하는 건 아니다. 과체중이거나 인슐린 저항성이 있는 사람은 탄수화물을 극도로 제한한(하루에 20~40g) 식단을 유지해야 한다. 탄수화물 영양 재공급을 시도하기 전에 인슐린 감수성을 발달시키는 것, 즉 공복 인슐린과 포도당을 줄이는 것이 우선적인 목표이기 때문이다.

물질 대사가 건강하게 유지되고 있으며 지방을 에너지원으로 쓸 수 있는 상태가 된 사람은 가끔씩 운동 후에 고탄수화물 저지방 식사를 하는 것도 몸에 이로울 수 있다. 예를 들어 고강도 저항력 훈련을 하고 나서 탄수화물을 섭취하면 기량 향상에 실제로 도움이 된다. 보통은 인슐린이 포도당 수송체들을 세포 표면으로 이동시켜야 포도당이 세포에 흡수되지만, 고강도 운동을 한 뒤에는 인슐린의 도움 없이도 혈액에서 포도당을 끌어당긴다. 이런 탄수화물은 지방으로 저장될 가능성이 적고, 오래 지나지 않아 다시 지방을 태우는 상태로 돌아간다. 그 결과 근육량이 늘면서 전체적인 대사량이 증가하고, 과도한 칼로리 섭취의 완충제 역할을 한다.

잘 익어서 검은 점이 생긴 바나나, 베리류, 백미나 현미, 감자처럼 전분이 많은 야채와 과당 함량이 낮은 그 밖의 식품들이 탄수화물 재공급에 아주 좋은 음식들이다. 순탄수화물 75~150g이면 지방에 적응된 상태를 손상시키지 않으면서 동화 자극을 줄 수 있다. 이 정도 양은 미국인들의 일반적인 탄수화물 1일 섭취량(300g 이상)에 비하면 지극히 적은 양이다. 각자 상황에 맞춰야겠지만, 앞서 말한 것처럼 탄수화물 섭취는 지방 축적을 최소화할 수 있도록 운동이 끝나고 바로 하는 게 좋다.

단계별 탄수화물 섭취 방법

우리가 여기 제시한 가이드라인은 예시일 뿐이다. 각자의 신체 조건과 상황에 맞춰 대사 유연성을 갖추는 데 가장 좋은 탄수화물 섭취량과 방법을 정해보기 바란다. 탄수화물 섭취는 다음의 3단계로 나누어서 계획한다.

1단계(1~14일): 초저탄수화물/케톤생성식단

- 탄수화물을 하루에 20~24g만 섭취한다.
- 처음 14일 동안은 이 수준을 꾸준히 유지해야 글리코겐(저장된 당)을 모두 없애고 뇌가 지방을 에너지원으로 쓰도록 만들 수 있다.
- 체중 감량을 위해서 이 단계를 더 오래 유지해야 한다면, 일주일에 한 번씩은 '고탄수화물 재공급' 단계를 포함시킨다. 완벽한 양이 따로 정해진 건 아니지만, 탄수화물을 100~150g 정도 섭취하는 것을 기준으로 잡으면 좋다.

2단계(14일 이후): 저탄수화물

- 탄수화물을 하루에 50~75g 섭취한다.
- 체중을 그대로 유지할 생각이며 평소에 가벼운 신체 활동을 하는 사람은 이 수준을 계속 유지한다.

3단계(선택사항): 탄수화물 섭취의 주기적인 변화

- 탄수화물을 하루에 50~75g 섭취하는 것이 기본이지만 격렬한 운동을 한 뒤에는 섭취량을 조금 늘려도 된다.

- 운동에 필요한 에너지를 보충하고, 근육 손실을 막기 위해서 탄수화물을 많이 먹는 날과 적게 먹는 날을 교대로 섞으면 탄수화물 섭취에 따른 이로운 효과를 볼 수 있다.

운동을 많이 하는 날에는 운동 뒤에 탄수화물을 100~150g 섭취하고(나중에는 이보다 조금 더 늘려도 된다), 탄수화물 섭취를 늘린 날은 지방을 줄이도록 한다. 글리코겐은 복합 운동을 여러 차례 강도 높게 할 때 연소된다. 복합적인 운동에는 바벨을 이용한 스쿼트, 데드리프트, 턱걸이, 팔굽혀펴기, 벤치프레스, 런지, 딥 등이 있다. 웨이트 리프팅을 처음 해보는 사람은 안전과 정확한 동작 숙지를 위해 전문 트레이너의 도움을 받는 것이 좋다.

탄수화물 섭취 시기와 빈도

- 적은 양을 섭취할 때는 운동 전에, 많이 섭취할 때는 운동 후에 먹는다.

- 여러 차례 나눠 먹지 말고 가급적 한 번에 먹어 인슐린 분비가 장시간 이어지지 않도록 한다.

- 하루에 2~4끼를 먹는다.

기타 단백질 섭취

- 몸무게 1파운드(0.45kg)당 0.5g으로 시작한다. 체중 조절 중이거나 강
  도 높은 웨이트 트레이닝을 하는 중이라면, 0.8g으로 늘려도 된다.

단식

- 음식물 섭취 시간대를 정하고(예를 들면 남성은 여덟 시간, 여성은 열 시간),
  가능하면 아침을 거르도록 한다.
- 여러 종류의 단식법을 시도하면서 본인에게 잘 맞는 방법을 찾는다(6
  장과 10장에 몇 가지 방법과 설명이 나와 있다).
- 단식을 하는 중에는 반드시 물을 충분히 마시고, 소금 등을 먹어서 전
  해질을 공급한다.

주간 지니어스 플랜 예시

	일	월	화	수	목	금	토
운동	장거리 하이킹이나 산책	저항력 훈련	요가나 산책	자전거	저항력 운동	요가	단거리 전력질주
탄수화물	20~40g (최소)	150g (다소 높음)	20~40g (최소)	20~40g (최소)	150g (다소 높음)	20~40g (최소)	75g (낮음~중간)
식사 횟수	2회	3회	3회	3회	3회	3회	2회

뇌를 춤추게 하는
레시피와 건강기능식품

맛도 있고 몸에도 좋은 음식을 만드는 법을 배우는 것은 스스로에게 줄 수 있는 최고의 선물이다. 이번 장에서는 내가 직접 고안한 레시피와 재능 있는 친구들이 만든 레시피를 소개하려고 한다.

지니어스 레시피

🍲 치즈처럼 부드러운 스크램블 에그 Scrambled Eggs

매일 먹어도 질리지 않을 정도로 내가 좋아하는 음식이다. 끝내주는 달걀 요리를 만드는 데는 비법이 있는데, 약한 불에 천천히 익혀야 한다는 것이다. 그리고 항상 원하는 정도로 익기 전에 가스 불을 꺼야 한다(불을 끈 뒤에도 잔열에 의해 달걀이 익기 때문이다).

재료(1인분 기준)

- 아보카도오일 또는 엑스트라버진 올리브오일: 1~2큰술
- 방사 유정란 또는 오메가3 강화 달걀: 3개
- 영양효모: 1~2작은술
- 소금: 약간

조리법

1. 프라이팬을 약한 불에 올려두고 기름 한 큰술을 두른다. 달걀을 풀어 프라이팬에 넣고 내열 주걱이나 뒤집개로 천천히 휘젓는다. 준비한 영양효모를 뿌리고, 이어서 약간의 소금을 골고루 뿌린다.
2. 원하는 정도로 익기 전에 불을 끄고 프라이팬을 내려놓는다.

먹는 방법

남은 기름(아보카도오일 또는 엑스트라버진 올리브오일) 한 작은술을 요리한 달걀 위에 붓고 소금을 살짝 더 뿌린다. 나는 보통 요리된 스크램블 에그에 얇게 저민 아보카도 한 개를 곁들여서 먹는다. 경우에 따라서는 기름을 두른 프라이팬에 굵게 다진 양파, 얇게 다진 피망, 얇게 저민 버섯을 넣고 재빨리 볶다가 달걀을 넣어서 요리하기도 한다.

🍲 자메이칸 미 스마터 Jamaican Me Smarter

뉴욕에서 살던 어린 시절에 내가 학교를 마치고 집에 와서 가장 즐겨 먹던 간식은 집 근처 피자 가게에서 파는 자메이카식 소고기 패티였다. 아주 맛있었지만 지금 생각해보면 트랜스 지방과 가공 유지가 상당히 많이 들어 있었을 것이다. 그래서 나는 소고기 양념을 새롭게 개발해서 기름에 살짝 튀긴 야채와 함께 먹는다. 영양가가 아주 많은 요리이니 만큼 꼭 시도해보기 바란다.

재료(2~3인분 기준)

- 기ghee(인도 요리에 많이 쓰는 버터): 1작은술
- 다진 양파: 1/2개
- 다진 마늘: 5쪽
- 다진 목초사육우: 450g
- 소금: 1작은술
- 커민cumin 가루: 1큰술
- 강황 가루: 1~2작은술
- 고수 가루: 1~2작은술
- 올스파이스 가루: 1~2작은술
- 카르다몸 가루: 1~2작은술
- 갓 빻은 검은 후추: 1/4작은술
- 영양효모: 1/4컵(반드시 필요한 건 아니지만 있으면 훨씬 좋다.)

조리법

중간 크기의 프라이팬을 중불에 올려두고, 기를 두른다. 양파를 넣고 물 렁해질 때까지 4~5분간 익힌다. 으깬 마늘을 넣고 향이 밸 때까지 1분 간 둔다. 다진 소고기를 넣고 소금과·모든 향신료를 넣은 뒤에 뭉치지 않 게 자주 저어주면서, 갈색이 될 때까지 약 10분간 익힌다. 원할 경우 영 양효모를 넉넉히 뿌린다.

먹는 방법

기름에 살짝 튀긴 초록색 야채를 곁들이거나 위에 얹어서 먹는다. 내가 이 요리를 먹을 때 가장 좋아하는 야채는 케일이다.

🍲 목초사육우 피카디요 Picadillo

나는 대학에 다니는 4년 동안 마이애미에서 살았다. 당시 쿠바 음식을 아무리 먹어도 질리지 않았는데, 특히 피카디요를 좋아했 다. 나는 이 전통적인 요리를 건강한 조리법으로 바꾸어 자주 요 리해서 먹는다.

재료(2~3인분 기준)

- 엑스트라버진 올리브오일: 1큰술
- 곱게 다진 양파: 1개

- 다진 마늘: 4쪽

- 다진 목초사육우: 450g

- 소금: 1/2큰술

- 후추: 1/2큰술

- 고춧가루: 1/4작은술(선택 사항)

- 설탕 무첨가 유기농 토마토소스: 1병

- 얇게 저민 올리브: 1/2컵(서양 고추와 함께 담가 놓은 일반 올리브도 무관하다.)

조리법

큰 프라이팬에 올리브오일을 두르고 중불로 가열한다. 다진 양파를 넣고 4~5분간 물렁해질 때까지 익힌다. 으깬 마늘을 넣고 향이 밸 때까지 1분간 놔둔다. 다진 소고기를 넣고, 소금과 후추를 뿌린다(고춧가루가 있으면 함께 넣는다). 뭉쳐지지 않도록 계속해서 저으면서 갈색 빛이 돌 때까지 약 10분간 익힌다. 토마토소스와 올리브를 넣고 끓기 시작하면 불을 아주 약하게 줄이고 10분간 뭉근히 끓인다.

먹는 방법

기름에 살짝 튀긴 채소나 으깬 콜리플라워(마늘, 소금, 엑스트라버진 올리브오일을 넣고 살짝 볶은 것)와 곁들여 먹는다.

🍲 강황을 넣은 연어 구이Pan-Seared Wild Alaskan Salmon with Tureric

자연산 연어가 '지니어스 푸드' 중 하나라는 것을 알았으니, 평범한 생선 토막을 영양소가 엄청난 음식으로 만드는 간단한 방법을 알아보자. 이 조리법은 나의 좋은 친구이자 건강 음식 요리사인 미샤 하이먼Misha Hyman이 알려준 것이다.

재료(2~3인분 기준)

- 알래스카 자연산 생물 또는 냉동 연어: 450g
- 소금: 적당량
- 굵게 간 후추: 적당량
- 엑스트라버진 올리브오일
- 타히니Tahini(껍질을 벗긴 참깨를 곱게 갈아만든 페이스트): 1/4컵
- 현미로 만든 미소된장: 1/2컵
- 볶은 참기름: 1/4컵
- 다진 생강: 적당량
- 다진 마늘: 적당량
- 다진 생 강황: 적당량
- 갓 짠 레몬즙: 적당량
- 잘게 다진 골파scallion: 1줌
- 다진 생 고수잎cilantro : 1작은술
- 검은깨: 1줌

조리법

1. 요리를 시작하기 한 시간 전에 냉장고에서 미리 연어를 꺼내서 찬기를 뺀다. 생선을 고르게 익히려면 이 과정이 중요하다. 냉동 연어를 사용할 경우에는 상온에 두어 완벽히 해동을 한다. 그리고 준비된 연어에 소금과 후추를 넉넉히 뿌린다.

2. 오븐을 약 220도로 예열한다.

3. '타히니-미소'를 만들기 위해 계량한 타히니와 미소된장, 참기름, 생강, 마늘, 강황, 레몬즙을 모두 믹서에 넣고 부드럽게 섞일 때까지 간다.

4. 프라이팬에 기름을 두르고 중불로 가열한다. 프라이팬이 뜨겁게 달궈지면 껍질이 위를 향하게 해서 연어를 팬에 올려놓는다. 3~4분 동안 익힌 뒤에 오븐으로 옮겨서, 각자 기호에 맞게 6~8분간 더 익힌다.

5. 익은 연어에 곧바로 '타히니-미소'를 붓으로 얇게 펴바른다. 마지막으로 골파, 고수잎, 검은깨를 고명으로 얹어 장식한다.

먹는 방법

목초를 먹고 자란 소의 우유로 만든 버터와 마늘, 강황을 넣어 살짝 튀긴 아스파라거스를 곁들이고, 위에 생 시금치를 올려서 잔열에 시금치의 숨이 죽게 한 뒤에 햄프씨드를 뿌려서 상에 올리면 좋다.

🍲 비타민이 풍부한 뱅잉 리버 ^{Banging liver}

이 레시피는 인스타그램에서 팔레오셰프@PaleoChef로 통하는 내 친구 메리 셰누다^{Mary Shenouda}가 만든 것이다. 원래 나는 닭고기 간 요리를 먹어본 적이 없었지만, 이 요리를 맛본 뒤로 간 요리 마니아가 되고 말았다. 뱅잉 리버는 맛있을 뿐 아니라 비타민 B 복합체인 콜린, 비타민 B12, 비타민 A 같은 영양소가 많이 들어 있다.

재료(2~3인분 기준)

- 다진 유기농 닭고기 간: 450g
- 소금: 3/4작은술
- 기: 1/3컵
- 다진 마늘: 6쪽
- 다진 초록색 피망: 1개
- 씨를 제거하고 다진 할라페뇨: 1개
- 커민 가루: 1큰술
- 시나몬 가루: 1/2작은술
- 생강 가루: 1/4작은술
- 정향 가루: 1/4작은술
- 카르다몸 가루: 1/4작은술
- 즙을 낸 라임: 1개

1. 닭고기 간을 깨끗이 씻은 뒤에 송송 썬다. 소금을 뿌려 고루 섞이도록 살살 뒤적인 뒤 2~3분 동안 놔둔다.

2. 큰 프라이팬을 중불에 올려놓고 기를 두른 뒤에 닭고기 간을 넣고, 겉면에 갈색 빛이 골고루 돌 때까지 굽는다. 마늘, 피망, 할라페뇨를 넣고, 물렁해지기 시작할 때까지 약 5분 동안 익힌다. 커민, 시나몬, 생강, 정향, 카르다몸 가루를 넣고 뚜껑을 덮은 뒤에 중불로 5~8분간 더 익힌다. 마지막으로 라임즙을 넣고, 바닥에 재료가 눌어붙지 않도록 잘 섞는다.

먹는 방법

녹은 기와 라임즙을 살짝 뿌리고, 고수잎을 고명으로 얹어서 식탁에 낸다.

바삭한 글루텐 프리 버펄로 치킨 윙Gluten-Free Buffalo chicken wings

대부분의 치킨 윙은 집단 사육한 육류를 정제된 밀가루를 입혀서 기름에 튀겨내기 때문에 건강에 안 좋지만 지금 소개하는 요리는 곡물이 들어가지 않고, 구워서 조리했으며, 영양소가 가득하다. 특히 닭고기 껍질에는 콜라겐이 풍부하게 함유되어 있는데, 콜라겐에는 현대식 식단에서 찾기 힘들어진 아미노산 성분이 많이 들어 있다. 이 음식은 핫소스를 곁들여 먹으면 아주 맛이 좋은데,

핫소스를 고를 때는 반드시 붉은 고추, 식초, 소금, 마늘만 들어간 제품을 선택하도록 한다.

재료(2~3인분 기준)

- 유기농으로 방사해서 키운 닭의 날개: 450g
- 마늘 소금garlic salt: 적당량
- 핫소스: 1/2컵
- 방목한 젖소의 버터: 2큰술
- 고춧가루(원할 경우): 적당량

조리법

1. 오븐용 구이판에 코코넛오일을 발라 120도로 예열한다.

2. 구이판에 닭의 날개를 올리고, 마늘 소금을 한쪽 면에 충분히 뿌린다.

3. 오븐에서 45분간 굽는다. 낮은 온도에서 조리하는 것은 육질의 수분기를 없애고 여분의 지방과 결합조직을 녹이는 데 도움이 된다. 아직 날개가 다 익지 않은 상태이므로 맛을 보지 않도록 한다.

4. 오븐의 온도를 220도로 높이고, 45분간 더 굽는다. 이 과정이 끝나면 닭 날개에 보기 좋은 갈색 빛이 돌고 크기도 상당히 줄어들었을 것이다. 오븐에서 꺼내서 실온에 5분간 놔둔다.

5. 닭 날개가 식는 동안 작은 후라이팬을 꺼내서 아주 약한 불에 올려놓고, 핫소스와 버터(원할 경우에는 고춧가루도)를 넣어 섞는다.

6. 완성된 소스를 움푹한 큰 그릇이나 냄비에 옮긴다. 거기에 치킨 윙을 넣고 소스가 고르게 묻도록 잘 섞으면, 완료!

먹는 방법

푸짐하게 담은 샐러드, 구운 야채 등과 함께 먹으면 아주 좋다.

🍲 근사한 풍미를 지닌 강황-아몬드 치킨 핑거Turmeric-Almond chicken fingers

닭고기 살을 튀겨서 만드는 치킨 텐더는 누구나 좋아하는 음식이다. 이 조리법은 《디 어스 다이어트The Earth Diet》의 저자인 리아나 베르너-그레이Liana Werner-Gray 셰프가 고안한 방법으로 곡물과 빵의 섭취를 피할 수 있을 뿐 아니라 강황을 넣어 한층 더 근사한 맛을 낸다. 살코기를 네모난 모양으로 자르면 치킨 너겟을 만들 수도 있다.

재료(2~3인분 기준)

- 엑스트라버진 코코넛오일: 3/4컵

- 달걀: 1개

- 뼈와 껍질을 제거하고 긴 조각으로 자른 닭가슴살: 450g (시간을 절약하기 위해 치킨 텐더용으로 나온 육류를 사용해도 된다.)

- 아몬드 가루: 1컵
- 강황 가루: 1〜2큰술
- 소금: 1큰술
- 신선한 후추: 적당량

조리법

1. 큰 프라이팬을 중불에 올려두고 기름을 붓는다.
2. 기름이 달궈지는 동안 우묵한 큰 그릇에 달걀을 깨서 담고 닭고기를 넣은 다음 살살 섞는다.
3. 우묵한 작은 그릇에 아몬드와 강황 가루, 소금, 후추를 넣고 섞은 뒤 골고루 편다.
4. 달걀을 입힌 닭고기 조각에 3번의 양념 가루를 골고루 입힌다.
5. 아몬드 가루를 프라이팬 기름에 떨어뜨려서 기름이 충분히 달궈졌는지 확인한다(가루를 떨어뜨렸을 때 지글거리는 소리를 내면 준비가 된 것이다). 닭고기 조각을 기름이 담긴 팬에 넣고, 완전히 익을 때까지 뒤집으면서 4〜5분 동안 조리한다.
6. 다 익었으면 꺼내서 기름을 빼낸다.

먹는 방법

기름에 살짝 튀긴 채소나 '입에 딱 붙는' 케일 샐러드와 잘 어울린다.

🍲 누구나 좋아하는 채소 소테^{sauté}

소테는 적은 양의 기름이나 버터로 빠른 시간 내에 튀긴 요리를 말하는데, 나는 늘 녹색채소를 이 조리법으로 준비한다. 이 방식으로 요리한 채소는 지금껏 소개한 그 어떤 요리와도 궁합이 잘 맞는다. 채소를 프라이팬에 넣은 뒤에는 뚜껑을 닫아서 증기에 익도록 놔둔다.

재료(2~3인분 기준)

- 엑스트라버진 올리브오일: 2큰술
- 다진 양파: 1개
- 다진 마늘: 4쪽
- 중앙의 큰 줄기와 가지를 제거하고 잎을 손으로 뜯거나 칼로 송송 썬 케일: 1묶음
- 신선한 후추: 1/4작은술

조리법

큰 프라이팬을 중불에 올려두고 올리브오일을 두른 뒤 양파를 넣고 물렁해질 때까지 4~5분간 익힌다. 다진 마늘을 넣고 다시 1~2분 익히면서 향이 배이게 만든다. 케일, 소금, 후추를 넣고, 불을 중간보다 조금 약하게 줄인 다음, 뚜껑을 닫고 내용물이 부드러워질 때까지 저어가면서 약 10분간 익힌다.

목초사육우 패티나 자연산 연어, 수란, 약간 덜 익힌 달걀프라이, 혹은 닭다리와 곁들여 먹으면 아주 훌륭하다.

🍲 가장 쉬운 요리, 베터 브레인 볼Better Brain Bowl

이런 것을 레시피라고 불러도 괜찮을지 망설여질 정도로 아주 간단하게 만들 수 있는 요리다. 단일불포화지방, 루테인, 제아잔틴, 오메가-3, 섬유질이 풍부하게 들어 있어서 뇌에 본격적으로 영양을 공급한다.

재료(1인분 기준)

- 130g짜리 정어리 통조림: 1개
- 아보카도: 1개

조리법

정어리 통조림을 우묵한 그릇에 쏟는다. 아보카도를 저며서 넣고, 레몬을 짜서 뿌린다.

🍲 입에 딱 붙는 케일 샐러드 Kale Salad

샐러드를 아주 싫어하는 사람들조차 구미가 당길 정도로 아주 맛있고 만들기 쉬운 샐러드를 소개한다.

재료(2-3인분 기준)

- 중앙의 큰 줄기와 가지를 제거한 케일: 1묶음
- 엑스트라버진 올리브오일: 2큰술
- 애플사이다 식초: 2큰술
- 다진 초록색 피망: 1/2개
- 영양 효모: 1/4컵
- 마늘 가루: 1작은술
- 소금: 3/4작은술

조리법

케일 잎을 손으로 뜯어 작게 자른 다음 우묵한 큰 그릇에 담는다. 올리브오일과 식초를 넣고, 잎이 살짝 숨이 죽을 때까지 살살 섞는다. 피망, 영양효모, 마늘 가루, 소금을 넣고 뒤적이면서 골고루 섞는다.

먹는 방법

그대로 먹거나 멸치류 혹은 목초사육우의 고기를 얹어서 먹어도 좋다.

🍫 뇌 기능을 활성화하는 생 초콜릿Brain-Boosting Raw chocolate

최근 다크 초콜릿이 인지력을 높이는 효과가 있다는 연구 결과가 학술지에 많이 발표되고 있다. 나는 무설탕 다크 초콜릿 레시피를 만들기 위해 내 친구인 테로 이소카우필라Tero Isokauppila에게 부탁했다. 테로는 버섯 가공 식품 기업인 포 시그마틱의 창업자이지만 초콜릿의 주재료인 카카오에 대해 가장 해박한 지식을 가진 사람이기도 하다.

재료(3~4인분 기준)

- 잘게 다진 카카오 버터: 1컵
- 엑스트라버진 코코넛오일: 1컵
- 무설탕 천연감미료: 2큰술(몽크푸르트, 에스트리톨, 혹은 스테비아를 추천한다)
- 바닐라 파우더: 1/2작은술
- 바다 소금: 적당량
- 감미료를 넣지 않은 생 카카오 파우더: 1컵

조리법

1. 두 개의 소스 팬이 겹쳐진 이중 냄비를 사용하거나, 아니면 일반 냄비 위에 우묵한 내열 그릇을 놓고, 밑에 냄비에 물을 담아 뭉근히 끓이고 위에는 카카오 버터를 넣는다(위쪽의 냄비나 그릇이 물에 직접 닿지 않게 하고, 물은 아주 약한 불로 끓인다. 카카오에 들어 있는 유익한 효소가 파괴되지 않으려

면 약한 불로 버터를 녹이는 것이 아주 중요하다). 버터가 완전히 녹을 때까지 젓는다. 코코넛오일을 넣고 거품기를 이용해서 지방이 유화될 때까지 휘젓는다. 천연 감미료, 바닐라 파우더, 소금을 넣고 다시 한 번 휘젓는다.

2. 반죽에 카카오 파우더를 조금씩 넣어서 아주 걸쭉하게 만든다. 농도가 적당하지 않으면 카카오 파우더를 조금 더 넣는다.

3. 반죽을 얼음틀에 붓고 냉동실에 30~60분 정도 넣어두어서 딱딱하게 굳힌다. 먹을 때는 5~10분 전에 미리 꺼내서 조금 말랑해지게 한 다음 상에 낸다.

똑똑한 건강기능식품 총정리

어유

양질의 생선 기름은 EPA와 DHA 같은 오메가-3 지방산의 실질적이면서도 풍부한 공급원이다. 나는 기름기가 많은 생선을 식사로 먹은 날을 빼고는 매일 어유를 챙겨 먹는다. 어유를 고를 때는 전체 기름의 양이 아니라 반드시 EPA와 DHA의 양이 얼마인지를 확인해야 한다. 가령 섭취 중인 건강기능식품에 어유 1,000mg이 들어 있지만 그 안에 포함된 EPA와 DHA의 양이 적다면 질이 낮은 건강기능식품에 해당한다.

- 권장사항: 매일 어유나 지방질이 있는 생선에서 DHA 500mg과 EPA 1,000mg 정도를 섭취하도록 한다. 어유는 신선도 유지를 위해 냉장 보관하는 것이 좋다.

🍴 고래는 알고 있지만 우리는 모르는 사실

한 개의 글리세롤에 세 개의 지방산이 결합된 중성지방 TG^{triglycerides} 형태의 지방은 체내에 널리 분포되어 있다. 그러나 세포막들은 TG 형태의 지방이 아니라 인산기 한 개에 지방산 두 개가 결합한 인지질 phospholipid로 되어 있다. 어유 보조제 대다수는 TG 형태의 오메가-3 이지만, 크릴오일에 들어 있는 오메가-3는 세포막과 동일한 인지질의 형태의 지방산이다(크릴오일은 고래가 주식으로 먹는 자그마한 무척추 갑각류에서 얻는다).

오메가-3 보조제가 뇌 기능 개선에 도움이 된다는 사실을 입증한 연구들은 대개 어유를 사용했지만, 최근 연구들은 실제로 크릴오일이 생체에 더 우수한 오메가-3를 제공할 가능성이 있으며 특히 DHA의 경우 뉴런의 세포막에 더 쉽게 침투되고 흡수된다고 보고하고 있다. 크릴오일에는 콜린과 아스타잔틴을 비롯한 여러 필수 영양소가 들어 있다. 콜린은 신경전달물질인 아세틸콜린의 전구물질로 최선의 기억력을 유지하는 데 꼭 필요하며, 아스타잔틴은 강력한 지용성 노화 방지제다.

천재의 식단

그렇다면 어유 대신에 크릴오일을 먹어야 할까? 이와 관련한 가장 합리적인 해결책은 자연산 어류의 기름을 섭취하는 것이다. 자연산 어류에는 TG와 인지질 형태의 EPA와 DHA가 모두 함유되어 있다. 생선의 알(캐비어, 혹은 초밥을 좋아하는 사람들은 연어나 송어의 알, 날치알을 먹도록 하자) 역시 인지질 형태의 오메가-3를 섭취하기에 좋은 식품이다.

비타민 D3

최근 한 메타 분석 연구에서 치매를 부르는 환경적인 위험 요인들 중에 비타민 D 저하가 강력한 원인으로 제시됐다. 비타민 D 결핍은 뇌의 신경전달물질인 세로토닌의 수치를 낮춰 우울증과 브레인포그를 유발할 수 있다.

비타민 D는 주로 태양의 중파장 자외선에 피부가 노출되면서 체내에서 합성된다. 오늘날 사람들 대다수가 실내에서 주로 시간을 보내면서 피부가 햇빛에 노출되는 시간이 많이 줄었다. 그 말은 비타민 D가 부족할 가능성이 높아졌다는 뜻이다. 비타민 D를 합성하는 능력은 사람에 따라 큰 차이가 있는데, 나이 든 사람보다 젊은 사람이 비타민 D를 더 많이 합성한다. 예컨대 같은 양의 햇빛을 쬐더라도 70세인 사람은 20세인 사람보다 비타민 D를 네 배 덜 만든다. 피부색이 짙은 사람들의 경우에도 피부를 짙게 만드는

색소인 멜라닌이 자연 햇빛 차단제 역할을 하기 때문에 비타민 D가 덜 생성된다. 그러므로 위도가 높은 지역에 사는 사람들은 식품이나 영양제로 비타민 D를 보충할 필요가 있다.

또 과체중인 사람도 생성되는 비타민 D의 양이 더 적다. 비타민 D는 지용성이라 체내 지방 조직에 흡수되기 때문이다. 이는 비타민 E 같은 다른 지용성 비타민들도 마찬가지다. 동일한 양의 햇빛에 노출이 되었는데도 비만인 사람들이 비타민 D 결핍을 겪을 가능성이 더 큰 이유는 바로 그것 때문이다. 미국에서 10대와 성인의 4분의 3이 비타민 D 부족을 겪고 있다는 통계가 나오는 것도, 비만의 확산 추세를 고려하면 우연한 결과가 아니다.

🍴 비타민 D는 정말 노화 방지를 해줄까?

태양의 중파장 자외선에 피부가 노출됨으로써 비타민 D가 생성되는 과정은 생물학적으로 확실히 자리 잡은 화학 작용이다. 비타민 D는 인간 유전체 총체의 5%에 가까운 약 1,000개의 유전자 발현을 조절하는 데 꼭 필요하다. 그런데 사실 비타민 D는 진짜 비타민이 아니라 태양빛 노출로 생성되는 호르몬이다.

비타민 D가 하는 여러 기능 중에는 노화를 막아주는 기능도 있다. 실제로 혈중 농도가 40~60ng/ml 사이인 여성들은 동일한 나이의 통제 집단에 비해 말단소체telomere가 길었다. 말단소체는 DNA가 손상되

천재의 식단

는 것을 막아주는데, 보통 나이가 들면서 짧아진다. 따라서 자신과 같은 나이대보다 말단소체가 길면 노화 속도가 느리다고 볼 수 있는 것이다.

여성 일란성 쌍둥이를 대상으로 한 다른 연구에서는 쌍둥이 두 사람 중 비타민 D 수치가 낮은 사람의 말단소체가 짧았으며, 생물학적인 나이가 5년이나 더 들었다는 사실이 밝혀지기도 했다. 이런 연구들은 '건강한' 노화가 본성적(유전적)인 문제인지 아니면 성장(환경)의 문제인지를 이해하는 데 분명 도움이 된다. 이 여성들은 동일한 유전적 구성을 가졌지만, 자세히 들여다보면 비타민 D가 낮은 쪽 자매가 생물학적으로 더 나이 들어 보였다.

비타민 D를 영양제로 보충할 경우에는 혈중 비타민 D 농도가 지나치게 높아질 가능성을 염두에 두어야 한다. 비타민 D는 칼슘 흡수를 높이며, 지나칠 경우 혈중 칼슘 농도가 과도하게 높아지는 상태에 이를 위험이 있다(뒤에 비타민 K2에 관한 설명을 참조하자). 이 경우 동맥 석회화나 신장 결석 등의 문제가 발생할 수 있다. 반면 햇빛을 아무리 많이 쬐더라도 비타민 D가 지나칠 정도로 생성되지는 않는다. 그저 태양광에 화상을 입지 않도록 신경 쓰면 충분하다.

이상적인 비타민 D 수치에 관해서는 일치된 의견이 없지만, 혈중 비타민 D 농도를 40~60ng/ml 정도로 유지하는 것이 최적의 수준으로 여겨지고 있다. 비타민 D 수치는 혈액 검사를 통해 간단히 확인할 수 있다. 내분비학회에서는 비타민 D의 중요성이 단순히 뼈의 건강뿐만 아니라 전반적인 건강에 영향을 끼친다고 보고 있으며, 30ng/ml 이하일 경우 비타민 D 결핍으로 본다.

• 권장사항: 일일 비타민 D_3 권장량은 2,000~5,000iu international unit(비타민을 측정하는 국제 단위-옮긴이)다. 6개월마다 병원 정기 검진을 통해 혈중 비타민 D 수치를 40~60ng/ml로 유지한다.

엽산, 비타민 B_{12}, 비타민 B_6

비타민 B 복합체(또는 비타민 B군)에 해당하는 비타민에는 비타민 B_9(엽산), B_{12}(코발라민)이 포함된다. B_{12}는 신경계의 정상적인 기능과 빈혈(적혈구 결핍) 예방에 기여한다. 엽산은 짙은 녹색잎채소의 장점을 논할 때 잠시 언급했듯이, 메틸레이션 methylation 순환이라고 불리는 과정에 중요한 역할을 한다. 적정량의 엽산과 B_{12}는 독성 아미노산인 호모시스테인 수치를 낮게 유지하는 데 도움이 된다. 호모시스테인 수치는 간단한 피검사로 쉽게 확인할 수 있는데, 전 세계적으로 65세 이상의 30% 가까이가 정상보다 높은 상태에 있다.[1]

호모시스테인 수치가 높으면 인지 기능 저하는 물론 치매와 심장 발작, 뇌졸중이 발병할 위험이 두 배로 높아진다. 더불어 뇌 수축이 나타날 가능성이 정상 수치인 사람들에 비해 열 배가 높다.[2] 엽산과 B_{12}, B_6가 포함된 비타민 B군을 섭취하면 호모시스테인 수치를 건강한 수준으로 유지할 수 있다.

많은 사람들은 자기도 모르는 사이에 엽산을 보충하고 있다. 빵과 멀티비타민을 비롯한 다양한 식품에 합성 엽산 형태로 첨가되어 있기 때문이다. 그런데 애석하게도 메틸렌사수소 엽산 환원효소MTHFR: Methylenetetrahydrofolate reductase deficiency라는 흔한 유전자 변이 때문에, 많은 사람이 합성 엽산을 메틸엽산methylfolate이라고 불리는 유효 엽산으로 변환하지 못한다. 그렇게 되면 호모시스테인 수치를 높일 우려가 있다.

비타민 B군을 영양제로 보충할 때는 과다 섭취하지 않도록 주의하자. 비타민 B_{12}와 엽산을 적당량으로 섭취하면 뇌의 노화를 막지만, B_{12}가 부족한 상태에서 엽산을 지나치게 많이 섭취하면 오히려 뇌의 노화를 가속화할 수도 있다. B_{12}와 엽산의 균형을 건강하게 유지하는 방법은, 천연 엽산이 많이 들어 있는 야채를 먹으면서 그와 동시에 비타민 B_{12}가 풍부한 달걀노른자, 소고기와 돼지고기, 닭고기, 연어, 정어리를 함께 먹는 것이다.

• 권장사항: 비타민 B는 가급적 음식을 통해 섭취하도록 한다. 비타민 B

군의 수치가 낮고 호모시스테인 수치가 높으면(9μmol/l 이하가 이상적이며, 낮을수록 더 좋다), 매일 엽산 400mcg, B12 500mcg, B6 200mg을 영양제로 섭취하는 방법을 고려하자.

비타민 K2

비타민 K2는 뼈와 치아처럼 우리가 원하는 곳에 칼슘이 공급되고 동맥이나 신장처럼 원하지 않는 곳에는 칼슘이 쌓이지 않게 돕는다. 비타민 K2는 암 발병률을 줄이고 인슐린의 감수성을 높이는 동시에 뇌 건강 증진과도 연관이 있는 것으로 알려져 있다.

· 권장사항: 매일 비타민 K2(MK-4와 MK-7 중 MK-7으로)를 50~100mcg 섭취한다.

강황

강황은 수천 년 동안 사용된 식물 뿌리다. 강황에는 두 가지 중요한 성분이 들어 있다. 하나는 항염작용이 증명된 폴리페놀 성분의 커큐민이고, 다른 하나는 뇌의 줄기세포 증식에 도움을 줄 수 있는 방향성 정유aromatic-turmerone다. 통증이나 염증이 있는 사람은 강황을 요리 재료로 사용하면 좋다.

· 권장사항: 강황 500~1,000mg을 섭취한다. 흑후추에서 추출한 피페

린piperine 성분이 반드시 포함되어야 체내에 흡수가 잘 된다.

아스타잔틴

아스타잔틴은 크릴오일에서 흔히 발견되는 카로티노이드로, 자연산 연어나 홍학이 붉은색을 띄는 이유가 바로 이 카로티노이드 색소 때문이다. 항산화제인 이 성분은 인지 기능을 증진하고, 피부가 태양빛에 해를 입는 것을 방지하고, 눈을 보호하고, 염증을 줄이고, 심장 건강에 도움이 되는 혈중 지질 농도를 유지하고, 강력한 항산화제 기능을 하고, 자유라디칼을 제거하는 등 여러 이로운 기능을 하는 것으로 알려져 있다. 이는 아스타잔틴이 DNA 손상과 노화의 스트레스로부터 보호하는 유전자(대표적으로 FoxO3)를 상향 조절하는 능력을 갖고 있기 때문이다.

• 권장사항: 매일 12mg을, 지방이 들어 있는 식사나 간식과 함께 먹는다.

프로바이오틱스

프로바이오틱스는 최근 들어 각광받고 있는 물질로 계속해서 연구가 진행되는 중이다. 나 같은 경우는 김치나 콤부차 같은 프로바이오틱스 음식을 즐겨 섭취하지만, 혹시 프로바이오틱스 성분이 든 음식이 입에 잘 맞지 않는다면 건강기능식품으로 섭취하는 방법도 나쁘지 않다.

• 권장사항: CFU$^{colony-forming unit}$(눈으로 보기 힘든 미생물을 적절한 조건에서 배양시켜 개체를 모두 눈으로 볼 수 있을 정도로 키운 집락의 단위—옮긴이)가 50억에서 100억이고, 최대한 많은 유형의 균이 함유된 제품을 고른다. 참고로 인간의 내장에는 수백 가지 종류의 미생물이 서식하고 있다. 미생물 섬유질의 원천이 되는 프로바이오틱스를 섭취하면, 복잡하고 경쟁적인 내장 환경에서 이로운 미생물이 더 잘 버텨낼 수 있다.

선택은 오로지
당신에게 달렸다!

맥스

영화 촬영장에서 흔히 쓰는 표현처럼 '이제는 필름을 감고 정리할' 시간이 됐다. 내가 조사하고, 글을 쓰고, 여기 소개한 방법을 직접 실천하면서 배웠던 것처럼 여러분도 《천재의 식단》를 읽으면서 배울 수 있었기를 희망해본다. 폴 박사와 책 작업을 함께하는 과정은 대체로 유쾌했다(이건 장난으로 하는 말이고, 진심으로 아주 기쁘고 좋은 경험이었다).

영양학은 꾸준히 진화하는 과학이다. 영양에 관한 과학적 사실은 무를 자르듯 정확히 나뉘는 경우가 거의 없다. 일상생활에서, 그리고 특히 인터넷에서 사람들은 영양에 관한 정보를 신봉하

431

는 경향이 있다. 하지만 과학적 내용을 다루면서 감정에 치우쳐서는 안 된다. 과학은 의문을 품고, 답을 구하는 과정이다. 설사 그렇게 찾은 답이 그다지 마음에 들지 않더라도 말이다. 나는 여러분이 자신만의 진실을 찾았으면 좋겠다. 품고 있었던 생각에 자주 의문을 갖고, 권위에 위축되지 말고, 뭐든지 질문하라. 심지어 책에서 읽은 내용이라 할지라도 말이다(이 책을 포함해서).

여러분들이 이 책을 선택해 읽어주었다는 사실만으로도 감격스럽고 기쁘다. 이 책을 친구들이나 아끼는 사람들에게 추천해준다면 그야말로 최고의 칭찬이 될 것 같다. 내 어머니의 건강을 회복시키고 싶다는 소망에서 시작해서, 관련 내용을 조사하고 이 책을 쓰는 과정은 대단히 훌륭한 경험이었다. 나는 이 책을, 사람들이 고통을 덜고 더 편하고 좋은 기분으로 살아갈 수 있게 돕고 싶다는 생각에서 쓰게 됐다. 그런 의미에서 그 어떤 것도 헛된 수고로 볼 수 없을 터다.

이제 독자 여러분도 새로 알게 된 내용을 바탕으로 자신만의 건강 스토리를 써나갈 수 있기를 간절히 기원한다.

폴

우선 알츠하이머병을 오랫동안 앓아오면서 뛰어난 뇌와 영혼의 능력을 저버리게 된 할머니 재스펄 카우르에게 감사드리고 싶다. 할머니는 마카오에서 거의 고아와 다름없이 자랐으며 성인이 된 뒤 혼자 힘으로 인도에서 최초의 남녀공학 초등학교를 열었던 개척자이자 선구자다. 이 책에 소개된 방법들이 알츠하이머병을 예방하는 데 단 한 명에게라도 효험이 있다면 우리들의 노력이 헛되이 쓰이지 않은 셈이 될 터다.

무엇보다 평생 한 번 있을까 말까 한 이런 좋은 기회를 맥스와 함께 누리게 되어 진심으로 기뻤다. 책을 집필하는 지극히 개인적인 활동을 흔쾌히 나와 나누었던 그의 깊은 신뢰를 영원히 잊지 못할 것 같다.

'더 코텍스The Cortex' 페이스북 커뮤니티

http://maxl.ug/thecortex

이 책을 읽으면서 궁금한 점이 생겼다면, 가장 먼저 찾아야 할 곳이 바로 '더 코텍스'다. 페이스북 커뮤니티인 이곳은, 각자의 건강 문제를 가지고 있는 사람들이 모여 유용한 비결, 묘책, 요리 레시피, 연구 자료 같은 것들을 공유하는 공간이다. 커뮤니티 회원 대다수는 '지니어스 플랜'을 잘 알고 실천해본 사람들이지만, 이제 막 발을 들여놓은 회원들도 꽤 있다. 커뮤니티에 가입하면 꼭 잊지 말고 자기소개 글을 남겨주시길!

〈브레드 헤드Brain Head〉 다큐멘터리

http://breadheadmovie.com

텔레비전 방송을 진행하던 사람이 어떻게 해서 영양학과 뇌 건강 전문가가 되었는지 궁금하지 않은가? 그런 개인적인 이야기를 다큐멘터리 영화 〈브레드 헤드〉에 담았다. 기억 손실의 최초 증상이 나타나기 수십 년 전부터 이미 우리 뇌에서는 변화가 나타나기 시작하는데, 이 작품은 그런 의미에서 치매 예방만을 주제로 다룬 최초이자 유일한 다큐멘터리다. 웹사이트에 가면 영화와 예고편 관련 정보를 확인할 수 있다.

저자의 공식 뉴스레터

www.maxlugavere.com

저자의 뉴스레터를 구독하면 관련 연구 논문(읽기 쉬운 요약본과 함께), 즉석 인터뷰, 생활에 도움이 되는 재미있는 이야기와 토막뉴스 등을 확인할 수 있다. 스팸 메시지 걱정은 접어두길!

사이언스데일리ScienceDaily

http://sciencedaily.com

이 사이트는 대학교에서 공식 발표한 자료를 다시 게재하는 곳이며, 연구 자료가 딸려 있는 경우가 많다. 다양한 분야의 연구를 망라하지만, 사이트 하단으로 내려가서 '건강 뉴스'를 찾아 읽거나 사이트 맨 위쪽 메뉴에서 '건강' 항목을 클릭하면 유용한 정보를 찾을 수 있다.

메디컬 엑스프레스Medical Xpress

http://medicalxpress.com

이 사이트는 사이언스데일리와 비슷하지만, 의료, 건강 관련 내용만 다룬다.

유레카트!EurekAlert!

http://eurekalert.com

위의 사이트들과 마찬가지로 출판 자료를 다루지만, 이 사이트는 과학 학술지 〈사이언스〉를 발행하는 기관인 미국과학진흥협회가 운영하는 곳이다.

펍메드PubMed

http://www.ncbi.nlm.nih.gov/pubmed

자료를 검색할 때 나는 주로 펍메드를 사용한다. 구글에서 펍메드를 검색하는 방법은 구글 검색어 뒤에 'site:nih.gov'를 덧붙이는 것이다. 예를 들어 구글에서 'alzheimer's insulin site:nih.gov'이라고 검색하면, 미국국립보건원 웹사이트 안에 있는 알츠하이머병과 인슐린에 관한 모든 논문을 검색할 수 있다.

1부 뇌는 음식으로 만들어진다

01. 보이지 않는 문제

1 Claire T. McEvoy et al., "Neuroprotective Diets Are Associated with Better Cognitive Function: The Health and Retirement Study," Journal of the American Geriatrics Society 65, no. 8 (2017).

2 P. Eriksson et al., "Neurogenesis in the Adult Human Hippocampus," Nature Medicine 4, no. 11 (1998): 1313-17.

3 John Westfall, James Mold, and Lyle Fagnan, "Practice-Based Research— 'Blue Highways' on the NIH Roadmap," Journal of the American Medical Association 297, no. 4 (2007): 403-6.

4 O. Rogowski et al., "Waist Circumference as the Predominant Contributor to the Micro-Inflammatory Response in the Metabolic Syndrome: A Cross Sectional Study," Journal of Inflammation 26 (2010): 35.

5 NCD Risk Factor Collaboration, "Trends in Adult Body-Mass Index in 200 Countries from 1975 to 2014: A Pooled Analysis of 1698 Population-based Measurement Studies with 19.2 Million Participants," Lancet 387, no. 10026 (2016): 1377-96.

6 effrey Blumberg et al., "Vitamin and Mineral Intake Is Inadequate for Most Americans: What Should We Advise Patients About Supplements?" supplement to Journal of Family Practice 65, no. 9 (2016): S1-8.

지니어스 푸드 #1: 엑스트라버진 올리브오일

1 Michael Hopkin, "Extra-Virgin Olive Oil Mimics Painkiller," Nature, August 31, 2005, http://www.nature.com/drugdisc/news/articles/050829-11.html.

2 A. Abuznait et al., "Olive-Oil-Derived Oleocanthal Enhances B-Amyloid Clearance as a Potential Neuroprotective Mechanism against Alzheimer's Disease: In Vitro and In Vivo Studies," ACS Chemical Neuroscience 4, no. 6 (2013): 973-82.

3 E. H. Martinez-Lapiscina et al., "Mediterranean Diet Improves Cognition: The

PREDIMED-NAVARRA Randomised Trial," Journal of Neurology, Neurosurgery, and Psychiatry 84, no. 12 (2013): 1318-25.

4 J. A. Menendez et al., "Analyzing Effects of Extra-Virgin Olive Oil Polyphenols on Breast Cancer-Associated Fatty Acid Synthase Protein Expression Using Reverse-Phase Protein Microarrays," International Journal of Molecular Medicine 22, no. 4 (2008): 433-39.

02. 상서로운 지방과 불길한 기름

1 Antonio Gotto Jr., "Evolving Concepts of Dyslipidemia, Atherosclerosis, and Cardiovascular Disease: The Louis F. Bishop Lecture," Journal of the American College of Cardiology 46, no. 7 (2005): 1219-24.

2 Ian Leslie, "The Sugar Conspiracy," Guardian, April 7, 2016, http://www.theguardian.com/society/2016/apr/07/the-sugar-conspiracy-robert-lustig-john-yudkin?CMP=share_btn_tw.

3 Cristin Kearns, Laura Schmidt, and Stanton Glantz, "Sugar Industry and Coronary Heart Disease Research: A Historical Analysis of Internal Industry Documents," JAMA Internal Medicine 176, no. 11 (2016): 1680-85.

4 Anahad O'Connor, "Coca-Cola Funds Scientists Who Shift Blame for Obesity Away from Bad Diets," New York Times, August 9, 2015, https://well.blogs.nytimes.com/2015/08/09/coca-cola-funds-scientists-who-shift-blame-for-obesity-away-from-bad-diets/?_r=0.

5 L. Lluis et al., "Protective Effect of the Omega-3 Polyunsaturated Fatty Acids: Eicosapentaenoic Acid/Docosahexaenoic Acid 1:1 Ratio on Cardiovascular Disease Risk Markers in Rats," Lipids in Health and Disease 12, no. 140 (2013): 140.

6 National Cancer Institute, "Table 2. Food Sources of Total Omega 6 Fatty Acids(18:2 + 20:4), Listed in Descending Order by Percentages of Their Contribution to Intake, Based on Data from the National Health and Nutrition Examination Survey 2005-2006," https://epi.grants.cancer.gov/diet/foodsources/fatty_acids/table2.html.

7 K. Chen, M. Kazachkov, and P. H. Yu, "Effect of Aldehydes Derived from Oxidative Deamination and Oxidative Stress on B-Amyloid Aggregation; Pathological Implications to Alzheimer's Disease," Journal of Neural Transmission 114 (2007): 835-39.

8 R. A. Vaishnav et al., "Lipid Peroxidation-Derived Reactive Aldehydes Directly

and Differentially Impair Spinal Cord and Brain Mitochondrial Function," Journal of Neurotrauma 27, no. 7 (2010): 1311-20.

9 G. Spiteller and M. Afzal, "The Action of Peroxyl Radicals, Powerful Deleterious Reagents, Explains Why Neither Cholesterol nor Saturated Fatty Acids Cause Atherogenesis and Age-Related Diseases," Chemistry 20, no. 46 (2014): 14298-345.

10 T. L. Blasbalg et al., "Changes in Consumption of Omega-3 and Omega-6 Fatty Acids in the United States During the 20th Century," American Journal of Clinical Nutrition 93, no. 5 (2011): 950-62.

11 Sean O'Keefe et al., "Levels of Trans Geometrical Isomers of Essential Fatty Acids in Some Unhydrogenated US Vegetable Oils," Journal of Food Lipids 1, no. 3 (1994): 165-76.

12 A. P. Simopoulos, "Evolutionary Aspects of Diet: The Omega-6/Omega-3 Ratio and the Brain," Molecular Neurobiology 44, no. 2 (2011): 203-15.

13 Janice Kiecolt-Glaser et al., "Omega-3 Supplementation Lowers Inflammation and Anxiety in Medical Students: A Randomized Controlled Trial," Brain, Behavior, and Immunity 25, no. 8 (2011): 1725-34.

14 Lon White et al., "Prevalence of Dementia in Older Japanese-American Men in Hawaii: The Honolulu-Asia Aging Study," Journal of the American Medical Association 276, no. 12 (1996): 955-60.

15 D. S. Heron et al., "Lipid Fluidity Markedly Modulates the Binding of Serotonin to Mouse Brain Membranes," Proceedings of the National Academy of Sciences 77, no. 12 (1980): 7463-67.

16 A. Veronica Witte et al., "Long-Chain Omega-3 Fatty Acids Improve Brain Function and Structure in Older Adults," Cerebral Cortex 24, no. 11 (2014): 3059-68; Aaron T. Piepmeier and Jennifer L. Etnier, "Brain-Derived Neurotrophic Factor (BDNF) as a Po-tential Mechanism of the Effects of Acute Exercise on Cognitive Performance," Journal of Sport and Health Science 4, no. 1 (2015): 14-23.

17 Paul S. Aisen, "Serum Brain-Derived Neurotrophic Factor and the Risk for Dementia," Journal of the American Medical Association 311, no. 16 (2014): 1684-85.

18 Bun-Hee Lee and Yong-Ku Kim, "The Roles of BDNF in the Pathophysiology of Major Depression and in Antidepressant Treatment," Psychiatry Investigation 7, no. 4 (2010): 231-35.

19 James V. Pottala et al., "Higher RBC EPA + DHA Corresponds with Larger Total Brain and Hippocampal Volumes: WHIMS-MRI Study," Neurology 82, no. 5 (2014): 435-42.

20 Ellen Galinsky, "Executive Function Skills Predict Children's Success in Life and in School," Huffington Post, June 21, 2012, http://www.huffingtonpost.com/ellen-galinsky/executive-function-skills_1_b_1613422.html.

21 Kelly Sheppard and Carol Cheatham, "Omega-6 to Omega-3 Fatty Acid Ratio and Higher-Order Cognitive Functions in 7- to 9-year-olds: A Cross-Sectional Study," American Journal of Clinical Nutrition 98, no. 3 (2013): 659-67.

22 M. H. Bloch and A. Qawasmi, "Omega-3 Fatty Acid Supplementation for the Treatment of Children with Attention-Deficit/Hyperactivity Disorder Symptomatology: Systematic Review and Meta-Analysis," Journal of the American Academy of Child Adolescent Psychiatry 50, no. 10 (2011): 991-1000; D. J. Bos et al., "Reduced Symptoms of Inattention after Dietary Omega-3 Fatty Acid Supplementation in Boys with and without Attention Deficit/Hyperactivity Disorder," Neuropsychopharmacology 40, no. 10 (2015): 2298-306.

23 Witte, "Long-Chain Omega-3 Fatty Acids."

24 G. Paul Amminger et al., "Longer-Term Outcome in the Prevention of Psychotic Disorders by the Vienna Omega-3 Study," Nature Communications 6 (2015).

25 D. F. Horrobin, "Loss of Delta-6-Desaturase Activity as a Key Factor in Aging," Medical Hypotheses 7, no. 9 (1981): 1211-20.

26 Tamas Decsi and Kathy Kennedy, "Sex-Specific Differences in Essential Fatty Acid Metabolism," American Journal of Clinical Nutrition 94, no. 6 (2011): 1914S-19S.

27 R. A. Mathias et al., "Adaptive Evolution of the FADS Gene Cluster within Africa," PLOS ONE 7, no. 9 (2012): e44926.

28 Y. Allouche et al., "How Heating Affects Extra-Virgin Olive Oil Quality Indexes and Chemical Composition," Journal of Agricultural and Food Chemistry 55, no. 23 (2007): 9646-54; S. Casal et al., "Olive Oil Stability under Deep-Frying Conditions," Food and Chemical Toxicology 48, no. 10 (2010): 2972-79.

29 Sara Staubo et al., "Mediterranean Diet, Micronutrients and Macronutrients, and MRI Measures of Cortical Thickness," Alzheimer's & Dementia 13, no. 2 (2017): 168-77.

30 Cinta Valls-Pedret et al., "Mediterranean Diet and Age-Related Cognitive Decline," JAMA Internal Medicine 175, no. 7 (2015): 1094-103.

31 Euridice Martinez Steele et al., "Ultra-Processed Foods and Added Sugars in the US Diet: Evidence from a Nationally Representative Cross-Sectional

Study," BMJ Open 6(2016).

32 Camille Amadieu et al., "Nutrient Biomarker Patterns and Long-Term Risk of Dementia in Older Adults," Alzheimer's & Dementia 13, no. 10 (2017).

33 Brittanie M. Volk et al., "Effects of Step-wise Increases in Dietary Carbohydrate on Circulating Saturated Fatty Acids and Palmitoleic Acid in Adults with Metabolic Syndrome," PLOS ONE 9, no. 11 (2014): e113605.

34 Felice Jacka et al., "Western Diet Is Associated with a Smaller Hippocampus: A Longitudinal Investigation," BMC Medicine 13 (2015): 215.

03. 넘치게 먹어도 배가 고픈

1 Loren Cordain et al., "Plant-Animal Subsistence Ratios and Macronutrient Energy Estimations in Worldwide Hunter-Gatherer Diets," American Journal of Clinical Nutrition 71, no. 3 (2000): 682-92.

2 Steele, "Ultra-Processed Foods."

3 Blumberg, "Vitamin and Mineral Intake."

4 Lewis Killin et al., "Environmental Risk Factors for Dementia: A Systematic Review," BMC Geriatrics 16 (2016): 175.

5 Creighton University, "Recommendation for Vitamin D Intake Was Miscalculated, Is Far Too Low, Experts Say," ScienceDaily, March 17, 2015, https://www.sciencedaily.com/releases/2015/03/150317122458.htm.

6 A. Rosanoff, C. M. Weaver, and R. K. Rude, "Suboptimal Magnesium Status in the United States: Are the Health Consequences Underestimated?" Nutrition Review 70, no. 3 (2012): 153-64.

7 Pauline Anderson, "Inflammatory Dietary Pattern Linked to Brain Aging," Medscape July 17, 2017, https://www.medscape.com/viewarticle/883038.

8 Timothy Lyons, "Glycation and Oxidation of Proteins: A Role in the Pathogenesis of Atherosclerosis," in Drugs Affecting Lipid Metabolism (Kluwer Academic Publishers, 1993), 407-20.

9 J. Uribarri et al., "Circulating Glycotoxins and Dietary Advanced Glycation Endproducts: Two Links to Inflammatory Response, Oxidative Stress, and Aging," Journals of Gerontology, Series A: Biological Sciences and Medical Sciences 62, no. 4 (2007): 427-33.

10 P. I. Moreira et al., "Oxidative Stress and Neurodegeneration," Annals of the New York Academy of Sciences 1043 (2005): 545-52.

11 N. Sasaki et al., "Advanced Glycation End Products in Alzheimer's Disease

and Other Neurodegenerative Diseases," American Journal of Pathology 153, no. 4 (1998): 1149-55.

12 M. S. Beeri et al., "Serum Concentration of an Inflammatory Glycotoxin, Methylglyoxal, Is Associated with Increased Cognitive Decline in Elderly Individuals," Mechanisms of Ageing and Development 132, no. 11-12 (2011): 583-87; K. Yaffe et al., "Advanced Glycation End Product Level, Diabetes, and Accelerated Cognitive Aging," Neurology 77, no. 14 (2011): 1351-56; Weijing Cai et al., "Oral Glycotoxins Are a Modifiable Cause of Dementia and the Metabolic Syndrome in Mice and Humans," Proceedings of the National Academy of Sciences 111, no. 13 (2014): 4940-45.

13 American Academy of Neurology, "Lower Blood Sugars May Be Good for the Brain," ScienceDaily, October 23, 2013, https://www.sciencedaily.com/releases/2013/10/131023165016.htm.

14 American Academy of Neurology, "Even in Normal Range, High Blood Sugar Linked to Brain Shrinkage," ScienceDaily, September 4, 2012, https://www.sciencedaily.com/releases/2012/09/120904095856.htm.

15 Mark A. Virtue et al., "Relationship between GHb Concentration and Erythrocyte Survival Determined from Breath Carbon Monoxide Concentration," Diabetes Care 27, no. 4 (2004): 931-35.

16 C. Luevano-Contreras and K. Chapman-Novakofski, "Dietary Advanced Glycation End Products and Aging," Nutrients 2, no. 12 (2010): 1247-65.

17 S. Swamy-Mruthinti et al., "Evidence of a Glycemic Threshold for the Development of Cataracts in Diabetic Rats," Current Eye Research 18, no. 6 (1999): 423-29.

18 N. G. Rowe et al., "Diabetes, Fasting Blood Glucose and Age-Related Cataract: The Blue Mountains Eye Study," Ophthalmic Epidemiology 7, no. 2 (2000): 106-14.

19 M. Krajcovicova-Kudlackova et al., "Advanced Glycation End Products and Nutrition," Physiological Research 51, no. 2 (2002): 313-16.

20 Nicole J. Kellow et al., "Effect of Dietary Prebiotic Supplementation on Advanced Glycation, Insulin Resistance and Inflammatory Biomarkers in Adults with Pre-diabetes: A Study Protocol for a Double-Blind Placebo-Controlled Randomised Crossover Clinical Trial," BMC Endocrine Disorders 14, no. 1 (2014): 55.

21 V. Lecoultre et al., "Effects of Fructose and Glucose Overfeeding on Hepatic Insulin Sensitivity and Intrahepatic Lipids in Healthy Humans," Obesity (Silver Spring) 21, no. 4(2013): 782-85.

22 Qingying Meng et al., "Systems Nutrigenomics Reveals Brain Gene Networks

Linking Metabolic and Brain Disorders," EBioMedicine 7 (2016): 157-66.

23 Do-Geun Kim et al., "Non-alcoholic Fatty Liver Disease Induces Signs of Alzheimer's Disease (AD) in Wild-Type Mice and Accelerates Pathological Signs of AD in an AD Model," Journal of Neuroinflammation 13 (2016).

24 M. Ledochowski et al., "Fructose Malabsorption Is Associated with Decreased Plasma Tryptophan," Scandinavian Journal of Gastroenterology 36, no. 4 (2001): 367-71.

25 M. Ledochowski et al., "Fructose Malabsorption Is Associated with Early Signs of Mental Depression," European Journal of Medical Research 17, no. 3 (1998): 295-98.

26 Derrick Johnston Alperet et al., "Influence of Temperate, Subtropical, and Tropical Fruit Consumption on Risk of Type 2 Diabetes in an Asian Population," American Journal of Clinical Nutrition 105, no. 3 (2017).

27 Y. Gu et al., "Mediterranean Diet and Brain Structure in a Multiethnic Elderly Cohort," Neurology 85, no. 20 (2015): 1744-51.

28 Staubo, "Mediterranean Diet.

29 E. E. Devore et al., "Dietary Intakes of Berries and Flavonoids in Relation to Cognitive Decline," Annals of Neurology 72, no. 1 (2012): 135-43.

30 Martha Clare Morris et al., "MIND Diet Associated with Reduced Incidence of Alzheimer's Disease," Alzheimer's & Dementia 11, no. 9 (2015): 1007-14.

31 O'Connor, "Coca-Cola Funds Scientists."

32 Christopher J. L. Murray et al., "The State of US Health, 1990-2010: Burden of Diseases, Injuries, and Risk Factors," Journal of the American Medical Association 310, no. 6(2013): 591-606.

33 Susan Jones, "11,774 Terror Attacks Worldwide in 2015; 28,328 Deaths Due to Terror Attacks," CNSNews.com, June 3, 2016, http://www.cnsnews.com/news/article/susan- jones/11774-number-terror-attacks-worldwide-dropped-13-2015.

34 Robert Proctor, "The History of the Discovery of the Cigarette-Lung Cancer Link: Evidentiary Traditions, Corporate Denial, Global Toll," Tobacco Control 21, no. 2 (2011): 87-91.

지니어스 푸드 #3: 블루베리

1 C. M. Williams et al., "Blueberry-Induced Changes in Spatial Working Memory Correlate with Changes in Hippocampal CREB Phosphorylation and Brain-Derived Neurotrophic Factor (BDNF) Levels," Free Radical Biological Medicine 45, no. 3 (2008): 295-305.

2 R. Krikorian et al., "Blueberry Supplementation Improves Memory in Older Adults," Journal of Agricultural Food Chemistry 58, no. 7 (2010): 3996-4000.

3 Elizabeth Devore et al., "Dietary Intakes of Berries and Flavonoids in Relation to Cognitive Decline," Annals of Neurology 72, no. 1 (2012): 135-43.

4 M. C. Morris et al., "MIND Diet Slows Cognitive Decline with Aging," Alzheimer's & Dementia 11, no. 9 (2015): 1015-22.

04. 당신의 뇌에 겨울이 오고 있다

1 K. de Punder and L. Pruimboom, "The Dietary Intake of Wheat and Other Cereal Grains and Their Role in Inflammation," Nutrients 5, no. 3 (2013): 771-87.

2 Ibid.

3 J. R. Kraft and W. H. Wehrmacher, "Diabetes—A Silent Disorder," Comprehensive Therapy 35, nos. 3-4 (2009): 155-59.

4 Jean-Sebastien Joyal et al., "Retinal Lipid and Glucose Metabolism Dictates Angiogenesis through the Lipid Sensor Ffar1," Nature Medicine 22, no. 4 (2016): 439-45.

5 Chung-Jung Chiu et al., "Dietary Carbohydrate and the Progression of Age-Related Macular Degeneration: A Prospective Study from the Age-Related Eye Disease Study," American Journal of Clinical Nutrition 86, no. 4 (2007): 1210-18.

6 Matthew Harber et al., "Alterations in Carbohydrate Metabolism in Response to Short-Term Dietary Carbohydrate Restriction," American Journal of Physiology—Endocrinology and Metabolism 289, no. 2 (2005): E306-12.

7 Brian Morris et al., "FOXO3: A Major Gene for Human Longevity—A Mini-Review," Gerontology 61, no. 6 (2015): 515-25.

8 Ibid.

9 Valerie Renault et al., "FOXO3 Regulates Neural Stem Cell Homeostasis," Cell Stem Cell 5 (2009): 527-39.

10 J. M. Bao et al., "Association between FOXO3A Gene Polymorphisms and Human Longevity: A Meta-Analysis," Asian Journal of Andrology 16, no. 3 (2014): 446-52.

11 Brian Morris, "FOXO3: A Major Gene for Human Longevity."

12 Catherine Crofts et al., "Hyperinsulinemia: A Unifying Theory of Chronic Disease?" Diabesity 1, no. 4 (2015): 34-43.

13 W. Q. Qui et al., "Insulin-Degrading Enzyme Regulates Extracellular Levels of Amyloid Beta-Protein by Degradation," Journal of Biological Chemistry 273, no. 49 (1998): 32730-38.

14 Y. M. Li and D. W. Dickson, "Enhanced Binding of Advanced Glycation Endproducts(AGE) by the ApoE4 Isoform Links the Mechanism of Plaque Deposition in Alzheimer's Disease," Neuroscience Letters 226, no. 3 (1997): 155-58.

15 Auriel Willette et al., "Insulin Resistance Predicts Brain Amyloid Deposition in Late Middle-Aged Adults," Alzheimer's & Dementia 11, no. 5 (2015): 504-10.

16 L. P. van der Heide et al., "Insulin Modulates Hippocampal Activity-Dependent Synaptic Plasticity in a N-Methyl-D-Aspartate Receptor and Phosphatidyl-Inositol-3-Kinase-Dependent Manner," Journal of Neurochemistry 94, no. 4 (2005): 1158-66.

17 H. Bruehl et al., "Cognitive Impairment in Nondiabetic Middle-Aged and Older Adults Is Associated with Insulin Resistance," Journal of Clinical and Experimental Neuropsychology 32, no. 5 (2010): 487-93.

18 Kaarin Anstey et al., "Association of Cognitive Function with Glucose Tolerance and Trajectories of Glucose Tolerance over 12 Years in the AusDiab Study," Alzheimer's Research & Therapy 7, no. 1 (2015): 48; S. E. Young, A. G. Mainous 3rd, and M. Carnemolla, "Hyperinsulinemia and Cognitive Decline in a Middle-Aged Cohort," Diabetes Care 29, no. 12 (2006): 2688-93.

19 B. Kim and E. L. Feldman, "Insulin Resistance as a Key Link for the Increased Risk of Cognitive Impairment in the Metabolic Syndrome," Exploratory Molecular Medicine 47 (2015): e149.

20 Dimitrios Kapogiannis et al., "Dysfunctionally Phosphorylated Type 1 Insulin Receptor Substrate in Neural-Derived Blood Exosomes of Preclinical Alzheimer's Disease," FASEB Journal 29, no. 2 (2015): 589-96.

21 G. Collier and K. O'Dea, "The Effect of Coingestion of Fat on the Glucose, Insulin, and Gastric Inhibitory Polypeptide Responses to Carbohydrate and Protein," American Journal of Clinical Nutrition 37, no. 6 (1983): 941-44.

22 Sylvie Normand et al., "Influence of Dietary Fat on Postprandial Glucose Metabolism (Exogenous and Endogenous) Using Intrinsically C-Enriched Durum Wheat," British Journal of Nutrition 86, no. 1 (2001): 3-11.

23 M. Sorensen et al., "Long-Term Exposure to Road Traffic Noise and Incident Diabetes: A Cohort Study," Environmental Health Perspectives 121, no. 2 (2013): 217-22.

24 R. H. Freire et al., "Wheat Gluten Intake Increases Weight Gain and Adiposity Associated with Reduced Thermogenesis and Energy Expenditure in an Animal Model of Obesity," International Journal of Obesity 40, no. 3 (2016): 479-87; Fabiola Lacerda Pires Soares et al., "Gluten-Free Diet Reduces Adiposity, Inflammation and Insulin Resistance Associated with the Induction of PPAR-Alpha and PPAR-Gamma Expression," Journal of Nutritional Biochemistry 24, no. 6 (2013): 1105-11.

25 Thi Loan Anh Nguyen et al., "How Informative Is the Mouse for Human Gut Microbiota Research?" Disease Models & Mechanisms 8, no. 1 (2015): 1-16.

26 Matthew S. Tryon et al., "Excessive Sugar Consumption May Be a Difficult Habit to Break: A View from the Brain and Body," Journal of Clinical Endocrinology & Metabolism 100, no. 6 (2015): 2239-47.

27 Marcia de Oliveira Otto et al., "Everything in Moderation—Dietary Diversity and Quality, Central Obesity and Risk of Diabetes," PLOS ONE 10, no. 10 (2015).

28 Sarah A. M. Kelly et al., "Whole Grain Cereals for the Primary or Secondary Prevention of Cardiovascular Disease," The Cochrane Library (2017).

지니어스 푸드 #4: 다크 초콜릿

1 Adam Brickman et al., "Enhancing Dentate Gyrus Function with Dietary Flavanols Improves Cognition in Older Adults," Nature Neuroscience 17, no. 12 (2014): 1798-803.

2 Georgina Crichton, Merrill Elias, and Ala'a Alkerwi, "Chocolate Intake Is Associated with Better Cognitive Function: The Maine-Syracuse Longitudinal Study," Appetite 100 (2016): 126-32.

2부 모든 것은 서로 연결되어 있다

05. 건강한 심장, 건강한 뇌

1 M. L. Alosco et al., "The Adverse Effects of Reduced Cerebral Perfusion on Cognition and Brain Structure in Older Adults with Cardiovascular Disease," Brain Behavior 3, no. 6 (2013): 626-36.

2 P. W. Siri-Tarino et al., "Meta-Analysis of Prospective Cohort Studies

Evaluating the Association of Saturated Fat with Cardiovascular Disease," American Journal of Clinical Nutrition 91, no. 3 (2010): 535-46.

3 I. D. Frantz Jr. et al., "Test of Effect of Lipid Lowering by Diet on Cardiovascular Risk. The Minnesota Coronary Survey," Arteriosclerosis 9, no. 1 (1989): 129-35.

4 Christopher Ramsden et al., "Re-evaluation of the Traditional Diet-Heart Hypothesis: Analysis of Recovered Data from Minnesota Coronary Experiment (1968-73)," BMJ 353 (2016); Anahad O'Connor, "A Decades-Old Study, Rediscovered, Challenges Advice on Saturated Fat," New York Times, April 13, 2016, https://well.blogs.nytimes .com/2016/04/13/a-decades-old-study-rediscovered-challenges-advice-on-saturated-fat/.

5 Matthias Orth and Stefano Bellosta, "Cholesterol: Its Regulation and Role in Central Nervous System Disorders," Cholesterol (2012).

6 P. K. Elias et al., "Serum Cholesterol and Cognitive Performance in the Framingham Heart Study," Psychosomatic Medicine 67, no. 1 (2005): 24-30.

7 R. West et al., "Better Memory Functioning Associated with Higher Total and Low-Density Lipoprotein Cholesterol Levels in Very Elderly Subjects without the Apolipoprotein e4 Allele," American Journal of Geriatric Psychiatry 16, no. 9 (2008): 781-85.

8 B. G. Schreurs, "The Effects of Cholesterol on Learning and Memory," Neuroscience & Biobehavioral Reviews 34, no. 8 (2010): 1366-79; M. M. Mielke et al., "High Total Cholesterol Levels in Late Life Associated with a Reduced Risk of Dementia," Neurology 64, no. 10 (2005): 1689-95.

9 Credit Suisse, "Credit Suisse Publishers Report on Evolving Consumer Perceptions about Fat," PR Newswire, September 17, 2015, http://www.prnewswire.com/news-releases/credit-suisse-publishes-report-on-evolving-consumer-perceptions-about-fat-300144839.html.

10 Marja-Leena Silaste et al., "Changes in Dietary Fat Intake Alter Plasma Levels of Oxidized Low-Density Lipoprotein and Lipoprotein(a)," Arteriosclerosis, Thrombosis, and Vascular Biology 24, no. 3 (2004): 495-503.

11 Patty W. Siri-Tarino et al., "Saturated Fatty Acids and Risk of Coronary Heart Disease: Modulation by Replacement Nutrients," Current Atherosclerosis Reports 12, no. 6 (2010): 384-90.

12 V. A. Mustad et al., "Reducing Saturated Fat Intake Is Associated with Increased Levels of LDL Receptors on Mononuclear Cells in Healthy Men and Women," Journal of Lipid Research 38, no. 3 (March 1997): 459-68.

13 L. Li et al., "Oxidative LDL Modification Is Increased in Vascular Dementia and Is Inversely Associated with Cognitive Performance," Free Radical

Research 44, no. 3 (2010): 241-48.

14 Steen G. Hasselbalch et al., "Changes in Cerebral Blood Flow and
    Carbohydrate Metabolism during Acute Hyperketonemia," American Journal
    of Physiology—Endocrinology and Metabolism 270, no. 5 (1996): E746-51.

15 E. L. Wightman et al., "Dietary Nitrate Modulates Cerebral Blood Flow
    Parameters and Cognitive Performance in Humans: A Double-Blind,
    Placebo-Controlled, Crossover Investigation," Physiological Behavior 149
    (2015): 149-58.

16 Riaz Memon et al., "Infection and Inflammation Induce LDL Oxidation In
    Vivo," Arteriosclerosis, Thrombosis, and Vascular Biology 20 (2000): 1536-
    42.

17 A. C. Vreugdenhil et al., "LPS-Binding Protein Circulates in Association
    with ApoB-Containing Lipoproteins and Enhances Endotoxin-LDL/VLDL
    Interaction," Journal of Clinical Investigation 107, no. 2 (2001): 225-34.

18 B. M. Charalambous et al., "Role of Bacterial Endotoxin in Chronic Heart
    Failure: The Gut of the Matter," Shock 28, no. 1 (2007): 15-23.

19 Stephen Bischoff et al., "Intestinal Permeability—A New Target for Disease
    Prevention and Therapy," BMC Gastroenterology 14 (2014): 189.

20 C. U. Choi et al., "Statins Do Not Decrease Small, Dense Low-Density
    Lipoprotein," Texas Heart Institute Journal 37, no. 4 (2010): 421-28.

21 Melinda Wenner Moyer, "It's Not Dementia, It's Your Heart Medication:
    Cholesterol Drugs and Memory," Scientific American, September 1, 2010,
    https://www.scientificamerican.com/article/its-not-dementia-its-your-
    heart-medica tion/.

22 "Coenzyme Q10," Linus Pauling Institute—Macronutrient Information Center,
    Oregon State University, http://lpi.oregonstate.edu/mic/dietary-factors/
    coenzyme-Q10.

23 I. Mansi et al., "Statins and New-Onset Diabetes Mellitus and Diabetic
    Complications: A Retrospective Cohort Study of US Healthy Adults," Journal
    of General Internal Medicine 30, no. 11 (2015): 1599-610.

24 Shannon Macauley et al., "Hyperglycemia Modulates Extracellular Amyloid-B
    Concentrationsb and Neuronal Activity In Vivo," Journal of Clinical
    Investigation 125, no. 6(2015): 2463-67.

지니어스 푸드 #5: 달걀

1 C. N. Blesso et al., "Whole Egg Consumption Improves Lipoprotein Profiles
   and Insulin Sensitivity to a Greater Extent than Yolk-Free Egg Substitute in

Individuals with Metabolic Syndrome," Metabolism 62, no. 3 (2013): 400-10.

2 Garry Handelman et al., "Lutein and Zeaxanthin Concentrations in Plasma after Dietary Supplementation with Egg Yolk," American Journal of Clinical Nutrition 70, no. 2(1999): 247-51.

06. 뇌에 연료 공급하기

1 L. Kovac, "The 20 W Sleep-Walkers," EMBO Reports 11, no. 1 (2010): 2.

2 NCD Risk Factor Collaboration, "Trends in Adult Body-Mass Index."

3 Institute for Basic Science, "Team Suppresses Oxidative Stress, Neuronal Death Associated with Alzheimer's Disease," ScienceDaily, February 25, 2016, https://www.sciencedaily.com/releases/2016/02/160225085645.htm.

4 J. Ezaki et al., "Liver Autophagy Contributes to the Maintenance of Blood Glucose and Amino Acid Levels," Autophagy 7, no. 7 (2011): 727-36.

5 H. White and B. Venkatesh, "Clinical Review: Ketones and Brain Injury," Critical Care 15, no. 2 (2011): 219.

6 R. L. Veech et al., "Ketone Bodies, Potential Therapeutic Uses," IUBMB Life 51, no. 4(2001): 241-47.

7 S. G. Jarrett et al., "The Ketogenic Diet Increases Mitochondrial Glutathione Levels," Journal of Neurochemistry 106, no. 3 (2008): 1044-51.

8 Sama Sleiman et al., "Exercise Promotes the Expression of Brain Derived Neurotrophic Factor (BDNF) through the Action of the Ketone Body β-Hydroxybutyrate," Cell Biology(2016).

9 Hasselbalch, "Changes in Cerebral Blood Flow."

10 Jean-Jacques Hublin and Michael P. Richards, eds., The Evolution of Hominin Diets: Integrating Approaches to the Study of Palaeolithic Subsistence (Springer Science & Business Media, 2009).

11 S. T. Henderson, "Ketone Bodies as a Therapeutic for Alzheimer's Disease," Neurotherapeutics 5, no. 3 (2008): 470-80.

12 S. Brandhorst et al., "A Periodic Diet that Mimics Fasting Promotes Multi-System Regeneration, Enhanced Cognitive Performance, and Healthspan," Cell Metabolism 22, no. 1 (2016): 86-99.

13 Caroline Rae et al., "Oral Creatine Monohydrate Supplementation Improves Brain Performance: A Double-Blind, Placebo-Controlled, Cross-over Trial," Proceedings of the Royal Society of London B: Biological Sciences 270, no. 1529 (2003): 2147-50.

14 J. Delanghe et al., "Normal Reference Values for Creatine, Creatinine, and Carnitine Are Lower in Vegetarians," Clinical Chemistry 35, no. 8 (1989): 1802-3.

15 Rafael Deminice et al., "Creatine Supplementation Reduces Increased HomocysteineConcentration Induced by Acute Exercise in Rats," European Journal of Applied Physiology 111, no. 11 (2011): 2663-70.

16 David Benton and Rachel Donohoe, "The Influence of Creatine Supplementation on the Cognitive Functioning of Vegetarians and Omnivores," British Journal of Nutrition 105, no. 7 (2011): 1100-1105.

17 Rachel N. Smith, Amruta S. Agharkar, and Eric B. Gonzales, "A Review of Creatine Supplementation in Age-Related Diseases: More than a Supplement for Athletes," F1000Research 3 (2014).

18 Terry McMorris et al., "Creatine Supplementation and Cognitive Performance in Elderly Individuals," Aging, Neuropsychology, and Cognition 14, no. 5 (2007): 517-28.

19 M. P. Laakso et al., "Decreased Brain Creatine Levels in Elderly Apolipoprotein E ε4 Carriers," Journal of Neural Transmission 110, no. 3 (2003): 267-75.

20 A. L. Rogovik and R. D. Goldman, "Ketogenic Diet for Treatment of Epilepsy," Canadian Family Physician 56, no. 6 (2010): 540-42.

21 Zhong Zhao et al., "A Ketogenic Diet as a Potential Novel Therapeutic Intervention in Amyotrophic Lateral Sclerosis," BMC Neuroscience 7, no. 29 (2006).

22 R. Krikorian et al., "Dietary Ketosis Enhances Memory in Mild Cognitive Impairment," Neurobiology of Aging 425, no. 2 (2012): 425e19-27; Matthew Taylor et al., "Feasibility and efficacy data from a ketogenic diet intervention in Alzheimer's disease," Alzheimer's & Dementia: Translational Research and Clinical Interventions (2017).

23 Harber, "Alterations in Carbohydrate Metabolism."

24 Heikki Pentikainen et al., "Muscle Strength and Cognition in Ageing Men and Women: The DR's EXTRA Study," European Geriatric Medicine 8 (2017).

25 E. M. Reiman et al., "Functional Brain Abnormalities in Young Adults at Genetic Risk for Late-Onset Alzheimer's Dementia," Proceedings of the National Academy of Sciences USA 101, no. 1 (2004): 284-89.

26 S. T. Henderson, "High Carbohydrate Diets and Alzheimer's Disease," Medical Hypotheses 62, no. 5 (2004): 689-700.

27 Hugh C. Hendrie et al., "APOE ε4 and the Risk for Alzheimer Disease and Cognitive Decline in African Americans and Yoruba," International

Psychogeriatrics 26, no. 6(2014): 977-985.

28 Henderson, "High Carbohydrate Diets."

29 Konrad Talbot et al., "Demonstrated Brain Insulin Resistance in Alzheimer's Disease Patients Is Associated with IGF-1 Resistance, IRS-1 Dysregulation, and Cognitive Decline," Journal of Clinical Investigation 122, no. 4 (2012).

30 Dale E. Bredesen, "Reversal of Cognitive Decline: A Novel Therapeutic Program," Aging 6, no. 9 (2014): 707.

31 S. C. Cunnane et al., "Can Ketones Help Rescue Brain Fuel Supply in Later Life? Implications for Cognitive Health during Aging and the Treatment of Alzheimer's Disease," Frontiers in Molecular Neuroscience 9 (2016): 53.

32 M. Gasior, M. A. Rogawski, and A. L. Hartman, "Neuroprotective and Disease-Modifying Effects of the Ketogenic Diet," Behavioral Pharmacology 17, nos. 5-6 (2006): 431-39.

33 S. L. Kesl et al., "Effects of Exogenous Ketone Supplementation on Blood Ketone, Glu-cose, Triglyceride, and Lipoprotein Levels in Sprague-Dawley Rats," Nutrition & Metabolism London 13 (2016): 9.

34 W. Zhao et al., "Caprylic Triglyceride as a Novel Therapeutic Approach to Effectively Improve the Performance and Attenuate the Symptoms Due to the Motor Neuron Loss in ALS Disease," PLOS ONE 7, no. 11 (2012): e49191.

35 D. Mungas et al., "Dietary Preference for Sweet Foods in Patients with Dementia," Journal of the American Geriatric Society 38, no. 9 (1990): 999-1007.

지니어스 푸드 #6: 목초사육우

1 Janet R. Hunt, "Bioavailability of Iron, Zinc, and Other Trace Minerals from Vegetarian Diets," American Journal of Clinical Nutrition 78, no. 3 (2003): 633S-39S.

2 Felice N. Jacka et al., "Red Meat Consumption and Mood and Anxiety Disorders," Psychotherapy and Psychosomatics 81, no. 3 (2012): 196-98.

3 Charlotte G. Neumann et al., "Meat Supplementation Improves Growth, Cognitive, and Behavioral Outcomes in Kenyan Children," Journal of Nutrition 137, no. 4 (2007): 1119-23.

4 Shannon P. McPherron et al., "Evidence for Stone-Tool-Assisted Consumption of Animal Tissues before 3.39 Million Years Ago at Dikika, Ethiopia," Nature 466, no. 7308 (2010): 857-60.

5 M. Gibis, "Effect of Oil Marinades with Garlic, Onion, and Lemon Juice on the

Formation of Heterocyclic Aromatic Amines in Fried Beef Patties," Journal of Agricultural Food Chemistry 55, no. 25 (2007): 10240-47.

6   Wataru Yamadera et al., "Glycine Ingestion Improves Subjective Sleep Quality in Human Volunteers, Correlating with Polysomnographic Changes," Sleep and Biological Rhythms 5, no. 2 (2007): 126-31; Makoto Bannai et al., "Oral Administration of Glycine Increases Extracellular Serotonin but Not Dopamine in the Prefrontal Cortex of Rats," Psychiatry and Clinical Neurosciences 65, no. 2 (2011): 142-49.

07. 장의 느낌에 귀 기울이기

1   Camilla Urbaniak et al., "Microbiota of Human Breast Tissue," Applied and Environmental Microbiology 80, no. 10 (2014): 3007-14.

2   American Society for Microbiology, "Cities Have Individual Microbial Signatures," ScienceDaily, April 19, 2016, https://www.sciencedaily.com/releases/2016/04/160419144724.htm.

3   Ron Sender, Shai Fuchs, and Ron Milo, "Revised Estimates for the Number of Human and Bacteria Cells in the Body," PLOS Biology 14, no. 8 (2016): e1002533.

4   Mark Bowden, "The Measured Man," Atlantic, February 19, 2014, https://www.theatlantic.com/magazine/archive/2012/07/the-measured-man/309018/.

5   Robert A. Koeth et al., "Intestinal Microbiota Metabolism of L-Carnitine, a Nutrient in Red Meat, Promotes Atherosclerosis," Nature Medicine 19, no. 5 (2013): 576-85.

6   Jeff Leach, "From Meat to Microbes to Main Street: Is It Time to Trade In Your George Foreman Grill?" Human Food Project, April 18, 2013, http://www.humanfoodproject.com/from-meat-to-microbes-to-main-street-is-it-time-to-trade-in-your-george-foreman-grill/.

7   Francesca De Filippis et al., "High-Level Adherence to a Mediterranean Diet Beneficially Impacts the Gut Microbiota and Associated Metabolome," Gut 65, no. 11 (2015).

8   Roberto Berni Canani, Margherita Di Costanzo, and Ludovica Leone, "The Epigenetic Effects of Butyrate: Potential Therapeutic Implications for Clinical Practice," Clinical Epigenetics 4, no. 1 (2012): 4.

9   K. Meijer, P. de Vos, and M. G. Priebe, "Butyrate and Other Short-Chain

Fatty Acids as Modulators of Immunity: What Relevance for Health?" Current Opinion in Clinical Nutrition & Metabolic Care 13, no. 6 (2010): 715-21.

10 A. L. Marsland et al., "Interleukin-6 Covaries Inversely with Cognitive Performance among Middle-Aged Community Volunteers," Psychosomatic Medicine 68, no. 6 (2006): 895-903.

11 Yasumichi Arai et al., "Inflammation, but Not Telomere Length, Predicts Successful Ageing at Extreme Old Age: A Longitudinal Study of Semi-supercentenarians," EBio-Medicine 2, no. 10 (2015): 1549-58.

12 Christopher J. L. Murray et al., "Global, Regional, and National Disability-Adjusted Life Years (DALYs) for 306 Diseases and Injuries and Healthy Life Expectancy(HALE) for 188 Countries, 1990-2013: Quantifying the Epidemiological Transition," Lancet 386, no. 10009 (2015): 2145-91.

13 Bamini Gopinath et al., "Association between Carbohydrate Nutrition and Successful Aging over 10 Years," Journals of Gerontology 71, no. 10 (2016): 1335-40.

14 H. Okada et al., "The 'Hygiene Hypothesis' for Autoimmune and Allergic Diseases: An Update," Clinical & Experimental Immunology 160, no. 1 (2010): 1-9.

15 S. Y. Kim et al., "Differential Expression of Multiple Transglutaminases in Human Brain. Increased Expression and Cross-Linking by Transglutaminases 1 and 2 in Alzheimer's Disease," Journal of Biological Chemistry 274, no. 43 (1999): 30715-21; G. Andringa et al., "Tissue Transglutaminase Catalyzes the Formation of Alpha-Synuclein Crosslinks in Parkinson's Disease," FASEB Journal 18, no. 7 (2004): 932-34; A. Gadoth et al., "Transglutaminase 6 Antibodies in the Serum of Patients with Amyotrophic Lateral Sclerosis," JAMA Neurology 72, no. 6 (2015): 676-81.

16 C. L. Ch'ng et al., "Prospective Screening for Coeliac Disease in Patients with Graves' Hyperthyroidism Using Anti-gliadin and Tissue Transglutaminase Antibodies," Clinical Endocrinology Oxford 62, no. 3 (2005): 303-6.

17 Clare Wotton and Michael Goldacre, "Associations between Specific Autoimmune Diseases and Subsequent Dementia: Retrospective Record-Linkage Cohort Study, UK," Journal of Epidemiology & Community Health 71, no. 6 (2017).

18 C. L. Ch'ng, M. K. Jones, and J. G. Kingham, "Celiac Disease and Autoimmune Thyroid Disease," Clinical Medicine Research 5, no. 3 (2007): 184-92.

19 Paola Bressan and Peter Kramer, "Bread and Other Edible Agents of Mental Disease," Frontiers in Human Neuroscience 10 (2016).

20 Alessio Fasano, "Zonulin, Regulation of Tight Junctions, and Autoimmune Diseases," Annals of the New York Academy of Sciences 1258, no. 1 (2012): 25-33.

21 R. Dantzer et al., "From Inflammation to Sickness and Depression: When the Immune System Subjugates the Brain," Nature Reviews Neuroscience 9, no. 1 (2008): 46-56.

22 A. H. Miller, V. Maletic, and C. L. Raison, "Inflammation and Its Discontents: The Role of Cytokines in the Pathophysiology of Major Depression," Biological Psychiatry 65, no. 9 (2009): 732-41.

23 "Depression," World Health Organization, February 2017, http://www.who.int/mediacentre/factsheets/fs369/en/.

24 Melanie Uhde et al., "Intestinal Cell Damage and Systemic Immune Activation in Individuals Reporting Sensitivity to Wheat in the Absence of Coeliac Disease," Gut 65, no. 12 (2016).

25 Blaise Corthesy, H. Rex Gaskins, and Annick Mercenier, "Cross-talk between Probiotic Bacteria and the Host Immune System," Journal of Nutrition 137, no. 3 (2007): 781S-90S.

26 S. Bala et al., "Acute Binge Drinking Increases Serum Endotoxin and Bacterial DNA Levels in Healthy Individuals," PLOS ONE 9, no. 5 (2014): e96864.

27 V. Purohit et al., "Alcohol, Intestinal Bacterial Growth, Intestinal Permeability to Endotoxin, and Medical Consequences: A Summary of a Symposium," Alcohol 42, no. 5(2008): 349-61.

28 Manfred Lamprecht and Anita Frauwallner, "Exercise, Intestinal Barrier Dysfunction and Probiotic Supplementation," Acute Topics in Sport Nutrition 59 (2012): 47-56.

29 Angela E. Murphy, Kandy T. Velazquez, and Kyle M. Herbert, "Influence of High-Fat Diet on Gut Microbiota: A Driving Force for Chronic Disease Risk," Current Opinion in Clinical Nutrition and Metabolic Care 18, no. 5 (2015): 515.

30 J. R. Rapin and N. Wiernsperger, "Possible Links between Intestinal Permeability and Food Processing: A Potential Therapeutic Niche for Glutamine," Clinics Sao Paulo 65, no. 6 (2010): 635-43.

31 E. Gaudier et al., "Butyrate Specifically Modulates MUC Gene Expression in Intestinal Epithelial Goblet Cells Deprived of Glucose," American Journal of Physiology-Gastrointestinal and Liver Physiology 287, no. 6 (2004): G1168-74.

32 Benoit Chassaing et al., "Dietary Emulsifiers Impact the Mouse Gut

Microbiota Promoting Colitis and Metabolic Syndrome," Nature 519, no. 7541 (2015): 92-96.

33 Ian Sample, "Probiotic Bacteria May Aid Against Anxiety and Memory Problems," Guardian, October 18, 2015, https://www.theguardian.com/science/2015/oct/18/probiotic-bacteria-bifidobacterium-longum-1714-anxiety-memory-study.

34 Merete Ellekilde et al., "Transfer of Gut Microbiota from Lean and Obese Mice to Antibiotic-Treated Mice," Scientific Reports 4 (2014): 5922; Peter J. Turnbaugh et al., "An Obesity-Associated Gut Microbiome with Increased Capacity for Energy Harvest," Nature 444, no. 7122 (2006): 1027-131.

35 Kirsten Tillisch et al., "Brain Structure and Response to Emotional Stimuli as Related to Gut Microbial Profiles in Healthy Women," Psychosomatic Medicine 79, no. 8 (2017).

36 Giada De Palma et al., "Transplantation of Fecal Microbiota from Patients with Irritable Bowel Syndrome Alters Gut Function and Behavior in Recipient Mice," Science Translational Medicine 9, no. 379 (2017): eaaf6397.

37 Leach, "From Meat to Microbes to Main Street"; Gary D. Wu et al., "Linking Long-Term Dietary Patterns with Gut Microbial Enterotypes," Science 334, no. 6052 (2011): 105-8.

38 Bruce Goldman, "Low-Fiber Diet May Cause Irreversible Depletion of Gut Bacteria over Generations," Stanford Medicine News Center, January 13, 2016, http://med.stanford.edu/news/all-news/2016/01/low-fiber-diet-may-cause-irreversible-depletion-of-gut-bacteria.html.

39 T. K. Schaffer et al., "Evaluation of Antioxidant Activity of Grapevine Leaves Extracts(Vitis labrusca) in Liver of Wistar Rats," Anais da Academia Brasileira de Ciencias 88, no. 1(2016): 187-96; T. Taira et al., "Dietary Polyphenols Increase Fecal Mucin and Immunoglobulin A and Ameliorate the Disturbance in Gut Microbiota Caused by a High Fat Diet," Journal of Clinical Biochemical Nutrition 57, no. 3 (2015): 212-16.

40 Pranita Tamma and Sara Cosgrove, "Addressing the Appropriateness of Outpatient Antibiotic Prescribing in the United States," Journal of the American Medical Association 315, no. 17 (2016): 1839-41.

41 R. Dunn et al., "Home Life: Factors Structuring the Bacterial Diversity Found within and between Homes," PLOS ONE 8, no. 5 (2013): e64133; Uppsala Universitet, "Early Contact with Dogs Linked to Lower Risk of Asthma," ScienceDaily, November 2, 2015, https://www.sciencedaily.com/releases/2015/11/151102143636.htm.

42 M. Samsam, R. Ahangari, and S. A. Naser, "Pathophysiology of Autism

Spectrum Disorders: Revisiting Gastrointestinal Involvement and Immune Imbalance," World Journal of Gastroenterology 20, no. 29 (2014): 9942-51.

43 Elisabeth Svensson et al., "Vagotomy and Subsequent Risk of Parkinson's Disease," Annals of Neurology 78, no. 4 (2015): 522-29.

44 Floyd Dewhirst et al., "The Human Oral Microbiome," Journal of Bacteriology 192, no. 19 (2010): 5002-17.

45 M. Ide et al., "Periodontitis and Cognitive Decline in Alzheimer's Disease," PLOS ONE 11, no. 3 (2016): e0151081.

08. 뇌의 화학적 스위치보드

1 Uwe Rudolph, "GABAergic System," Encyclopedia of Molecular Pharmacology, 515-19.

2 William McEntee and Thomas Crook, "Glutamate: Its Role in Learning, Memory, andthe Aging Brain," Psychopharmacology 111, no. 4 (1993): 391-401.

3 "Disease Mechanisms," ALS Association, accessed November 7, 2017, http://www.alsa.org/research/focus-areas/disease-mechanisms.

4 Javier A. Bravo et al., "Ingestion of Lactobacillus Strain Regulates Emotional Behavior and Central GABA Receptor Expression in a Mouse via the Vagus Nerve," Proceedings of the National Academy of Sciences 108, no. 38 (2011): 16050-55.

5 Expertanswer, "Lactobacillus reuteri Good for Health, Swedish Study Finds," Science Daily, November 4, 2010, https://www.sciencedaily.com/releases/2010/11/101102131302.htm.

6 Richard Maddock et al., "Acute Modulation of Cortical Glutamate and GABA Content by Physical Activity," Journal of Neuroscience 36, no. 8 (2016): 2449-57.

7 Eric Herbst and Graham Holloway, "Exercise Increases Mitochondrial Glutamate Oxidation in the Mouse Cerebral Cortex," Applied Physiology, Nutrition, and Metabolism 41, no. 7 (2016): 799-801.

8 Boston University, "Yoga May Elevate Brain GABA Levels, Suggesting Possible Treatment for Depression," ScienceDaily, May 22, 2007, https://www.sciencedaily.com/releases/2007/05/070521145516.htm.

9 T. M. Makinen et al., "Autonomic Nervous Function during Whole-Body Cold Ex-posure before and after Cold Acclimation," Aviation, Space, and

Environmental Medicine 79, no. 9 (2008): 875-82.

10 K. Rycerz and J. E. Jaworska-Adamu, "Effects of Aspartame Metabolites on Astrocytes and Neurons," Folia Neuropathological 51, no. 1 (2013): 10-17.

11 Xueya Cai et al., "Long-Term Anticholinergic Use and the Aging Brain," Alzheimer's & Dementia 9, no. 4 (2013): 377-85.

12 Shelly Gray et al., "Cumulative Use of Strong Anticholinergics and Incident Dementia: A Prospective Cohort Study," JAMA Internal Medicine 175, no. 3 (2015): 401-7.

13 Richard Wurtman, "Effects of Nutrients on Neurotransmitter Release," in Food Components to Enhance Performance: An Evaluation of Potential Performance-Enhancing Food Components for Operational Rations, ed. Bernadette M. Marriott (Washington, DC: National Academies Press, 1994).

14 Institute of Medicine, "Choline," in Dietary Reference Intakes for Thiamin, Riboflavin, Niacin, Vitamin B6 , Folate, Vitamin B12 , Pantothenic Acid, Biotin, and Choline (Washington, DC: National Academies Press, 1998).

15 S. N. Young, "Acute Tryptophan Depletion in Humans: A Review of Theoretical, Practical, and Ethical Aspects," Journal of Psychiatry & Neuroscience 38, no. 5 (2013): 294-305.

16 R. P. Patrick and B. N. Ames, "Vitamin D and the Omega-3 Fatty Acids Control Serotonin Synthesis and Action, Part 2: Relevance for ADHD, Bipolar Disorder, Schizophrenia, and Impulsive Behavior," FASEB Journal 29, no. 6 (2015): 2207-22.

17 Roni Caryn Rabin, "A Glut of Antidepressants," New York Times, August 12, 2013, https://well.blogs.nytimes.com/2013/08/12/a-glut-of-antidepressants/?mcubz=0.

18 Jay Fournier et al., "Antidepressant Drug Effects and Depression Severity: A Patient-Level Meta-analysis," Journal of the American Medical Association 303, no. 1 (2010): 47-53.

19 Ibid.; A. L. Lopresti and P. D. Drummond, "Efficacy of Curcumin, and a Saffron/Curcumin Combination for the Treatment of Major Depression: A Randomised, Double- Blind, Placebo-Controlled Study," Journal of Affective Disorders 201 (2017): 188-96.

20 F. Chaouloff et al., "Motor Activity Increases Tryptophan, 5-Hydroxyindoleacetic Acid, and Homovanillic Acid in Ventricular Cerebrospinal Fluid of the Conscious Rat," Journal of Neurochemistry 46, no. 4 (1986): 1313-16.

21 Stephane Thobois et al., "Role of Dopaminergic Treatment in Dopamine Receptor Down-Regulation in Advanced Parkinson Disease: A Positron

Emission Tomographic Study," JAMA Neurology 61, no. 11 (2004): 1705-9.

22 P. Rada, N. M. Avena, and B. G. Hoebel, "Daily Bingeing on Sugar Repeatedly Releases Dopamine in the Accumbens Shell," Neuroscience 134, no. 3 (2005): 737-44.

23 Fengqin Liu et al., "It Takes Biking to Learn: Physical Activity Improves Learning a Second Language," PLOS ONE 12, no. 5 (2017): e0177624.

24 B. J. Cardinal et al., "If Exercise Is Medicine, Where Is Exercise in Medicine? Review of U.S. Medical Education Curricula for Physical Activity-Related Content," Journal of Physical Activity and Health 12, no. 9 (2015): 1336-45.

25 K. Kukkonen-Harjula et al., "Haemodynamic and Hormonal Responses to Heat Exposure in a Finnish Sauna Bath," European Journal of Applied Physiology and Occupational Physiology 58, no. 5 (1989): 543-50.

26 T. Laatikainen et al., "Response of Plasma Endorphins, Prolactin and Catecholamines in Women to Intense Heat in a Sauna," European Journal of Applied Physiology and Occupational Physiology 57, no. 1 (1988): 98-102.

27 P. Sramek et al., "Human Physiological Responses to Immersion into Water of Different Temperatures," European Journal of Applied Physiology 81, no. 5 (2000): 436-42.

28 McGill University, "Vulnerability to Depression Linked to Noradrenaline," EurekAlert!, February 15, 2016, https://www.eurekalert.org/pub_releases/2016-02/muvtd021216.php.

29 M. T. Heneka et al., "Locus Ceruleus Controls Alzheimer's Disease Pathology by Modulating Microglial Functions through Norepinephrine," Proceedings of the National Academy of Sciences USA 107, no. 13 (2010): 6058-63.

30 Ibid.

31 University of Southern California, "Researchers Highlight Brain Region as 'Ground Zero' of Alzheimer's Disease: Essential for Maintaining Cognitive Function as a Person Ages, the Tiny Locus Coeruleus Region of the Brain Is Vulnerable to Toxins and Infection," ScienceDaily, February 16, 2016, https://www.sciencedaily.com/releases/2016/02/160216142835.htm.

32 A. Samara, "Single Neurons Needed for Brain Asymmetry Studies," Frontiers in Genetics 16, no. 4 (2014): 311.

33 M. S. Parihar and G. J. Brewer, "Amyloid-β as a Modulator of Synaptic Plasticity," Journal of Alzheimer's Disease 22, no. 3 (2010): 741-63.

34 Ganesh Shankar and Dominic Walsh, "Alzheimer's Disease: Synaptic Dysfunction and Aβ," Molecular Neurodegeneration 4, no. 48 (2009).

35 Gianni Pezzoli and Emanuele Cereda, "Exposure to Pesticides or Solvents and Risk of Parkinson Disease," Neurology 80, no. 22 (2013): 2035-41.

36 T. P. Brown et al., "Pesticides and Parkinson's Disease—Is There a Link?" Environmental Health Perspectives 114, no. 2 (2006): 156-64.

37 Grant Kauwe et al., "Acute Fasting Regulates Retrograde Synaptic Enhancement through a 4E-BP-Dependent Mechanism," Neuron 92, no. 6 (2016): 1204-12.

38 Jonah Lehrer, "The Neuroscience of Inception," Wired, July 26, 2010, https://www.wired.com/2010/07/the-neuroscience-of-inception/.

지니어스 푸드 #8: 브로콜리

1 S. K. Ghawi, L. Methven, and K. Niranjan, "The Potential to Intensity Sulforaphane Formation in Cooked Broccoli (Brassica oleracea var. italica) Using Mustard Seeds (Sinapisalba)," Food Chemistry 138, nos. 2-3 (2013): 1734-41.

3부 내 몸의 '운전석'에 앉아라

09. 신성한 잠과 호르몬이라는 조력자

1 J. Zhang et al., "Extended Wakefulness: Compromised Metabolics in and Degeneration of Locus Ceruleus Neurons," Journal of Neuroscience 34, no. 12 (2014): 4418-31.

2 C. Benedict et al., "Acute Sleep Deprivation Increases Serum Levels of Neuron-Specific Enolase (NSE) and S100 Calcium Binding Protein B (S-100B) in Healthy Young Men," Sleep 37, no. 1 (2014): 195-98.

3 National Sleep Foundation, "Bedroom Poll," accessed November 7, 2017, https://sleep foundation.org/sites/default/files/bedroompoll/NSF_Bedroom_Poll_Report.pdf.

4 American Psychological Association, "Stress in America: Our Health at Risk," January 11, 2012, http://www.apa.org/news/press/releases/stress/2011/final-2011.pdf.

5 A. P. Spira et al., "Self-Reported Sleep and β-amyloid Deposition in Community-Dwelling Older Adults," JAMA Neurology 70, no. 12 (2013): 1537-43.

6 Huixia Ren et al., "Omega-3 Polyunsaturated Fatty Acids Promote Amyloid-β Clearance from the Brain through Mediating the Function of the Glymphatic

System," FASEB Journal 31, no. 1 (2016).

7   A. Afaghi, H. O'Connor, and C. M. Chow, "Acute Effects of the Very Low Carbohydrate Diet on Sleep Indices," Nutritional Neuroscience 11, no. 4 (2008): 146-54.

8   Marie-Pierre St-Onge et al., "Fiber and Saturated Fat Are Associated with Sleep Arousals and Slow Wave Sleep," Journal of Clinical Sleep Medicine 12, no. 1 (2016): 19-24.

9   Seung-Gul Kang et al., "Decrease in fMRI Brain Activation during Working Memory Performed after Sleeping under 10 Lux Light," Scientific Reports 6 (2016): 36731.

10 Cibele Aparecida Crispim et al., "Relationship between Food Intake and Sleep Pattern in Healthy Individuals," Journal of Clinical Sleep Medicine 7, no. 6 (2011): 659.

11 E. Donga et al., "A Single Night of Partial Sleep Deprivation Induces Insulin Resistance in Multiple Metabolic Pathways in Healthy Subjects," Journal of Endocrinology Metabolism 95, no. 6 (2010): 2963-68.

12 University of Chicago Medical Center, "Weekend Catch-Up Sleep Can Reduce Diabetes Risk Associated with Sleep Loss," ScienceDaily, January 18, 2016, https://www.sciencedaily.com/releases/2016/01/160118184342.htm.

13 S. M. Schmid et al., "A Single Night of Sleep Deprivation Increases Ghrelin Levels and Feelings of Hunger in Normal-Weight Healthy Men," Journal of Sleep Research 17, no. 3(2008): 3313-14.

14 M. Dirlewanger et al., "Effects of Short-Term Carbohydrate or Fat Overfeeding on Energy Expenditure and Plasma Leptin Concentrations in Healthy Female Subjects," International Journal of Obesity 24, no. 11 (2000): 1413-18; M. Wabitsch et al., "Insulin and Cortisol Promote Leptin Production in Cultured Human Fat Cells," Diabetes 45, no. 10 (January 1996): 1435-38.

15 W. A. Banks et al., "Triglycerides Induce Leptin Resistance at the Blood-Brain Barrier," Diabetes 53, no. 5 (2004): 1253-60.

16 E. A. Lawson et al., "Leptin Levels Are Associated with Decreased Depressive Symptoms in Women across the Weight Spectrum, Independent of Body Fat," Clinical Endocrinology—Oxford 76, no. 4 (2012): 520-25.

17 L. D. Baker et al., "Effects of Growth Hormone-Releasing Hormone on Cognitive Function in Adults with Mild Cognitive Impairment and Healthy Older Adults: Results of a Controlled Trial," Archives of Neurology 69, no. 11 (2012): 1420-29.

18 Helene Norrelund, "The Metabolic Role of Growth Hormone in Humans with Particular Reference to Fasting," Growth Hormone & IGF Research 15,

no. 2 (2005): 95-122.

19 Intermountain Medical Center, "Routine Periodic Fasting Is Good for Your Health, and Your Heart, Study Suggests," ScienceDaily, May 20, 2011, https://www.sciencedaily.com/releases/2011/04/110403090259.htm.

20 Kukkonen-Harjula, Katriina, Pekka Oja, Kai Laustiola, Ilkka Vuori, Jukka Jolkkonen, Simo Siitonen, and Heikki Vapaatalo. "Haemodynamic and hormonal responses to heat exposure in a Finnish sauna bath." European journal of applied physiology and occupational physiology 58, no. 5 (1989): 543-550.

21 S. Debette et al., "Visceral Fat Is Associated with Lower Brain Volume in Healthy Middle-Aged Adults," Annals of Neurology 68, no. 2 (2010): 136-44.

22 E. S. Epel et al., "Stress and Body Shape: Stress-Induced Cortisol Secretion Is Consistently Greater among Women with Central Fat," Psychosomatic Medicine 62, no. 5(2000): 623-32.

23 W. Turakitwanakan, C. Mekseepralard, and P. Busarakumtragul, "Effects of Mindfulness Meditation on Serum Cortisol of Medical Students," Journal of the Medical Association of Thailand 96, supplement 1 (2013): S90-95.

24 R. Berto, "The Role of Nature in Coping with Psycho-Physiological Stress: A Literature Review on Restorativeness," Behavioral Sciences 4, no. 4 (2014): 394-409.

25 T. Watanabe et al., "Green Odor and Depressive-like State in Rats: Toward an Evidence-Based Alternative Medicine?" Behavioural Brain Research 224, no. 2 (2011): 290-96.

26 C. D. Conrad, "Chronic Stress-Induced Hippocampal Vulnerability: The Glucocorticoid Vulnerability Hypothesis," Reviews in the Neurosciences 19, no. 6 (2008): 395-411.

27 J. J. Kulstad et al., "Effects of Chronic Glucocorticoid Administration on Insulin-Degrading Enzyme and Amyloid-Beta Peptide in the Aged Macaque," Journal of Neuropathology & Experimental Neurology 64, no. 2 (2005): 139-46.

지니어스 푸드 #9: 자연산 연어

1 Staubo, "Mediterranean Diet."

1 Elsevier Health Sciences, "Prolonged Daily Sitting Linked to 3.8 Percent of All-Cause Deaths," EurekAlert!, March 26, 2016, https://www.eurekalert.org/pub_re leases/2016-03/ehs-pds032316.php.

2 University of Utah Health Sciences, "Walking an Extra Two Minutes Each Hour May Offset Hazards of Sitting Too Long," ScienceDaily, April 30, 2015, https://www.sciencedaily.com/releases/2015/04/150430170715.htm.

3 University of Cambridge, "An Hour of Moderate Exercise a Day Enough to Counter Health Risks from Prolonged Sitting," ScienceDaily, July 27, 2016, https://www.sciencedaily.com/releases/2016/07/160727194405.htm.

4 Kirk Erickson et al., "Exercise Training Increases Size of Hippocampus and Improves Memory," Proceedings of the National Academy of Sciences 108, no. 7 (2010): 3017-22.

5 J. C. Smith et al., "Semantic Memory Functional MRI and Cognitive Function after Exercise Intervention in Mild Cognitive Impairment," Journal of Alzheimer's Disease 37, no. 1 (2013).

6 Jennifer Steiner et al., "Exercise Training Increases Mitochondrial Biogenesis in the Brain," Journal of Applied Physiology 111, no. 4 (2011): 1066-71.

7 "Fit Legs Equals Fit Brain, Study Suggests," BBC.com, November 10, 2015, http://www.bbc.com/news/health-34764693.

8 Mari-Carmen Gomez-Cabrera et al., "Oral Administration of Vitamin C Decreases Muscle Mitochondrial Biogenesis and Hampers Training-Induced Adaptations in Endurance Performance," The American Journal of Clinical Nutrition 87, no. 1 (2008): 142-49.

9 "Housing," Statistics Finland, May 15, 2017, http://www.stat.fi/tup/suoluk/suoluk_asuminen_en.html.

10 M. Goekint et al., "Influence of Citalopram and Environmental Temperature on Exercise-Induced Changes in BDNF," Neuroscience Letters 494, no. 2 (2011): 150-54.

11 Mark Maynard et al., "Ambient Temperature Influences the Neural Benefits of Exercise," Behavioural Brain Research 299 (2016): 27-31.

12 Simon Zhornitsky et al., "Prolactin in Multiple Sclerosis," Multiple Sclerosis Journal 19, no. 1 (2012): 15-23.

13 Laatikainen, "Response of Plasma Endorphins."

14 Wouter van Marken Lichtenbelt et al., "Healthy Excursions outside the Thermal Comfort Zone," Building Research & Information 45, no. 7 (2017): 1-9.

15 Denise de Ridder et al., "Always Gamble on an Empty Stomach: Hunger Is Associated with Advantageous Decision Making," PLOS ONE 9, no. 10 (2014): E111081.

16 M. Alirezaei et al., "Short-Term Fasting Induces Profound Neuronal Autophagy," Autophagy 6, no. 6 (2010): 702-10.

17 Megumi Hatori et al., "Time-Restricted Feeding without Reducing Caloric Intake Prevents Metabolic Diseases in Mice Fed a High-Fat Diet," Cell Metabolism 15, no. 6(2012): 848-60.

18 F. B. Aksungar, A. E. Topkaya, and M. Akyildiz, "Interleukin-6, C-Reactive Protein and Biochemical Parameters during Prolonged Intermittent Fasting," Annals of Nutrition and Metabolism 51, no. 1 (2007): 88-95; J. B. Johnson et al., "Alternate Day Calorie Restriction Improves Clinical Findings and Reduces Markers of Oxidative Stress and Inflammation in Overweight Adults with Moderate Asthma," Free Radical Biology & Medicine 42, no. 5 (2007): 665-74.

19 Kauwe, "Acute Fasting."

20 Gary Wisby, "Krista Varady Weighs In on How to Drop Pounds," UIC Today, February 5, 2013, https://news.uic.edu/krista-varady-weighs-in-on-how-to-drop-pounds-fast.

21 Jan Moskaug et al., "Polyphenols and Glutathione Synthesis Regulation," American Journal of Clinical Nutrition 81, no. 1 (2005): 277S-835.

22 P. G. Paterson et al., "Sulfur Amino Acid Deficiency Depresses Brain Glutathione Concentration," Nutritional Neuroscience 4, no. 3 (2001): 213-22.

23 Caroline M. Tanner et al., "Rotenone, Paraquat, and Parkinson's Disease," Environmental Health Perspectives 119, no. 6 (2011): 866-72.

24 Claudiu-Ioan Bunea et al., "Carotenoids, Total Polyphenols and Antioxidant Activity of Grapes (Vitis vinifera) Cultivated in Organic and Conventional Systems," Chemistry Central Journal 6, no. 1 (2012): 66.

25 Vanderbilt University Medical Center, "Eating Cruciferous Vegetables May Improve Breast Cancer Survival," ScienceDaily, April 3, 2012, https://www.sciencedaily.com/releases/2012/04/120403153531.htm.

26 B. E. Townsend and R. W. Johnson, "Sulforaphane Reduces Lipopolysaccharide-Induced Proinflammatory Markers in Hippocampus and Liver but Does Not Improve Sickness Behavior," Nutritional Neuroscience 20, no. 3 (2017): 195-202.

27 J. J. Kulstad et al., "Effects of Chronic Glucocorticoid Administration on Insulin-Degrading Enzyme and Amyloid-Beta Peptide in the Aged Macaque",

journal of Neuropathlogy and Experimental neurology 64, no. 2 (2005): 139-46.

지니어스 푸드 #10: 아몬드

1 Z. Liu et al., "Prebiotic Effects of Almonds and Almond Skins on Intestinal Microbiota in Healthy Adult Humans," Anaerobe 26 (2014): 1-6.
2 A. Wu, Z. Ying, and F. Gomez-Pinilla, "The Interplay between Oxidative Stress and Brain-Derived Neurotrophic Factor Modulates the Outcome of a Saturated Fat Diet on Synaptic Plasticity and Cognition," European Journal of Neuroscience 19, no. 7 (2004): 1699-707.
3 A. J. Perkins et al., "Association of Antioxidants with Memory in a Multiethnic Elderly Sample Using the Third National Health and Nutrition Examination Survey," American Journal of Epidemiology 150, no. 1 (1999): 37-44.
4 R. Yaacoub et al., "Formation of Lipid Oxidation and Isomerization Products during Processing of Nuts and Sesame Seeds," Journal of Agricultural and Food Chemistry 56, no. 16 (2008): 7082-90.

11. 뇌를 바꾸는 지니어스 플랜

1 Tao Huang et al., "Genetic Susceptibility to Obesity, Weight-Loss Diets, and Improvement of Insulin Resistance and Beta-Cell Function: The POUNDS Lost Trial," American Diabetes Association—76th Scientific Sessions (2016).
2 Karina Fischer et al., "Cognitive Performance and Its Relationship with Postprandial Metabolic Changes after Ingestion of Different Macronutrients in the Morning," British Journal of Nutrition 85, no. 3 (2001): 393-405.
3 E. Fiedorowicz et al., "The Influence of μ-Opioid Receptor Agonist and Antagonist Peptides on Peripheral Blood Mononuclear Cells (PBMCs)," Peptides 32, no. 4 (2011): 707-12.
4 Anya Topiwala et al., "Moderate Alcohol Consumption as Risk Factor for Adverse Brain Outcomes and Cognitive Decline: Longitudinal Cohort Study," BMJ 357 (2017): j2353.
5 P. N. Prinz et al., "Effect of Alcohol on Sleep and Nighttime Plasma Growth Hormone and Cortisol Concentrations," Journal of Clinical and Endocrinology and Metabolism 51, no. 4 (1980): 759-64.
6 S. D. Pointer et al., "Dietary Carbohydrate Intake, Insulin Resistance and

Gastrooesophageal Reflux Disease: A Pilot Study in European- and African-American Obese Women," Alimentary Pharmacology & Therapeutics 44, no. 9 (2016): 976-88.

7 St-Onge, "Fiber and Saturated Fat."

12. 뇌를 춤추게 하는 레시피와 건강기능식품

1 William Shankle et al., "CerefolinNAC Therapy of Hyperhomocysteinemia Delays Cortical and White Matter Atrophy in Alzheimer's Disease and Cerebrovascular Disease," Journal of Alzheimer's Disease 54, no. 3 (2016): 1073-84.

2 Ibid.

옮긴이 신동숙

끊임없이 배우고 탐구하는 삶이 좋아서 번역가의 길을 걷기 시작했다. 주옥같은 글에 어울리는 우리말 옷을 입히는 과정에 큰 재미를 느끼며, 의식 성장에 도움이 되는 좋은 책을 많이 소개하고 싶다는 꿈을 품고 열심히 활동하고 있다. 고려대학교 영문과 대학원을 졸업하고 바른번역 소속 번역가로 활동하면서 교육, 여성, 경제 경영 등 다양한 분야의 책을 번역해왔다. 주요 역서로는 《경제의 특이점이 온다》, 《학교에서 길을 잃다》, 《이퀄리아》, 《마초 패러독스》, 《제리 카플란-인공지능의 미래》, 《인간은 과소평가 되었다》, 《인간은 필요 없다》, 《나를 빛내주는 아침 3분》, 《지금 당신의 차례가 온다면》 등이 있다.

천재의 식단

초판 1쇄 발행 2021년 4월 30일
초판 6쇄 발행 2023년 12월 24일

지은이 맥스 루가비어·폴 그레왈
옮긴이 신동숙
감수자 김희진
발행인 강선영·조민정
펴낸곳 (주)앵글북스
디자인 강수진

주소 서울시 종로구 사직로8길 34 경희궁의 아침 3단지 오피스텔 407호
문의전화 02-6261-2015 **팩스** 02-6367-2020
메일 contact.anglebooks@gmail.com
ISBN 979-11-87512-51-6 03510

최강의 식사

인생을 바꾸는 실리콘밸리식
완전무결 2주 다이어트

데이브 아스프리 지음
정세영 옮김 | 양준상 감수 | 17,000원

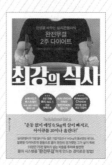

최강의 레시피

한 권으로 끝내는
'최강의 식사' 2주 다이어트 완성편

데이브 아스프리 지음
양준상 옮김 | 이단비 감수 | 18,500원

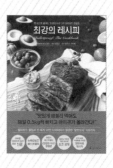

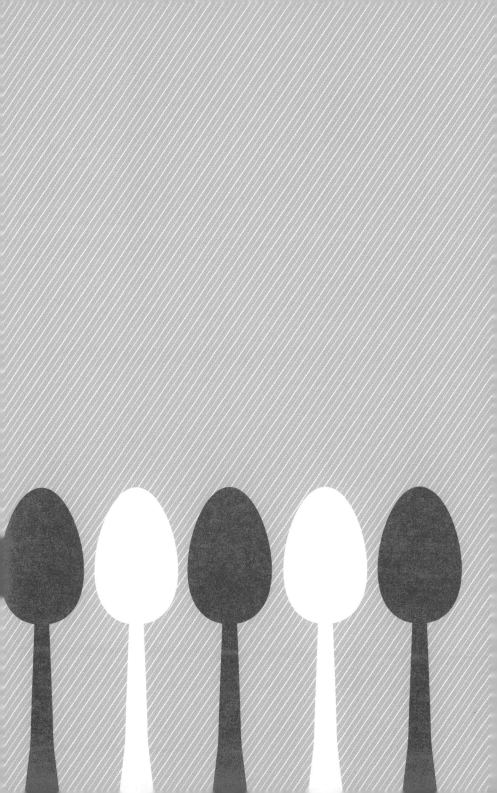

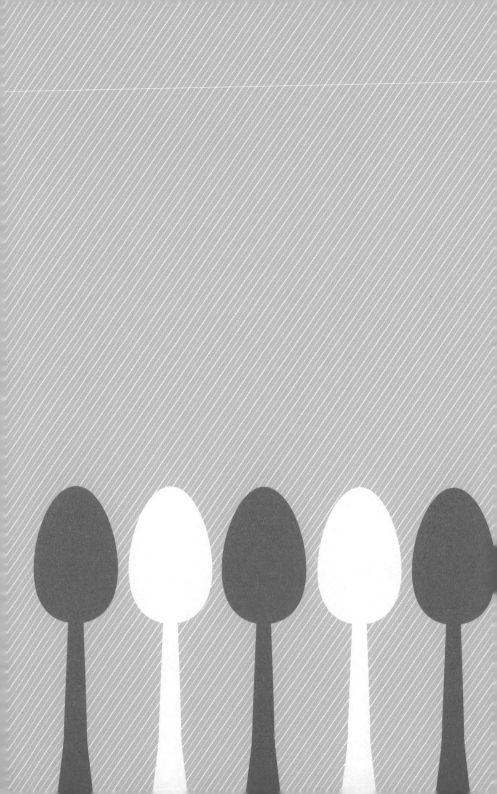

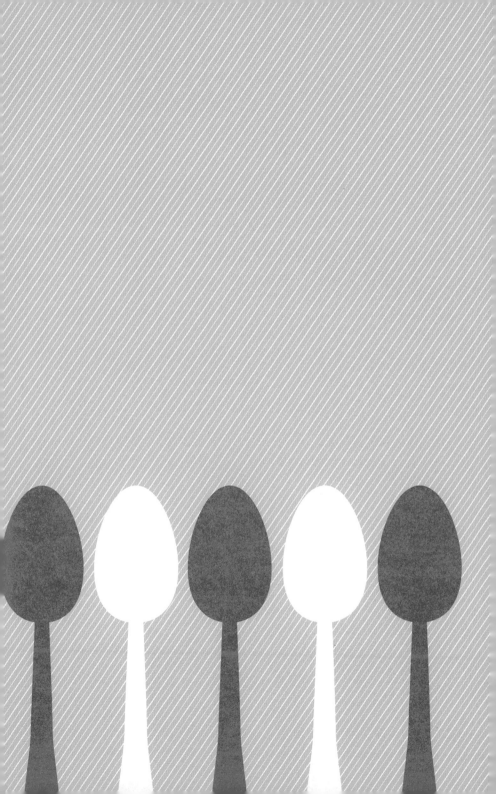

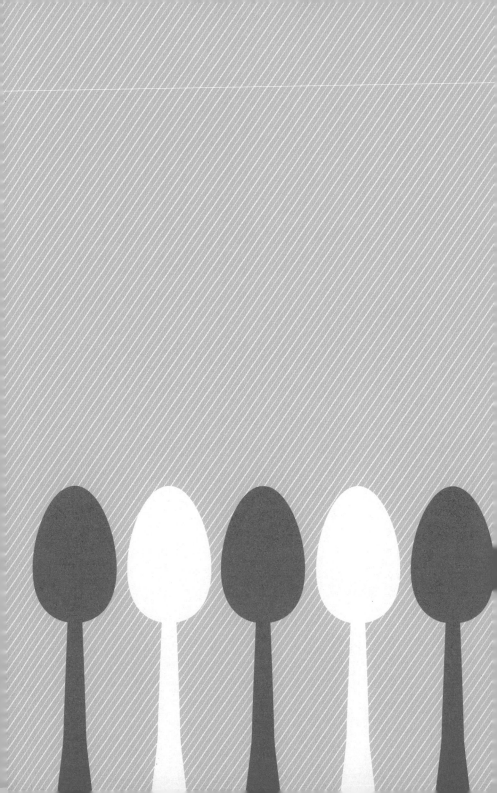